全国中医药行业高等教育"十四五"规划教材

全国高等中医药院校规划教材（第十一版）

伤寒论选读

（新世纪第五版）

（供中医学、针灸推拿学、中西医临床医学等专业用）

主　编　王庆国　周春祥

中国中医药出版社

·北　京·

图书在版编目（CIP）数据

伤寒论选读 / 王庆国，周春祥主编 . —5 版 . —北京：
中国中医药出版社，2021.6（2023.12重印）
全国中医药行业高等教育"十四五"规划教材
ISBN 978-7-5132-6823-3

Ⅰ . ①伤… 　Ⅱ . ①王… ②周… 　Ⅲ . ①《伤寒论》—
中医学院—教材 　Ⅳ . ① R222.2

中国版本图书馆 CIP 数据核字（2021）第 052702 号

融合出版数字化资源服务说明

全国中医药行业高等教育"十四五"规划教材为融合教材，各教材相关数字化资源（电子教材、PPT 课件、
视频、复习思考题等）在全国中医药行业教育云平台"医开讲"发布。

资源访问说明

扫描右方二维码下载"医开讲 APP"或到"医开讲网站"（网址：www.e-lesson.cn）注
册登录，输入封底"序列号"进行账号绑定后即可访问相关数字化资源（注意：序列号
只可绑定一个账号，为避免不必要的损失，请您刮开序列号立即进行账号绑定激活）。

资源下载说明

本书有配套 PPT 课件，供教师下载使用，请到"医开讲网站"（网址：www.e-lesson.cn）认证教师身份后，
搜索书名进入具体图书页面实现下载。

中国中医药出版社出版

北京经济技术开发区科创十三街 31 号院二区 8 号楼
邮政编码　100176
传真　010-64405721
三河市同力彩印有限公司印刷
各地新华书店经销

开本 889×1194　1/16　印张 17.75　字数 466 千字
2021 年 6 月第 5 版　2023 年 12 月第 4 次印刷
书号　ISBN 978-7-5132-6823-3

定价　68.00 元
网址　www.cptcm.com

服 务 热 线　010-64405510　微信服务号　zgzyycbs
购 书 热 线　010-89535836　微商城网址　https://kdt.im/LIdUGr
维 权 打 假　010-64405753　天猫旗舰店网址　https://zgzyycbs.tmall.com

如有印装质量问题请与本社出版部联系（010-64405510）

《伤寒论选读》
融合出版数字化资源编创委员会

全国中医药行业高等教育"十四五"规划教材
全国高等中医药院校规划教材（第十一版）

主　编

王庆国（北京中医药大学）　　　　　　周春祥（南京中医药大学）

副主编

王振亮（河南中医药大学）　　　　　　刘　敏（北京中医药大学）

李永民（河北中医学院）　　　　　　　何丽清（山西中医药大学）

谷　松（辽宁中医药大学）　　　　　　柳成刚（黑龙江中医药大学）

谢雪姣（湖南中医药大学）

编　委（以姓氏笔画为序）

王　荣（济宁医学院）　　　　　　　　王　莹（河北北方学院）

王安军（贵州中医药大学）　　　　　　王树鹏（辽宁中医药大学）

韦姗姗（云南中医药大学）　　　　　　任存霞（内蒙古医科大学）

刘　新（新疆医科大学）　　　　　　　刘树林（广州中医药大学）

李卫强（宁夏医科大学）　　　　　　　吴中平（上海中医药大学）

张　涛（天津中医药大学）　　　　　　张广梅（青海大学）

张沁园（山东中医药大学）　　　　　　张秋云（首都医科大学）

陈　建（福建中医药大学）　　　　　　陈　静（大连医科大学）

赵红玉（江西中医药大学）　　　　　　赵鲲鹏（甘肃中医药大学）

柯向梅（河北中医学院）　　　　　　　袁　勇（海南医学院）

郭超峰（广西中医药大学）　　　　　　陶春晖（湖北中医药大学）

曹灵勇（浙江中医药大学）　　　　　　董妍妍（安徽中医药大学）

鲁法庭（成都中医药大学）　　　　　　阚俊明（长春中医药大学）

谭颖颖（陕西中医药大学）

李灿东（福建中医药大学校长）

杨　柱（贵州中医药大学党委书记）

余曙光（成都中医药大学校长）

谷晓红（教育部高等学校中医学类专业教学指导委员会主任委员、北京中医药大学教授）

冷向阳（长春中医药大学校长）

宋春生（中国中医药出版社有限公司董事长）

陈　忠（浙江中医药大学校长）

季　光（上海中医药大学校长）

赵继荣（甘肃中医药大学校长）

郝慧琴（山西中医药大学党委书记）

胡　刚（南京中医药大学校长）

姚　春（广西中医药大学校长）

徐安龙（教育部高等学校中西医结合类专业教学指导委员会主任委员、北京中医药大学校长）

高秀梅（天津中医药大学校长）

高维娟（河北中医药大学校长）

郭宏伟（黑龙江中医药大学校长）

彭代银（安徽中医药大学校长）

戴爱国（湖南中医药大学党委书记）

秘书长（兼）

陆建伟（国家中医药管理局人事教育司司长）

宋春生（中国中医药出版社有限公司董事长）

办公室主任

周景玉（国家中医药管理局人事教育司副司长）

张峘宇（中国中医药出版社有限公司副总经理）

办公室成员

陈令轩（国家中医药管理局人事教育司综合协调处副处长）

李秀明（中国中医药出版社有限公司总编辑）

李占永（中国中医药出版社有限公司副总编辑）

芮立新（中国中医药出版社有限公司副总编辑）

沈承玲（中国中医药出版社有限公司教材中心主任）

前 言

　　为全面贯彻《中共中央 国务院关于促进中医药传承创新发展的意见》和全国中医药大会精神，落实《国务院办公厅关于加快医学教育创新发展的指导意见》《教育部 国家卫生健康委 国家中医药管理局关于深化医教协同进一步推动中医药教育改革与高质量发展的实施意见》，紧密对接新医科建设对中医药教育改革的新要求和中医药传承创新发展对人才培养的新需求，国家中医药管理局教材办公室（以下简称"教材办"）、中国中医药出版社在国家中医药管理局领导下，在教育部高等学校中医学类、中药学类、中西医结合类专业教学指导委员会及全国中医药行业高等教育规划教材专家指导委员会指导下，对全国中医药行业高等教育"十三五"规划教材进行综合评价，研究制定《全国中医药行业高等教育"十四五"规划教材建设方案》，并全面组织实施。鉴于全国中医药行业主管部门主持编写的全国高等中医药院校规划教材目前已出版十版，为体现其系统性和传承性，本套教材称为第十一版。

　　本套教材建设，坚持问题导向、目标导向、需求导向，结合"十三五"规划教材综合评价中发现的问题和收集的意见建议，对教材建设知识体系、结构安排等进行系统整体优化，进一步加强顶层设计和组织管理，坚持立德树人根本任务，力求构建适应中医药教育教学改革需求的教材体系，更好地服务院校人才培养和学科专业建设，促进中医药教育创新发展。

　　本套教材建设过程中，教材办聘请中医学、中药学、针灸推拿学三个专业的权威专家组成编审专家组，参与主编确定，提出指导意见，审查编写质量。特别是对核心示范教材建设加强了组织管理，成立了专门评价专家组，全程指导教材建设，确保教材质量。

　　本套教材具有以下特点：

　　1.坚持立德树人，融入课程思政内容

　　将党的二十大精神进教材，把立德树人贯穿教材建设全过程、各方面，体现课程思政建设新要求，发挥中医药文化育人优势，促进中医药人文教育与专业教育有机融合，指导学生树立正确世界观、人生观、价值观，帮助学生立大志、明大德、成大才、担大任，坚定信念信心，努力成为堪当民族复兴重任的时代新人。

　　2.优化知识结构，强化中医思维培养

　　在"十三五"规划教材知识架构基础上，进一步整合优化学科知识结构体系，减少不同学科教材间相同知识内容交叉重复，增强教材知识结构的系统性、完整性。强化中医思维培养，突出中医思维在教材编写中的主导作用，注重中医经典内容编写，在《内经》《伤寒论》等经典课程中更加突出重点，同时更加强化经典与临床的融合，增强中医经典的临床运用，帮助学生筑牢中医经典基础，逐步形成中医思维。

3.突出"三基五性"，注重内容严谨准确

坚持"以本为本"，更加突出教材的"三基五性"，即基本知识、基本理论、基本技能，思想性、科学性、先进性、启发性、适用性。注重名词术语统一，概念准确，表述科学严谨，知识点结合完备，内容精炼完整。教材编写综合考虑学科的分化、交叉，既充分体现不同学科自身特点，又注意各学科之间的有机衔接；注重理论与临床实践结合，与医师规范化培训、医师资格考试接轨。

4.强化精品意识，建设行业示范教材

遴选行业权威专家，吸纳一线优秀教师，组建经验丰富、专业精湛、治学严谨、作风扎实的高水平编写团队，将精品意识和质量意识贯穿教材建设始终，严格编审把关，确保教材编写质量。特别是对32门核心示范教材建设，更加强调知识体系架构建设，紧密结合国家精品课程、一流学科、一流专业建设，提高编写标准和要求，着力推出一批高质量的核心示范教材。

5.加强数字化建设，丰富拓展教材内容

为适应新型出版业态，充分借助现代信息技术，在纸质教材基础上，强化数字化教材开发建设，对全国中医药行业教育云平台"医开讲"进行了升级改造，融入了更多更实用的数字化教学素材，如精品视频、复习思考题、AR/VR等，对纸质教材内容进行拓展和延伸，更好地服务教师线上教学和学生线下自主学习，满足中医药教育教学需要。

本套教材的建设，凝聚了全国中医药行业高等教育工作者的集体智慧，体现了中医药行业齐心协力、求真务实、精益求精的工作作风，谨此向有关单位和个人致以衷心的感谢！

尽管所有组织者与编写者竭尽心智，精益求精，本套教材仍有进一步提升空间，敬请广大师生提出宝贵意见和建议，以便不断修订完善。

国家中医药管理局教材办公室

中国中医药出版社有限公司

2023 年 6 月

编写说明

　　《伤寒论》是中医"四大经典"之一，也是中医临床医学的奠基之作，因而是历代中医教育的核心。自中华人民共和国开办中医药高等教育以来，《伤寒论》一直是中医药院校的核心课程，既是中医基础与临床之间的桥梁课，也是中医临床技能的提高课。本教材继承、发扬了全国历版教材优点，全面保留了全国中医药行业高等教育"十三五"规划教材《伤寒论》的原创性思维和运用经方的特色与优势。

　　本教材的原文，以明·赵开美复刻本《伤寒论》为蓝本，并参照刘渡舟教授等点校的《伤寒论校注》。为培养学生自学古典医籍的能力，《伤寒论》原文采用繁体字。本书为横排，故将原文中之"右×味"改为"上×味"。教材分总论和各论两部分。其中，总论为全书的概括性论述，阐述《伤寒论》成书的历史背景、学术渊源、学术沿革、学术体系及学术观点，对《伤寒论》的学习具有提纲挈领的指导作用。各论共列八章，自《辨太阳病脉证并治》至《辨阴阳易差后劳复病脉证并治》，为本教材的主体。为了便于学生自学，原文依证归纳，按六经辨证理论体系分类编写。因归类关系，条文位置作了前后调动，但条文序号不变，悉以赵本《伤寒论》为准。各论部分每章设概说，对本章之重要内容进行概括性论述。各章根据内容的不同分为若干节，将相关条文分列其下。每条条文进行诠释，行文的顺序为【原文】【词解】【提要】【解析】【方义】【临证要点】【明经指要】【解析】【方义】【明经指要】适当阐发学术见解。为便于读者了解《伤寒论》成书的历史背景及学术渊源，特将《伤寒杂病论》原序列于篇首。为了便于学生查阅及对方剂的记忆，将条文索引、方剂索引、古今度量衡换算、长沙方歌括等作为附录列于书后。此外，在总论中，新增"抗击新冠疫情的胜利彰显了《伤寒论》永恒的价值"内容，突出了本教材的思政建设特色。

　　本教材的编写分工为：总论和各论各章的"概论"由王庆国、刘敏、陈建编写；各论第一章"辨太阳病脉证并治"由王庆国、周春祥、刘敏、韦姗姗、任存霞、陈建、曹灵勇、吴中平、张秋云、刘新编写，第二章"辨阳明病脉证并治"由王振亮、谭颖颖、袁勇、鲁法庭、张沁园编写，第三章"辨少阳病脉证并治"由谢雪姣、董妍妍、刘树林、陶春晖编写，第四章"辨太阴病脉证并治"由何丽清、赵鲲鹏、李卫强编写，第五章"辨少阴病脉证并治"由谷松、阚俊明、陈静、赵红玉、郭超峰编写，第六章"辨厥阴病脉证并治"由李永民、王莹、张涛、柯向梅编写，第七章"辨霍乱病脉证并治"、第八章"辨阴阳易差后劳复病脉证并治"及附录部分由柳成刚、张广梅、王安军、王荣编写，学术秘书由刘敏兼任，并协助主编做了大量的实质性工作。本教材数字化内容由王庆国负责，所有数字化编委会成员积极参与。

《伤寒论选读》编委会

2021 年 5 月

《伤寒杂病论》原序

　　論曰：余每覽越人入虢之診，望齊侯之色，未嘗不慨然嘆其才秀也。怪當今居世之士，曾不留神醫藥，精究方術，上以療君親之疾，下以救貧賤之厄，中以保身長全，以養其生。但競逐榮勢，企踵權豪，孜孜汲汲，惟名利是務；崇飾其末，忽棄其本，華其外而悴其内。皮之不存，毛將安附焉？卒然遭邪風之氣，嬰非常之疾，患及禍至，而方震慄，降志屈節，欽望巫祝，告窮歸天，束手受敗。賷百年之壽命，持至貴之重器，委付凡醫，恣其所措，咄嗟嗚呼！厥身已斃，神明消滅，變爲異物，幽潛重泉，徒爲啼泣。痛夫！舉世昏迷，莫能覺悟，不惜其命，若是輕生，彼何榮勢之云哉！而進不能愛人知人，退不能愛身知己，遇災值禍，身居厄地，蒙蒙昧昧，憃若遊魂。哀乎！趨世之士，馳競浮華，不固根本，忘軀徇物，危若冰谷，至於是也。

　　余宗族素多，向餘二百，建安紀年以來，猶未十稔，其死亡者三分有二，傷寒十居其七。感往昔之淪喪，傷橫夭之莫救，乃勤求古訓，博采眾方，撰用《素問》《九卷》《八十一難》《陰陽大論》《胎臚藥錄》并《平脉辨證》，爲《傷寒雜病論》，合十六卷。雖未能盡愈諸病，庶可以見病知源。若能尋余所集，思過半矣。

　　夫天布五行，以運萬類；人稟五常，以有五藏；經絡府俞，陰陽會通；玄冥幽微，變化難極。自非才高識妙，豈能探其理致哉！上古有神農、黄帝、岐伯、伯高、雷公、少俞、少師、仲文，中世有長桑、扁鵲，漢有公乘陽慶及倉公，下此以往，未之聞也。觀今之醫，不念思求經旨，以演其所知，各承家技，終始順舊，省疾問病，務在口給，相對斯須，便處湯藥。按寸不及尺，握手不及足；人迎趺陽，三部不參；動數發息，不滿五十。短期未知決診，九候曾無髣髴；明堂闕庭，盡不見察，所謂窺管而已。夫欲視死別生，實爲難矣。

　　孔子云：生而知之者上，學則亞之。多聞博識，知之次也。余宿尚方術，請事斯語。

目　录

扫一扫，查阅本书数字资源

总　论

一、《伤寒论》学术地位、形成与发展

（一）《伤寒论》学术地位

《伤寒论》是我国第一部理法方药完备、理论联系实际的临床著作，是中医药学术发展史上具有辉煌成就与重要价值的一部经典著作，是继《黄帝内经》《难经》等中医经典理论著作之后，系统总结了汉以前的医学成就，揭示了外感热病及某些杂病的诊治规律，发展并完善了六经辨证的理论体系，从而奠定了中医临床医学基础的著作。《伤寒论》所创立的融理、法、方、药为一体的辨证论治理论体系，蕴含着丰富的中医学的原创性思维，具有很高的实用价值和科学水平，它既适用于外感热病，也适用于内伤杂病，长期以来一直有效地指导着历代医家的临床实践，并对中医药学术的发展产生了重要的影响。自晋代以降，历代医家都十分重视对《伤寒论》的学习与研究，称其是"启万世之法程，诚医门之圣书"。

扫一扫，查阅本章数字资源，含PPT、音视频、图片等

（二）《伤寒论》作者及成书背景

《伤寒论》本来是《伤寒杂病论》的一部分。《伤寒杂病论》为东汉张仲景所著。张仲景，名机，东汉南阳郡（今河南南阳）人，约于公元150～219年在世。据宋·林亿《伤寒论·序》载："张仲景，《汉书》无传，见《名医录》云：南阳人，名机，仲景乃其字也。举孝廉，官至长沙太守。始受术于同郡名医张伯祖，时人言，识用精微过其师。"由此可知，仲景少时即有才名，曾受业于同郡名医张伯祖，后经过多年的勤奋学习，刻苦钻研和临床实践，最终成为一位极有成就的医学家。

《伤寒杂病论》约成书于东汉末年（200～219）。当时封建割据，政治昏暗，战争频起，灾疫连年，以致民不聊生，贫病交加。曹植在《说疫气》中形容当时的惨状为"家家有僵尸之痛，室室有号泣之哀，或阖门而殪，或覆族而丧"。在大疫流行之际，张仲景家族亦未能幸免，正如《伤寒杂病论》自序中所说："余宗族素多，向余二百，建安纪年以来，犹未十稔，其死亡者，三分有二，伤寒十居其七。"民众的苦难，亲人的伤痛，激发了张仲景精研医术及著书救世的责任感，于是，他"勤求古训，博采众方，撰用《素问》《九卷》《八十一难》《阴阳大论》《胎胪药录》，并《平脉辨证》，为《伤寒杂病论》，合十六卷"。

（三）《伤寒论》流传与发展

《伤寒杂病论》成书之后，由于兵火战乱的洗劫，原书散佚不全，后经西晋太医令王叔和将原书的伤寒部分搜集整理成册，名为《伤寒论》，使此书得以幸存，另在其编著的《脉经》中，也载入了《伤寒论》的大部分内容，此可称现存《伤寒论》的最早版本。王叔和距仲景去时未远，他所编次的《伤寒论》应基本符合历史原貌。其后，又经东晋、南北朝，该书仍然流传于民间。至唐代，名医孙思邈撰写《备急千金要方》时，由于未能窥见此书的全貌，故仅征引了该书的部分内容，并有"江南诸师秘仲景要方不传"的感慨，直至晚年撰写《千金翼方》时，始收载了《伤寒论》全书的内容，并载于卷九、卷十之中，这也是现存《伤寒论》的重要版本。北宋年间，高保衡、孙奇、林亿等人奉朝廷之命校正《伤寒论》，在其校定《伤寒论·序》中云："百病之急，无急于伤寒。今先校定张仲景《伤寒论》十卷，总二十二篇，证外合三百九十七法，除重复，定有一百一十二方，今请颁行。"此书于宋治平二年（1065）刊行，成为后世流行的《伤寒论》。

现今通行的《伤寒论》版本有两种。一是宋本，即宋治平年间经林亿等人校正的刻本。但宋代原校本现在已无保存，现存者只有明万历二十七年（1599）赵开美的复刻本（又称赵刻本，简称赵本）。因其系照宋版复刻，所以保存了宋版《伤寒论》的真面目。另有南宋绍兴十四年（1144）由成无己所著的《注解伤寒论》，称为"成注本"，该本经明代嘉靖年间汪济川校定复刻而流行于世，亦可称汪校本。

《伤寒论》自王叔和重编之后，即受到了历代医家的普遍重视。自晋迄宋，研究《伤寒论》且卓有成就者有八大家。这八大家及其代表著作分别是：晋·王叔和之《脉经》，唐·孙思邈之《备急千金要方》《千金翼方》，宋代韩祗和之《伤寒微旨论》、朱肱之《南阳活人书》、庞安时之《伤寒总病论》、许叔微之《伤寒发微论》《伤寒百证歌》、郭雍之《伤寒补亡论》、成无己之《注解伤寒论》《伤寒明理论》。其中，成无己《注解伤寒论》对《伤寒论》原文逐条加以注释，并运用《黄帝内经》理论进行阐述与发挥，对后世学者影响很大，且开创了注解《伤寒论》之先河。

明清以降，张仲景被尊为医圣，《伤寒论》被尊为医经之一，成为医家必读之书，故整理和注解《伤寒论》者更是名家辈出。如王肯堂（《伤寒证治准绳》）、方有执（《伤寒论条辨》）、喻嘉言（《伤寒尚论篇》）、张隐庵（《伤寒论集注》）、张路玉（《伤寒缵论》）、柯韵伯（《伤寒来苏集》）、钱天来（《伤寒溯源集》）、尤在泾（《伤寒贯珠集》）、徐大椿（《伤寒论类方》）、陈修园（《伤寒论浅注》）、唐容川（《伤寒论浅注补正》）等都为研究与发展《伤寒论》的学术做出了重要贡献。这些注家或循原书之旧而加以阐释（如张隐庵、张遂臣、陈修园），或打乱原书之序而重新撰次（如方有执、喻嘉言、周扬俊），或以法类证（如尤在泾），或以方类证（如徐大椿），虽仁智之见各异，然皆能阐发仲景学术而有所成就。特别值得提出的是，清代御纂《医宗金鉴》，集医学各科之大成，而以《订正仲景全书》揭诸篇首，实可昭示《伤寒论》在中医学中的重要地位与作用。清末民初之际，由于受"西学东渐"的影响，唐容川、恽铁樵、陆渊雷、曹颖甫、张锡纯等在前人的基础上，以中医为本体而参以新说来研究《伤寒论》，为《伤寒论》的研究又开辟了一个新的领域。

新中国成立之后，大力提倡继承与发扬祖国医药学遗产，使《伤寒论》的研究步入了一个崭新阶段。新中国成立初期，研究的重点主要是经方的临床应用方面。自20世纪50年代后期高等中医药院校成立之后至20世纪80年代，研究重点逐渐朝仲景辨证论治理论体系及病机、方药的探讨方向发展，许多疑难问题得以解决，许多不同观点得以统一，并且形成了覆盖全国的稳定的《伤寒论》研究队伍。从20世纪80年代后期至今，随着中医学术研究的深入，众多学者又将现代实验研究方法与现代科学方法论引入了《伤寒论》研究的领域，开始了利用现代科研手段探索经方治疗常见病、疑难病的机理，分析经方配伍规律的尝试，并借助现代科学方法论阐释六经的实质及其辨证论治的规律，取得了显著的成就。近年来，遵照"传承精华，守正创新"的精神，众多同仁致力于《伤寒论》所蕴含的辨证思想的整理挖掘，更进一步彰显了《伤寒论》的理论与实用价值。

（四）抗击新冠疫情的胜利彰显了《伤寒论》永恒的价值

2020年初，一场突如其来的新冠疫情在世界范围内流行，至今已造成了1.5亿以上的人感染，310万以上的人死亡。在这次抗击新冠疫情的战斗中，我国人民在党中央的正确领导下，发挥自身的体制优势、文化优势，全民一心，团结奋战，率先控制了疫情，取得了抗疫斗争的决定性胜利，并为世界范围内的抗疫斗争做出了巨大贡献。在这次战胜疫病的斗争中，中医药发挥了重要的作用，可以说，中西医结合，中医药早期介入，全程参与，是我国取得抗疫胜利的重要法宝之一，而中医药抗疫成就的取得，《伤寒论》则又是功不可没。

《伤寒论》对本次抗疫的贡献主要表现在三个方面：一是书中确立的诊治原则指导中医药治疗第一时间介入到抗疫的斗争之中，为抗疫提供了有效的中医药治疗方药。本次疫情，发病突然，西医学对其病原体知之甚少，直至今日，仍缺乏有效的治疗方药，因此，给抗疫带来了极大的困难。中医药理论则据《伤寒论》所确定的""辨症求因，审因论证，因证立法，依法选方"的诊疗原则，指导中医药工作者第一时间根据病人临床表现，确立了其"湿邪为主，可兼夹不同邪气为患"的病因学诊断，并根据中医药理论，确证了治疗方法与备选方药，使中医药第一时间参与到抗疫的斗争之中，为抗疫斗争的胜利提供了有效的中医药治疗手段。二是其"辨证论治"的原则指导了各地抗疫方案的制定并发挥出独特的疗效。由于各省市所处的地域有南北东西之不同，各地的气候条件也有寒热燥湿的差异，故各地的疫情也有其不同的特点，按照中医"三因制宜"的原则，其治疗的方法也应不尽相同。此次抗疫，各地的治疗方案虽大法相同，而具体的治疗方药却有着一定的区别，而这些差异之处，也正是中医药在各地抗疫中均取得佳效的关键之处。这些不同方案的制定，均是各地的中医药专家在《伤寒论》"三因制宜"原则指导下而形成的。三是其所载的经方在抗击新冠的斗争中取得了卓越的疗效。本次抗疫，《伤寒论》中所载的经方，为中医药治疗新冠肺炎提供了有效的备选方剂，全国乃至各省市自治区抗疫方案中所使用的方剂，大多数是基于经方化裁而成。以在本次抗疫中得到大家广为赞誉的清肺排毒汤、化湿败毒方、宣肺败毒方为例，此三方均是在《伤寒论》所载经方的基础上化裁而成。如"清肺排毒汤"即是由《伤寒杂病论》中的麻杏石甘汤、五苓散、小柴胡汤、射干麻黄汤等四首经方为主化裁而来。在2020年1月，国家中医药管理局即基于临床急用、实用和效用为导向，紧急启动了中医药防治新冠肺炎的防治项目，首先在山西、河北、陕西、黑龙江四个省进行了该方治疗新冠肺炎的临床紧急观察。第一批观察了不同年龄段的214例新冠病人，初步观察发现有效率在90%以上。后又在10个省市的66个定点单位开展临床观察。截至2020年4月，在收治的患者1262例中，已经有1253例治愈出院，占99.28%。这1262例病例中，未发生轻症转为重型、普通型转为危重型的情况，阻断了病情向危重方面发展。其后，清肺排毒汤纳入新型冠状病毒肺炎防控方案第六版、第七版中，并在全国28个省市广泛使用，收到了很好的疗效，成为了防治新冠肺炎的重要手段。

中国人民伟大的抗疫斗争的实践表明，作为中医经典著作的《伤寒论》虽然成书于1800年前，但其所蕴含的辨证论治的原则、临床诊疗的范式，以及具体的治疗方药，在当今的医疗领域，仍然具有十分重要的理论指导价值与临床实用价值，它是我们抵御未知疾病的依仗，是我们探索生命规律的指引。而《伤寒论》在抗疫斗争中的重要影响也昭示我们：作为中国传统医学的中坚，作为中国优秀传统文化的重要组成部分，《伤寒论》必将历久弥新，在未来的人类防治疾病、养生保健工作中发挥更加重要的作用。

二、《伤寒论》学术渊源与成就

（一）汉代医学传承与《伤寒杂病论》的奠基

中医学作为一门综合性较强的学科，在前期形成与发展阶段就已有学派之分。在周、秦、汉时期，与生命及医药学相关的知识统称为"方技"，而到了汉代，"方技"最少可以分为四个较大的流派。在班固父子所作的《汉书·艺文志·方技略》中即记载了这四大流派的传世著作，并归纳了各自的研究内容。

四大流派中，以医经居首，"医经者，原人血脉、经络、骨髓、阴阳、表里，以起百病之本，死生之分，而用度箴石汤火所施，调百药齐和之所宜，至齐之得，犹磁石取铁，以物相使"（《汉书·艺文志·方技略》）。载有《黄帝内经》《黄帝外经》《扁鹊内经》《扁鹊外经》《白氏内经》《白氏外经》《白氏旁经》等著作七种二百一十六卷。以经方居次，"经方者，本草石之寒温，量疾病之深浅，假药物之滋，因气感之宜，辨五苦六辛，致水火之齐，以通闭解结，反之于平"。载有《五脏六腑痹十二病方》《五脏六腑疝十六病方》《五脏六腑瘅十二病方》《风寒热十六病方》《妇人婴儿方》《汤液经法》等十一种二百七十四卷。房中居三，载有《容成阴道》《尧舜阴道》等著作八种，一百八十六卷。神仙居末，载有《宓戏杂子道》《上圣杂子道》《黄帝岐伯按摩》著作十种，二百零五卷。

班固父子对方技所作的分类，基本符合当时的实际，这一点可以从马王堆汉墓出土文物中得到证实。该汉墓出土的医学文物，《阴阳十一脉灸经》《足臂十一脉灸经》《阴阳脉死候》《脉法》明显属于"医经家"的著作；《五十二病方》则属于"经方家"的著作；《十问》《天下至道谈》《合阴阳方》《养生方》《杂禁方》《胎产方》《杂疗方》的主体部分属"房中"类著作；而《却谷食气》《导引图》则属于"神仙家"的著作范畴。

需要指出的是，虽然这种四分法主要是以研究内容的不同而作的划分，但也与从事该类研究的人群有关。医经学派主要学术理论的形成，与从事天文历算及数术研究者的关系密切，因此可以称之为"王官"之学，而经方派的学术则"具备较多的民间性"。至于房中家与神仙家，研究的人群殆与道家术士关系较为密切。

先秦汉初之时，医学流派在学术上的割据还是较为严重的，这从以下几点可以窥见。

其一，以方书为禁方，密藏而不轻易示人。据《史记·扁鹊仓公列传》《史记·封禅书》及《黄帝内经》所载，方技之书有"禁方""禁方书"与"禁书"等名称，而对这些禁方与禁书，则多藏之于金匮、兰室、灵台之内，医者对藏书的时间也十分讲究，要择"良兆"之时，更加之非斋戒"不敢复出""不敢发""不敢示人"。由此可见珍重的程度。

其二，非人勿传，对弟子需严格筛选。这一时期的医籍中多有"非其人勿传"的告诫，各家对弟子传人的选择也是十分挑剔的。如名医扁鹊是在长桑君长期考察乃至十年之后才得以受其秘术，而淳于意的老师公孙光，一直到"吾身以衰"才传授其方于仓公，并叮嘱"悉与公，毋以教人"，而仓公更向其保证"意死不敢妄传人"。

其三，师徒之间，个别传授。为了保证学术的私密性，禁方授受的特色是师徒之间一对一个别传授，而传授的方式又分为一次尽传其术、分次渐传两种。扁鹊、淳于意的师受模式属于前者，而一般来说禁方传授多属分次渐传的模式，例如淳于意授徒即是如此。据载，他的学生有宋邑、高期、王禹等六人，仓公对他们是择人而传以不同的技术，学生也只能得其之一体。

其四，传承仪式，庄重严肃。师徒之间的传承，需要庄重严肃的仪式，据《灵枢·禁服》记载，雷公在受业于黄帝，通读《九针》六十篇之后，仍有不解之处，求教于其师，但黄帝认为"此先师之所禁，坐私传之也"，需要"割臂歃血之盟"才可传授。于是，雷公乃斋宿三日，选择正阳之时日，与黄帝同入斋室，割臂歃血之后才渐次为其开蒙解惑，甚至传其文本所不载的口诀技艺。

其五，自是其说，非议别派。各学术派别，都坚信自己学术的正确性，而对于其他学派采取排斥的态度。仓公淳于意在遇到公乘阳庆之前，曾"见事数师，悉受其要事"，但遇到阳庆之后，阳庆则要求他"尽去尔方书，非是也"。这种对于其他学派的排他性，并非阳庆自己，淳于意的另一个老师公孙光也说"吾有所善者皆疏"，意即他所认识的方术士，医技高超者鲜。这一现象，还可以由《素问·五脏别论》的记载得到证实："余闻方士，或以脑髓为脏，或以肠胃为脏，或以为腑，敢问更相反，皆自谓是。"这种现象的另一证据是淳于意的诊籍，在这二十五则医案中，他的诊断依据有三：一是"法曰"，即医籍文本所载；二是"师言"，即其师阳庆等之解说；三是"众医"，即其他医者对同一疾病的解释。但在这些医案中，"众医"之说均属于反面的教材，而对自己所拥有的医书与师说则是恪守不移的。

鉴于以上原因，在西汉以前，医经、经方、房中、神仙四家的学术壁垒还是十分严重的。以《汉书·艺文志》所载医经家与经方家为例，从其对两家的小序不难看出，明显存在着医经家重视理论、经脉、脉诊、针灸砭石而轻慢方药的不足，而经方家则存在对于理论的研究不够重视，以及对于疾病的病因、病理、证候、治则治法较少涉及的弊端。

东汉末年，不同医学流派之间学术割据的情况已有了很大的改善。现存《辅行诀脏腑用药法要》与《五十二病方》、武威汉简、居延汉简的编排体例与学术层次已经有天壤之别，其中对于经脉、脏腑、病因、病机、治则治法及方剂配伍理论的阐述已非西汉所能望其项背，这应是与其他流派医家互相交流的结果。此外，东汉时又出现了很多班固父子著《艺文志》时所不曾载录的新书，如张仲景自序中所提到的《八十一难》《胎胪药录》《平脉辨证》及皇甫谧所说的《明堂孔穴针灸治要》等。而另一本重要著作《神农本草经》的出现，则补充了方技界先前对诸多药味之产地、药性、功效及性味和配伍的理论。方技各派诸医家的互相学习与交流，理论、药物、辨证方法及临证经验的大量积淀，无疑为系统总结先贤的学术经验，促进了中医药的学术发展。从《三国志·华佗传》来看，华佗的学术思想与医技，就是其"兼通数经"，博采医经、经方、房中、神仙诸家之长的结果，而从仲景所说"勤求古训，博采众方"来看，打破流派的屏障，兼通诸家之长，已成为部分医家的不懈追求。可以说，降至东汉，一部融合各家之精华，理、法、方、药俱备，理论与临床紧密结合的学术著作的问世，已是瓜熟蒂落，水到渠成了。

（二）《伤寒论》的学术渊源

至东汉末年，中医学的理论体系已渐趋完善，大量的复方也广泛应用于临床。如《黄帝内经》的阴阳五行、脏腑经络、病因病机、诊法治则、辨证论治、方剂配伍、药性理论等已基本完备；《难经》的脉法诊断、针刺腧穴和脏腑病传理论在《黄帝内经》的基础上又有所发展；专门论述药物产地、功用、主治之书的《神农本草经》及专门论述药物合和、汤液治病之书的《汤液经》亦已问世。另据史书记载，东汉以前中医学的临床治疗已达到了较高的水平，如战国时的名医扁鹊、西汉的仓公淳于意、东汉的太医丞郭玉等，均属理论上有高深造诣、临床上具相当水平的医学家。这些无疑为张仲景撰写《伤寒杂病论》奠定了坚实的基础。张仲景在《伤寒杂病论·自序》中说："撰用《素问》《九卷》《八十一难》《阴阳大论》《胎胪药录》，并《平脉辨证》，为《伤寒杂病论》合十六卷。"晋·皇甫谧《甲乙经·序》云："伊尹以亚圣之才，撰用《神农本草》，以为《汤液》。""仲景论广伊尹《汤液》为数十卷，用之多验。"从《伤寒论》的自序、条文并结合有关文献分析，《伤寒论》的学术渊源主要来自以下途径：

其一，基础理论主要继承于《黄帝内经》《难经》《阴阳大论》；其二，诊法是从《黄帝内经》《难经》而来，不过其间的脉诊系将《黄帝内经》的三部九候法简化为上中下三部（人迎、趺阳、少阴）诊法，并将其与《难经》的独取寸口法有机结合而成；其三，药学理论系全面继承了《神农本草经》及《胎胪药录》的成果，并在临床实践中予以发挥；其四，方剂主要来源于上古的《汤液经》，并在此基础上"博采众方"而成；其五，诊治疾病的有效方法是在充分综合前人理论，继承先贤经验的基础上，再加以亲身反复的临床验证总结出来的。

　　综上所述，张仲景是在系统总结与继承了汉代以前的医学成就和人民群众同疾病斗争丰富经验的基础上，结合自己的临床实践，经过长期艰苦的努力，才著成了我国第一部融理法方药于一体的辨证论治的专书——《伤寒杂病论》。它既是对前人理论与经验的总结，也是对中医学术理论的再创造。

（三）《伤寒论》的学术成就

　　《伤寒论》的学术成就可以概括为以下几个方面。

　　其一，系统总结了东汉以前的医学成就，将医学理论与临床实践经验有机地结合起来，形成了我国第一部理法方药赅备的医学典籍。

　　其二，在《素问·热论》六经分证的基础上，运用《黄帝内经》的有关脏腑经络、气血阴阳、病因病机及诊断、治疗等方面的基本理论与基础知识，创造性地对外感疾病错综复杂的证候表现及演变规律进行分析归纳，创立了六经辨证的理论体系。这一理论体系融理、法、方、药为一体，进一步确立了脉症并重的诊断法则与辨证论治的纲领，为中医临床各科提供了辨证论治的基本法则，为后世临床医学的发展奠定了坚实的基础。

　　其三，六经辨证理论体系的确立，不仅系统地揭示了外感热病的诊治规律，使外感病的治疗有规律可循，也为后世温病学说的形成与发展创造了条件。

　　其四，制定了诸如治病求本、扶正祛邪、调理阴阳等若干基本治则，并首次全面系统地运用了汗、吐、下、和、温、清、补、消八法，为后世医家提供了范例。

　　其五，创制与保存了许多功效卓著的方剂。论中所载113方（缺一方），用药精当，配伍严谨，加减灵活，功效卓著，故被后世誉为"方书之祖"。这些方剂不仅成为后世医家组方用药的典范与临床处方用药的基础，而且已成为中医药现代化研究的切入点与重要课题。

　　其六，记载了汤剂、丸剂、散剂、含咽剂、灌肠剂、肛门栓剂等不同的剂型，为中医药制剂技术的发展奠定了基础。

　　总之，《伤寒论》总结了东汉以前的医学成就，将中医学的基本理论与临床实践密切结合起来，创立了融理法方药为一体的六经辨证的理论体系，不仅为外感病及某些杂病的辨证论治提出了切合实际的辨证纲领和治疗方法，同时也为中医临床各科提供了辨证治疗的一般规律，从而为后世临床医学的发展奠定了坚实的基础。可以说，《伤寒论》是我国第一部理法方药比较完备的医学典籍，而后世各个医学流派的形成与发展，无一不从《伤寒论》中受到启发，汲取营养。当然，由于历史条件的限制，书中亦难免有不尽正确与不够完备之处，因此我们应仔细分析，继承并发扬其精华，使之为中医药事业的发展再做贡献。

三、伤寒的含义及六经病的传变

（一）伤寒的含义

　　《伤寒论》以伤寒命名，而伤寒的含义有广义和狭义之分。广义伤寒是一切外感热病的总称。古代将一切外感热病均称为伤寒，此即《素问·热论》所说："今夫热病者，皆伤寒之类也。"《备急千金要方》引《小品方》云："伤寒，雅士之词，云天行、瘟疫，是田舍间号耳。"《肘后方》云："贵胜雅言，总名伤寒，世俗因号为时行。"又云："伤寒、时行、温疫名同一种耳，而本源小异。"由此可知，伤寒是上层社会及知识分子对外感热病的习惯称呼，而民间则称为天行、温疫、时行等。而狭义伤寒是指外感风寒，感而即发的疾病。《伤寒论·伤寒例》云："冬时严寒，万类深藏，君子固密，则不伤于寒，触冒之者，乃名伤寒耳。"又云："中而即病者，名曰伤寒。"即是指狭义伤寒而言。《难经·五十八难》说："伤寒有五，有中风，有伤寒，有湿温，有热病，有温病。"其中"伤寒有五"之伤寒为广义伤寒，五种之中的伤寒，为狭义伤寒。

《伤寒论》以伤寒命名，书中又分别论述了伤寒、中风、温病等，所以全书所论应属广义伤寒的范畴，但从全书的篇幅看，又重在以论述人体感受风寒之邪所致疾病的辨证论治规律为主。此外，值得说明的是，《伤寒论》所论的伤寒病与西医学中的"伤寒"含义完全不同，不可混为一谈。

（二）六经病传变

对于外受邪侵引发的外感热病，仲景以六经辨证分经审证而治之。六经病是人体脏腑经络病理变化的综合反映，由于脏腑经络是不可分割的整体，故某一经的病变，常常涉及另一经，从而出现六经间的相互传变，以及合病、并病等。

传，是指病情循着一定的趋向发展；变，是指病情在某些特殊条件下不循一般规律而发生性质的改变，但传与变常并称。一般而论，凡病邪侵袭，正虚邪盛，则病证由表传里，由阳入阴；若正气恢复，驱邪外出，则病证由里出表，由阴转阳。无论病证由表入里，由阳入阴，还是由里出表，由阴转阳，皆称为传变。所不同的是，前者属邪胜病进，后者属邪衰病退。

六经病的传变与否，主要取决于四个方面的因素：①决定于正气的盛衰：正气充盛，抗邪有力，则邪气不能内传；若正气衰弱，则易致邪气内传；若邪气已内传，但正气恢复，已具驱邪外出之力，则可使病情由阴转阳，由里出表。②决定于邪气的轻重：若感邪重，其势较盛，外邪直袭而入，则必然向内传变；若邪气不甚，或在正邪斗争中邪气已衰，则无力内传，或虽已内传，亦可有外出之机。③决定于治疗的当否：在疾病发展的过程中，是否能进行正确地治疗，关系到疾病的传变与否及传变的趋向。④决定于体质的差异：病邪传变与演化，与个体体质的差异有重要的关系，如同是感风寒之邪，阳盛者易传阳明，阴盛阳衰则易传太阴、少阴。

六经病的传变有多种情况，大致可归纳为以下几种形式：

传经：即由一经病转化为另一经病，比如由太阳病转为阳明病或少阳病，由太阴病转为少阴病即是。传经有多种情况，较常见的有循经传（即按六经的表里次序而传，如太阳传阳明）、越经传（即越过一经或两经转为另一经病，如太阳传太阴）、表里传（即按阴阳表里配属而传，如太阳传少阴、少阳传厥阴）。其传的方式有传、过经、转属、转系、转入等。

经传：即在一经之内，病证从经表传递到脏腑，即经证传变为腑证或脏证，《伤寒论》称其为随经。

直中：六经病不仅有自太阳病内传而来者，而且还有"直中"者。直中，是指太阳抗邪无力，疾病不出现太阳、少阳、阳明的证候，直接表现为三阴病证的一种发病方式。产生直中的原因，主要是由于正气内虚，抗邪无力使然。

合病与并病：六经可以单独为病，也可以两经或三经合并为病，故有合病、并病之称。合病，是指两经或三经同时发病，无先后次第之分者。如太阳少阳合病、阳明少阳合病，以及三阳合病等。并病，是指一经的病证未罢，而另一经病证又起，有先后次第之分者。如太阳少阳并病、太阳阳明并病、少阳明并病等。

两感：两感是指表里两经同时受病，也是合病的一种，不过是表里两经合病。如少阴病的麻黄附子细辛汤证与麻黄附子甘草汤证即是两感证。

由于传变方式的复杂性，《伤寒论》的证候可以分为本证、兼证、变证、类似证。其中本证是指六经的典型病证，如太阳中风证，太阳伤寒证，阳明腑实证等；兼证是指在主证基础上兼有其他的病机，在症状表现上与主证略有不同者，如太阳中风表虚兼有肺气不利的桂枝加厚朴杏子汤证，太阳伤寒表实兼有内热的大青龙汤证等；变证是指经误治或失治，病机发生了异常变化，已与六经典型病证相去甚远，病情复杂的病证，论中称之为坏病，如太阳篇的痞证、结胸证、阳虚兼水气病等，其内容多涉及杂病的范畴；类似证是指在症状表现上与六经病相似，但病证性质却完全不同的病证，如太阳篇的悬饮证、胸膈痰食证等。

四、《伤寒论》辨证体系

《伤寒杂病论》有其系统而完善的辨证体系，大要是以脏腑辨证论治内伤杂病，以六经辨证论治外感热病，《伤寒论》中主要的辨证方法为六经辨证。

（一）六经、六经病与六经辨证

《伤寒论》以六经作为辨证论治的纲领，但历史上对于六经实质的认识歧义颇多，其原因固然有多种因素，但其中最重要的是混淆了六经、六经病与六经辨证的概念。因此，我们要全面地掌握六经辨证，就需要明确六经、六经病、六经辨证的概念。

六经，即太阳、阳明、少阳、太阴、少阴、厥阴，由于六经之每一经又分为手足二经，因而总领十二经及其所属脏腑的生理功能，是生理性概念。

六经病，是以中医基础理论为依据对人体感受外邪之后所表现出的各种症状进行分析、归纳与概括的结果。它既是外感病发展过程中的不同阶段，也可看作既互相联系又相对独立的证候，是病理性概念。

六经辨证则是一种辨证论治的方法与体系。它以六经所系的脏腑经络、气血津液的生理功能与病理变化为基础，结合人体抗病力的强弱，病因的属性，病势的进退、缓急等因素，对外感疾病发生、发展过程中的各种症状进行分析、综合、归纳，借以判断病变的部位、证候的性质与特点、邪正消长的趋向，并以此为前提决定立法处方等问题的基本法则。

《伤寒论》六经辨证是在《素问·热论》六经分证的基础上发展而来的，但二者已经有了显著的差别。《素问·热论》的六经分证只论述了部分热证、实证，未涉及寒证、虚证，其证候变化也只有两感一种，其治疗仅提及汗、下两法，且不完善。而《伤寒论》则全面讨论了风寒温热之邪侵袭人体之后，脏腑经络、营卫气血、邪正消长、表里出入、虚实转化、阴阳盛衰等多种病证及其变化规律；既论述了热证、实证，又补充了虚证、寒证；既论述了两感，又论述了合病、并病；其治疗方面，不仅包括了汗、吐、下、和、温、清、补、消八法，而且又有针药并用、内服外导法等。因此，《伤寒论》的六经辨证较《素问·热论》的六经分证有了显著的进步，它既是辨证的纲领，又是论治的准则。

（二）六经辨证基本内容

从《伤寒论》每篇标题"辨××病脉证并治"来看，六经辨证是要辨别出病、脉、证的基本内容。为了更全面地掌握六经辨证，就必须掌握六经病的具体情况。兹将六经病及六经辨证的基本内容概括如下：

太阳病为外感疾病的初期阶段。太阳病以"脉浮，头项强痛而恶寒"为提纲，凡外感疾病初起出现此脉此症者，即可称其为太阳病。太阳病有经证、腑证之分。太阳经证因病者体质及感受邪气之不同，又分为中风与伤寒两大类型。中风的主要脉症有恶风寒、发热、头项强痛、自汗、鼻鸣、干呕、脉浮缓等，其病机为卫阳浮盛，卫外不固，营阴外泄。伤寒的主要脉症有恶风寒、发热、头项强痛、身疼腰痛、骨节疼痛、无汗而喘、脉浮紧等，其病机为风寒外束，卫阳郁遏，营阴凝滞。太阳腑证有蓄水、蓄血之分。蓄水证是表邪不解，内入太阳之腑，邪与水结，膀胱气化失职，故出现脉浮发热、渴欲饮水、水入则吐、小便不利、少腹满、脉浮数等。蓄血证是表邪不解，循经入里化热，热与血结，血蓄下焦膀胱部位，其临床证候为少腹急结或硬满、其人如狂或发狂、小便自利等。此外，太阳病还有兼证，如太阳中风兼喘、兼汗漏不止、兼身疼痛等；又有因误治失治所导致的变证，如结胸、痞证、脏结、火逆等。

阳明病是外感病过程中，正邪相争激烈，邪热极盛的阶段。其证多属里实燥热性质，故阳明病以"胃家实"为提纲。阳明病依据燥热与肠中糟粕结合与否，而有热证、实证之分。如燥热虽盛，但未与肠中糟粕相结，而充斥内外，弥漫周身，出现身大热、汗自出、不恶寒、反恶热、脉洪大、烦渴引饮者，称为阳明热证。若燥热之邪与肠中糟粕相结，燥屎阻滞肠道，腑气不通，出现潮热、谵语、手足濈然汗出、腹满硬痛、不大便、脉沉实者，称为阳明实证。另有胃热约束脾的转输功能而大便硬结，不更衣十日无所苦者，名为脾约证，亦属阳明实证范畴。阳明病虽以里热燥实证为主，但也有由于里虚或中寒所导致的阳明寒证、虚证。此外，阳明篇中还有发黄证、血热证等变证。

少阳病是外感热病发展过程中，病在半表半里的中间阶段。邪入少阳，胆火内郁，枢机不利，故以"口苦、咽干、目眩"为提纲。其主症还有往来寒热、胸胁苦满、默默不欲饮食、心烦喜呕、舌苔白、脉弦细等。少阳枢机不利还包括有若干兼证，如兼太阳之表，则出现发热、微恶寒、肢节烦疼、微呕、心下支结等；兼阳明之里，则可见往来寒热、呕不止、心下急，或心下痞硬、郁郁微烦，或潮热、不大便等；若兼气化不利，则出现往来寒热、心烦、胸胁满微结、小便不利、渴而不呕、但头汗出等；如少阳病误下，病邪弥漫，表里俱病，虚实相兼，则见胸满烦惊、小便不利、谵语、一身尽重、不可转侧等。

太阴病是三阴病的初始阶段。病入太阴，以脾阳不运，寒湿阻滞为主，故以"腹满而吐，食不下，自利益甚，时腹自痛"为提纲。除太阴本证外，尚有太阴兼表证，见脉浮、四肢烦疼等；有太阴腹痛证，见腹满时痛，或大实痛等；若太阴寒湿在里不解，郁而发黄，亦可形成太阴发黄证。

少阴病是外感病发展过程中的危重阶段。病至少阴，心肾阴阳气血俱虚，故以"脉微细，但欲寐"为提纲。少阴病有寒化热化两途：寒化证见手足厥冷、身蜷而卧、下利清谷、小便清利、脉沉微等；热化证则以心中烦不得卧，咽干咽痛，或下利口渴，舌红少苔或无苔，脉细数等为主要脉症。此外，少阴病还有兼太阳之表的两感证，热化津伤、邪热归并阳明的急下证，以及热移膀胱、下厥上竭等证。

厥阴病是伤寒六经病证的最后阶段。厥阴为病，肝失条达，木火上炎，脾虚不运，易形成上热下寒的病理变化。厥阴病提纲证"消渴，气上撞心，心中疼热，饥而不欲食，食则吐蛔，下之，利不止"即反映了厥阴病寒热错杂的证候特点。然厥阴受邪，阴阳失调，若邪气从阴化寒，则为厥阴寒证；从阳化热，则为厥阴热证。病至厥阴，正邪相争，阴阳消长，见手足厥逆与发热交替出现，则为厥热胜复证。若由于"阴阳气不相顺接"，表现为四肢厥冷者，则称之厥逆证。邪犯厥阴，肝失疏泄，影响脾胃，升降失调，还可见呕吐、哕、下利等证。

（三）六经辨证与其他辨证方法关系

1. 六经辨证与八纲辨证关系　八纲辨证是对一切疾病病位和证候性质的总概括，六经辨证是《伤寒论》主要用于外感病辨证论治的一种辨证方法。因为外感病是在外邪的作用下正邪斗争的临床表现，正邪斗争的消长盛衰，决定着疾病的发展变化，关系着疾病的病位与证候性质，所以六经辨证的具体运用，无不贯穿着阴阳表里寒热虚实等八纲辨证的内容。因此，六经辨证与八纲辨证有着十分密切的关系。

阴阳是辨识疾病与证候的总纲。一般将六经病中的太阳、阳明、少阳统称为三阳病；太阴、少阴、厥阴统称为三阴病。三阳病表示正气盛、抗病力强、邪气实，病情一般呈亢奋状态，因而三阳病多属热证、实证，概括为阳证。三阴病表示正气衰、抗病力弱、病邪未除，病情一般呈虚衰状态，因而三阴病多虚证、寒证，概括为阴证。另外，六经中的所有证候均可以分为阴阳两大类。此即六经与八纲中阴阳总纲的关系。

表里是分析病位深浅的纲领。就六经的表里而言，一般而论太阳属表，其余各经病变均属里。但表里的概念又是相对的。例如：从三阳病三阴病而言，三阳病属表，三阴病属里；从三阳病而言，太阳属表，少阳属半表半里，阳明属里；从阴阳配属的关系言，太阳属表，少阴属里，阳明属表，太阴属里，少阳属表，厥阴属里。另外，一经中也有表里之分，如太阳经证属表，而太阳腑证属里。判断疾病的表里还可以说明病势的趋向，如疾病由表入里为逆，由里出表为顺。判断疾病的表里对决定治则也有重要意义，如太阳表证宜解表发汗，阳明里证宜清泄里热或攻下里实，在表里兼病的情况下，又有先表后里、先里后表、表里兼治等不同治法。可见六经中蕴含着丰富的表里辨证的内容。

寒热是辨别疾病性质的纲领。就六经病的寒热而言，三阳病多病势亢奋，阳邪偏盛，故多属热证；三阴病多病势沉静，阴邪偏盛，故多属寒证。病证之寒热的情况较为复杂，同一证候，如下利证、呕哕证、黄疸证等，都有属寒属热的不同。单纯的寒热辨识尚易，寒热错杂的辨识就较难。如半夏泻心汤证是寒热错杂，痞结于中焦；黄连汤证是寒热错杂，格拒于中焦；乌梅丸证是上热下寒，阴阳逆乱。更有寒热盛极之时，每每出现真寒假热、真热假寒之证，辨证稍有疏忽，治疗稍有差池，病人则有性命之虞。可见辨寒热也是六经辨证的重要内容。

虚实是辨别邪正盛衰的纲领。凡病皆有邪正盛衰，故有虚证实证。从六经病而言，三阳多属正盛邪实的实证，三阴多属正气虚损的虚证。如"发汗后，恶寒者，虚故也；不恶寒，但热者，实也，当和胃气，宜调胃承气汤"，"发汗病不解，反恶寒者，虚故也，芍药甘草附子汤主之"，即是通过发汗后寒热趋向以定虚实。又如"脉浮紧者，法当身疼痛，宜以汗解之，假令尺中迟者，不可发汗，何以知然，以荣气不足，血少故也"，即是以脉症变化来判断虚实。可见辨虚实也是六经辨证的重要内容。

由上可知，八纲辨证与六经辨证的关系十分密切。对于二者的关系，我们可以归纳为：

（1）八纲辨证是对疾病病位、病性、邪正盛衰、趋势等方面的总概括，而六经辨证则是八纲辨证的系统化、具体化，是对外感热病发展过程中各种病证的阴阳、表里、寒热、虚实的具体分析。

（2）八纲辨证贯穿于六经辨证之中，六经辨证则含于八纲辨证之下。如六经中的太阳病，有恶寒、发热、头痛、项强、脉浮等脉症，从八纲辨证来分析，自然属于表证。但仅据表证，还不能够指导治疗，必须结合其有汗无汗、脉紧脉缓来进一步辨别，有汗者为表虚，无汗者为表实。只有这样，才能准确地选用解肌祛风或辛温发汗的方法。又如少阴病以八纲辨证辨属里证、虚证，但仅据里证、虚证还不能指导治疗，必须进一步分析其阴阳的偏盛偏衰，如果表现为无热恶寒、四肢厥逆、下利清谷、脉沉微者，则为少阴寒化证；如表现为心烦不得眠、咽干咽痛、脉细数者，则为少阴热化证。只有这样，才能准确地运用扶阳抑阴或育阴清热的治疗方法。

（3）八纲辨证与六经辨证是相辅相成的，有互补之妙，而无对峙之处。

总之，完善于明清之际的八纲辨证，虽说来源于《黄帝内经》，却是从《伤寒论》六经辨证中得到启发而加以系统化的。

2. 六经辨证与脏腑经络辨证的关系　脏腑辨证是根据脏腑的生理功能与病理变化对疾病与证候进行分析归纳，借以推断病机，判断病位、病性及邪正盛衰状况的一种辨证方法，它与六经辨证有着十分密切的关系。脏腑是人体功能活动的核心，脏腑与脏腑之间，脏腑与全身各部之间，通过经络气血等有机联系，构成了一个有机的整体。可以说，任何疾病都是脏腑经络病理变化的反映，六经病证自然也不例外。

以脏腑的病理反映而论，各经病均会累及所系的脏腑。如太阳统膀胱及其经脉，太阳病虽属表证，但邪气循经入里之时，邪入膀胱，影响气化功能，以致水蓄不行者，是谓蓄水证，它既是六经证候，也是膀胱证候。阳明乃胃与大肠之通称，如白虎汤证既是六经之阳明热证，但同时也是胃热证候；三承气汤证既是阳明腑实证，也是胃肠燥实证。胆与三焦皆属少阳之腑，病入少阳则胆火上炎，因而口苦、咽干、目眩，可知少阳病与胆腑关系密切。脾属太阴，太阴病多脾阳不足，运化失职，寒湿内阻，故有腹满而吐、食不下、时腹自痛、下利等，此证在六经辨证中称太阴病，在脏腑辨证中则属脾阳虚证。少阴统心肾两脏，少阴寒化证为心肾阳虚，阴寒内盛；少阴热化证为肾阴不足，心火上炎，水火失济。肝为厥阴之脏，其为病虽然复杂，但无不与肝之生理与病理特点相关。如厥阴提纲证，属寒热错杂，肝邪犯及脾胃；吴茱萸汤证则属肝胃虚寒，浊阴上逆。

从经络的病理反映而论，太阳经起于目内眦，上额交颠，入络脑，还出别下项，夹脊抵腰至足，故太阳经受邪则见头项痛、身痛、腰疼等症。阳明经起于鼻两侧凹陷处，络于目而行于面，故阳明病可见面赤、目痛、鼻干等症；少阳经起于目外眦，上抵头角，下耳后，入耳中，并从缺盆下行胸胁，故少阳经受邪，可见耳聋、目赤、胸胁苦满等症。三阴病属里证，其经络所反映的证候虽不像三阳经那样显著，但其表现的某些证候，如太阴病的腹满，少阴病的咽痛，厥阴病的头痛，都与经络的循行部位不无关系。

概括而言，六经辨证是以脏腑辨证为基础的，主要适用于外感疾病辨证论治的一种辨证体系。但值得提出的是，它虽然是主辨外感，但又兼辨杂病，尤其是在长期的发展过程中，后世医家大大充实了有关杂病的辨证论治的内容，因此它不仅为诊治外感疾病提供了有效的科学方法，而且也为中医临床各科疾病的辨证论治提供了一般的规律。

五、《伤寒论》的临证思维

作为中医经典著作，《伤寒论》一书充分体现了整体观、辩证观、恒动观等中医最根本的哲学思想。这些思想贯穿于病证的诊断、治则的确立、方剂的配伍等各个环节，体现在全书的每一条原文与章节。学习《伤寒论》就是要学习与掌握这些隐含于条文中的最根本的哲学思维，学习与掌握张仲景临证思辨的具体方法。

（一）《伤寒论》健康观、疾病观与治疗观

"阴阳自和"是仲景健康观、疾病观与治疗观的集中体现。"和"是中国传统文化的精髓，也

是中医学理论的精髓。中医学的基本出发点和理想目标都是使机体达到阴阳和谐的最高境界。"和"，不能理解为绝对的静止或平衡，而是适合、恰到好处之意。此外，在中医学中"和""调"常作为同义词相提并论，它们既可表示一种平衡和谐的状态，又可表示调节的动态过程。在《伤寒杂病论》中多次提到，"若五脏元真通畅，人即安和""阴阳自和者，必自愈"，结合全书的内容看，我们可以推知仲景的健康观、疾病观与治疗观包括以下内容：①"阴阳和合"，是机体正常的生理常态；②阴阳和合的前提是五脏元真通畅，阳阳平秘；③生理上阴阳和合常态的取得，源于人体自身的自我调节能力；④阴阳失和是疾病的实质，也是其发生发展的根本原因；⑤恢复阴阳和谐是治疗的终极目的；⑥治疗疾病应时刻关注病人的自我调节能力，无论是攻邪还是扶正，都要适可而止，余者要依靠人体自我调节能力以达到的阴阳和谐的目标，医生绝不可越俎代庖。《素问·五常政大论》指出："化不可代，时不可违。夫经络以通，血气以从，复其不足，与众齐同，养之和之，静以待时，谨守其气，无使倾移，其形乃彰，生气以长。"可以说，《伤寒论》"阴阳自和"与《素问》"化不可代"的治疗观是一脉相承的。

（二）《伤寒论》辨证思维

《伤寒论》全书蕴含了深刻的辨证内涵，这些思想贯穿于全书的每个章节，体现在每一个条文之中。历代医家重视伤寒论的学术价值，除了其方药效如桴鼓之外，最重要的就是这些原创性的临床辨病识证的思维方法。这些思维方法是中华民族原创思维在中医学的体现，是中国优秀传统文化重要的组成部分，具有极大的理论与实用价值。此外，其方药的疗效脱离了这些辨病识证的方法，也只能是盲人瞎马，无所适从。所以，我们学习伤寒论，最重要的就是要深刻理会并掌握其中所蕴含的这些弥足珍贵的辨证思维方法。

1. 辨病求本，本在阴阳　《伤寒论》禀承《黄帝内经》的思想，把辨识病证的阴阳作为诊断的第一要务。在太阳篇第 7 条指出："病有发热恶寒者，发于阳也；无热恶寒者，发于阴也。"病起之初，病性的阴阳属性最为紧要，如何用最简洁明了的方法判断病性的阴阳，关系到以后治疗与病情发展走向。此条即确定了外感病发病初起诊断病证属性阴阳的最基本的原则。不仅如此，在全书的第一条（即《辨脉法》第一条）更提出："阴病见阳脉者生，阳病见阴脉者死。"可见，病证的阴阳属性是临床诊断最根本的前提与基础。只有抓住了病证的阴阳属性，才能对病情的发展与演变做出最基本的判断，才能确定最基本的治则，也才能使疾病有一个好的转归。

2. 病证结合，辨证析机　《伤寒论》不仅奠定了中医辨证论治的基本原则，更是一部全面运用病证结合诊断方法的经典。《伤寒杂病论》首开病证结合论治之先河，它在很多篇章都是以"辨某某病脉证并治"名篇，是以"某某病"在先，"脉证并治"在后。而在六经病提纲证条，均以"某某之为病"冠其首以提起下文。后世把《伤寒论》的辨证方法称为六经辨证，其实原书并无六经之名，只是称"太阳病""阳明病""少阳病"……是后人把"太阳病"等称为"六经病"。实际上，仲景很明确地把太阳病、阳明病等作为各自相对独立，又相互联系的六个疾病系统。这六个系统，既有联系，又各自有其形成、发展、传变的自身规律，在各自发展的过程中又可以出现各种不同的证候。如太阳病可以出现中风、伤寒的经证与蓄水、蓄血的腑证，以至于众多的兼证、变证。从《伤寒杂病论》全书看，"病"是在病因作用下，机体邪正相争，阴阳失调所导致的具有一定发展规律的演变过程，具体表现出由若干特定的症状所组成，并处于不同阶段的相应的证候。"证"则是对疾病所处某一阶段的病因、病性、病位、邪正相争及发展趋势的总概括。因此，病有病的规律，证有证的实质，二者在诊断上缺一不可。

但辨病也好，辨证也罢，最终落实的还是要有具体的病机分析，即对病因、病性、病位、邪正关系与趋势的具体分析。只有如此，才有可能指导进一步确立治则、治法，选择正确的方药。如阳明病提纲证，即明确指出"胃家实"是阳明病最主要的病理机转。又如太阴篇第277条"自利不渴者，属太阴，以其脏有寒故也，当温之，宜服四逆辈"，则是通过症状的分析，对疾病的病位、病性做出明确的判断，再进而确定治则，选择方药，这一条虽说只有短短23字，但是因、机、证、治，一以贯之。其中最核心的部分就是"属太阴""脏有寒"，这是对脉症分析的结果，也是确定"当温之"，选择"四逆辈"的基础。

3. 四诊合参，动态分析　四诊合参，是诊断的前提，但并非全部。第16条所载"观其脉证，知犯何逆"八个字，不仅告诉我们诊断疾病要四诊合参，而是蕴有更加丰富的内涵。结合第20条"太阳病，发汗，遂漏不止，其人恶风，小便难，四肢微急，难以屈伸者，桂枝加附子汤主之"，以及前述的277条可以看出，对于一个具体病人的诊断与治疗，至少包括以下几个方面的要素：一是原病证；二是病史及治疗史；三是现病脉症；四是现病证的诊断；五是治法；六是选择的方药。其中，脉证合参是一方面，而原病证、病史与治疗史，也是正确诊断不可或缺的重要依据，而动态的分析正是"知犯何逆"的内在含义。

四诊合参，自然会涉及脉症从舍。脉症从舍的原则，是既要全面权衡，又要具体分析。一证可见多脉，如阳明腑实证，治当攻下，但必须脉来沉实方可攻下。如脉见滑而疾，则揭示里实未甚，下必慎重；如迟而有力，表明燥结严重，必须大剂峻下。一脉可见多证，热证脉数，不难理解，但虚证脉数，则需详审。120条"病人脉数，数为热，当消谷饮食，而反吐者，此以发汗，令阳气微，膈气虚，脉乃数也"，即体现了全面权衡与具体分析，不但指出了辨证的要点，而且还指出了虚寒证脉数发生的机理。

4. 去粗取精，去伪存真　脉有真假，症状表现也有真假，在诊断时，必须要认真分析脉症的真假，通过去粗取精，去伪存真的分析，将那些代表了病证的实质脉症挖掘出来。在这方面，《伤寒论》也为我们作了示范性的论述。

以去伪存真言之，第11条"病人身太热，反欲得衣者，热在皮肤寒在骨髓也；身大寒，反不欲近衣者，寒在皮肤，热在骨髓也"，就是对寒热症状的去伪存真。56条"伤寒，不大便六七日，头痛有热者，与承气汤。其小便清者，知不在里，仍在表也，当须发汗。若头痛者，必衄。宜桂枝汤"，则是对症状组合的去伪存真。本条前"与承气汤"是粗略判断，后来加上审小便之清长，是更精细的辨别。辨识的精细程度不同，结论也不同，选方遣药自然有异，而疗效也会有冰炭之分。

就去粗取精而言，在诊病时，对每个症状、脉象都应结合其他伴随的脉症进行精细的分析，以期得出最接近实质的结论。如单凭自利一症，并不能确定治则与方药，还需要根据伴随的症状进行去粗取精的分析，才能明确其病在何经，性之寒热。即便以虚寒性下利而言，虽然伴随症状有相似之处，但根据是自利而渴还是自利不渴，是下利清谷还是大便溏泻，是身冷恶寒还是恶寒蜷卧，以及是否有四肢厥冷，方能断其为太阴病的理中汤证还是少阴病的四逆汤证。

5. 同中见异，异中求同　《伤寒论》的辨证过程，就是一个同中求异、异中求同的过程。以厥逆为例，虽然论中明确指出"凡厥者，阴阳气不相顺接，便为厥"，并明确指出其具代表性的症状是"厥者，手足逆冷是也"，但是，厥逆的病机虽然是"阴阳气不相顺接"，但导致此病机的病因却是多种多样的，这就需要进行同中求异的辨别。如论中通过对伴随症状、脉象、病史、治疗经过等综合分析，确定厥证有热厥、寒厥、蛔厥、脏厥、水厥、痰厥乃至血虚寒厥等种种不同，如此方能对证治疗，取得佳效。此即为同中见异。又如桂枝汤证，即有12条、13条、95条的典型的太阳中风表虚证，也有24条、42条、44条、45条、15条、57条，或是表证误下，或是表证兼虚，或是表证兼里证，或是表邪治后未尽等，更有 53 条、54 条杂病的自汗证，但这些病证都具有"卫不外固，营阴外泄，营卫失调"的相同病机，故均可用桂枝汤治疗。此即为异中求同。

6. 以常衡变，知常达变　常变观是中医辨证思维的基本特征之一，即主张"以常衡变"，又强调"知常达变"。前者是要通过一般规律的总结，明确基本范式，后者则是通过特殊规律的认识，了解特殊情况。医生辨证与诊治水平高低的差异，往往在于后者。之所以如此，是因为知常者易，达变者难。大凡常法，都具有纲领性、常识性、稳定性，规律性的特点，故较易把握；而变法则与之相反，具有无序性、偶然性、非规律性的思维特点，故难以掌控。中医辨证之活，在于变法，中医辨证之难，也在于变法。而《伤寒论》则是知常达变思维最为突出的典范。以烦躁为例：以常规言之，烦躁多与阳热相关。如大青龙汤证、白虎汤证、白虎加人参汤证、三承气汤证、大陷胸汤证、小柴胡汤证、大柴胡汤证等，均为阳热亢盛或阳热内郁所致，此为常；而干姜附子汤证、茯苓四逆汤证、桂枝甘草汤证、桂甘龙牡汤证，则属于阳虚之烦躁，此即为变。不仅如此，至 296 条"少阴病，吐利，躁烦，四逆者死"，厥阴病 344 条"伤寒发热，下利厥逆，躁不得卧者，死"则又属于变之甚者。又如阳明病以"胃家实"为纲，故热证实证为其常，但阳明中寒则属于常中之变。如果单从症状表现来看，阳明寒证"不能食"（190）"手足濈然汗出"（191）"脉迟"（195），与大承气汤证非常相似，但大承气汤证为其常，此则为其变。只有知常亦知变，才有可能在错综复杂的临床表象中，辨清病证的真实属性，取得良好的疗效。

7. 重视主症，区别对待　抓主症，根据主症推断病证的病机，是《伤寒论》一个重要的辨证方式。之所以如此，是因为主症常常是病机的代表性反映。这一方式，具有简便、快速、高效的特点，可以使人在错综复杂的脉症中很快找到根本性的依据，作出准确的判断。为了强调这一方式的重要性，在 101 条还特为指出："伤寒中风，有柴胡证，但见一证便是，不必悉具。"主症，可以是一个症状，也可以是几个症状的组合。以症状组合为例，在六经提纲证中，太阳、少阳、太阴、少阴、厥阴均是以症状组合作为分经审证的重要依据。以单一症状言，229 条"阳明病，发潮热，大便溏，小便自可，胸胁满不去者，与小柴胡汤"，230 条"阳明病，胁下硬满，不大便而呕，舌上白胎者，可与小柴胡汤"，均是以"胸胁满"一症，而判断病尚未离少阳，而治以小柴胡汤。由此可知症状组合与单一主症对正确诊断的重要价值。

但是，抓主症，并不是仅仅靠一两个主症就可以做出正确的诊断，还是要综合分析方可确诊。如前所述，"有柴胡证，但见一症便是，不必悉具"，从 229 条、230 条看，似乎"胁下硬满"一症对柴胡证的诊断具有不可置疑的意义，但是在 98 条"得病六七日，脉迟浮弱，恶风寒，手足温。医二三下之，不能食，而胁下满痛，面目及身黄，颈项强，小便难者，与柴胡汤，后必下重"一条中，"不能食""胁下满痛""面目及身黄""颈项强""小便难"五个症状都是小柴胡汤证的症状表现，看似诊断小柴胡汤证应无疑义，但却属小柴胡汤的禁忌证。究其原因，是因为结合病史来看，此属里虚误下，阳虚不运，寒湿停郁肝胆之经，病机与小柴胡汤证不合，故而禁用小柴胡汤。因此，说"但见一症便是，不必悉具"也好，五症具备，属于禁忌也好，其根本仍在于通过对病史、治疗史、当下脉症的综合分析，判断其病机是否与小柴胡汤证相吻合。吻合者，但见一症便是；不合者，虽五症尽现，也不属小柴胡汤证。

8. 掌握规律，见微知著　《伤寒论》辨证思维的另一个重要方面，是在总结疾病演变规律的基础上，通过对这些规律的把握，以及对当下脉症及治疗经过的判断，见微知著，做好预判，防止病情向不好的方面转化。如第 4 条"伤寒一日，太阳受之，脉若静者，为不传；颇欲吐，若躁烦，脉数急者，为传也"，第 5 条"伤寒二三日，阳明少阳证不见者，为不传也"，就是基于对传变规律的掌握及脉症的分析，看太阳病是否内传阳明少阳，如果确有内传之势，则"针足阳明"，先安未受邪之地，"使经不传则愈"。又如，在阳明病中，大承气汤的使用是慎之又慎，208 条"阳明病，脉迟，虽汗出不恶寒者，其身必重，短气腹满而喘，有潮热者，此外欲解，可攻里也。手足濈然汗出者，此大便已硬也，大承气汤主之。若汗多，微发热恶寒者，外未解也，其热不潮，未可与承气汤；若腹大满不通者，可与小承气汤，微和胃气，勿令至大泄下"，其对于大承汤的使用，可谓慎之又慎。然在少阴篇中，320 条"少阴病，得之二三日，口燥咽干者，急下之，宜大承气汤"，322 条"少阴病，六七日，腹胀不大便者，急下之，宜大承气汤"，此二条之"口燥咽干""腹胀不大便"若在阳明病中，用大承气汤未免失之孟浪，但是在少阴病中，因其正气虚损，邪入少阴，一旦化热，往往易伤阴耗液，一旦真阴被伤，则治疗困难，所以要见微知著，早作急下存阴之治。

《伤寒论》临证时辨病识证的思维方法十分丰富，并不仅限于以上的八个方面，需要我们在研习时深入钻研，认真体味，唯有如此，才有可能真正掌握其间的精微奥秘并用之临床。

（三）《伤寒论》治则治法

论治法则包括治则与治法两个方面，治则是治疗疾病应遵循的总原则，治法是治疗某一疾病的具体方法。

1. 六经病证基本治则　六经病的基本治则可概括为以下几个方面：

一是《伤寒论》继承与发扬了《黄帝内经》治病求本，本于阴阳的精神，对每一病证，均遵照审证求因的原则，辨其病因之阴阳，病性之阴阳，病位之阴阳，然后按照病因、病性、病位的阴阳属性确定其相应的治则治法，并遵照治则治法选取恰当的方药，最终达到五脏六腑、十四经脉、表里三焦，气血津液，流畅通达，阴阳平秘和谐的最佳状态。比如病分阴阳，"发热恶寒者，发于阳也；无热恶寒者，发于阴也"；脉分阴阳，"凡脉大浮数动滑，此名阳也；沉涩弱弦微，此名阴也"；判断预后，"凡阴病见阳脉者生，阳病见阴脉者死"；证分阴阳，"其脉浮而数，能食，不大便者，此为实，名曰阳结；其脉沉而迟，不能食，身体重，大便反硬，名曰阴结也"；论病机，"假令寸口脉微，名曰阳不足。阴气上入阳中，则洒淅恶寒也……尺脉弱，名曰阴不足，阳气下陷入阴中，则发热也"。实则《伤寒论》的病证治则治法，都是围绕着阴阳而展开，三阳病中，以祛邪存津液为主，即是阳病治阴；在阴病中，以扶正温阳为主，即是阴病治阳。397 法，113 方，都是为了调整人体阴阳气血的通达调畅，阴平阴秘，阴阳和谐而设，故"治病求本，本于阴阳"，为仲景治疗之根本。

二是祛邪扶正，分清主次。祛邪与扶正虽是治则的两个方面，却又是辩证的统一体，在具体应用时，又须分清主次。一般而言，三阳病属表、属热、属实，正盛邪实为基本矛盾，故以祛邪为主；三阴病属里、属寒、属虚，正虚邪恋为基本矛盾，故以扶正为主。但疾病是复杂的，治则也须据病情而定，祛邪之时，应不忘扶正，扶正之时，亦不应忘记祛邪。至于何时祛邪，何时扶正，或为祛邪为主，或以扶正为主，必以病情为依据。比如三承气汤、大陷胸汤、大黄黄连泻心汤、瓜蒂散，自是以祛邪为主，适用于实证、热证；而小建中汤、理中汤、四逆汤类方，自是以扶正为主，适用于虚证、寒证；而小柴胡汤、柴胡桂枝汤、三泻心汤证，即有祛邪之品，又有扶正之药，则适用于虚实夹杂证。临床上病情千变成化，纯虚纯实证少，而虚寒夹杂者众，故临证是必须在认真分析的基础上，灵活机变，随证调整扶正祛邪之比，方可取桴鼓之效。

三是调和阴阳，以平为期。六经病证，不论采取扶正，还是祛邪，无论是正治，还是反治，皆应以协调阴阳，以平为期为准则。疾病的发生，无论是外感还是内伤杂病，从最根本处分析，都是人体阴阳的失调，因此，疾病的治疗，也就是把人体失调的阴阳调整到阴平阳秘、阴阳和谐的最佳状态。外邪袭体，无论是辛温解表，还是解肌祛风，祛除邪气，均是为了调和阴阳；内伤杂病，无论是清热育阴，还是温阳祛寒，也是为了调和阴阳。白虎汤、四逆汤之正治，是调和阴阳；白通加猪胆汗汤、通脉四逆加猪胆汁汤之反治，也是调和阴阳。调和阴阳，以平为期，除了阴阳比例平均之外，其实还有一个阴阳量多量少的差异问题，即三分阴与三分阳的平衡与七分服与七分阳的平衡，所带来的机体状态是完全不一样的。因而仲景在分析治疗疾病时，也十分注重对阴阳正气强弱的分析，在治疗时，当然也要注意到扶阳益阴的体量问题。比如仲景对战汗作解的分析，"病有战而汗出，因得解者，何也？答曰：脉浮而紧，按之反芤，此为本虚，故当战而汗出也。其人本虚，是以发战……其脉浮而数，按之不芤，此人不虚，若欲自解，但汗出耳，不发战也"，前者是因正虚邪盛，祛邪无力而发战；后者是正气不虚，祛邪有力而不发战。知道了战汗发生的病机，在治疗之中，当邪实正虚时，适当地益阴扶阳，补助正气，使正气得充，自是不言而喻之治则。

四是明确标本，分清缓急。病有标本，证有缓急，故治有先后。如一般情况重在治本，此是论治之大法，但特殊情况又要急则治标，此是灵活之变法；先表后里为常法，而先里后表为变法，表里兼治为权宜之法。表里先后的治则治法，多用于表里兼病之时，由于所兼里证的虚实性质与病表急重程度的不同，分别有多种情况，也相应有多种治则。若表里同病，里证属实，且里证不急之时，治宜先表后里，如106条即是先解其表，后治宜桃核承气汤，164条先服桂枝汤，后治宜大黄黄连泻心汤，此属常法；若表里同病，里证属实，但里证急重之时，治宜先里后表，如124条抵汤汤证，此属变法。若表里同病，里证属虚，也治宜先里后表，如102条小建中汤证，91条先服四逆汤，后宜桂枝汤。若表里同病，里证不急，则治宜表里同治法，如163条桂枝人参汤证，301条麻黄细辛附子汤证，302条麻黄附子甘草汤证等。标本缓急之治法，仲景更是继承了《黄帝内经》缓则治其本，急则治其标的宗旨，并将其予以具体的实践，如"伤寒厥而心下悸，宜先治水，当服茯苓甘草汤，却治其厥"，是缓则治其本；而"伤寒哕而腹满，视其前后，知何部不利，利之则愈"，则是急则治其标。总之，表里先后，标本缓急，对于临床疗效的提升，关系甚紧，务必详加审视，仔细斟酌而定。

五是正治反治，依证而行。六经病证绝大多数为表象与本质相符，故多用正治法，如三阳病热实证治以"热者寒之"之法，三阴病虚寒证治以"寒者热之"之法。然有疾病的表象与本质不一致，或病邪过强，拒药不受者，则又须应用反治之法。如通脉四逆加猪胆汁汤证，即是以通脉四逆汤温经回阳，而以猪胆汁引药入阴，以防格拒。

六是随证治之，变化灵活。《伤寒论》"观其脉证，知犯何逆，随证治之"虽是针对六经兼变证而提出的治则，实则是适用于所有疾病的论治法则。针对不同病证，采取不同的治法，是《伤寒论》中的基本治则之一。纵观《伤寒论》全书，113方，397法，虽说均是对证而设，但是"随证治之"这一原则，却是蕴含了丰富的灵活机变的精神，根据这一原则，有同病异证者，则随证治用不同方剂。如心下痞病，根据不同的证候，可以分别治以大黄黄连泻心汤、附子泻心汤、半夏泻心汤、生姜泻心汤、甘草泻心汤、旋覆代赭汤、五苓散等多个方剂；手足厥逆证，也可以治以四逆汤、通脉四逆汤、白通汤、乌梅丸、当归四逆汤、当归四逆加吴茱萸生姜汤、四逆散、茯苓甘草汤、瓜蒂散等多个方剂。反之，虽说一证必有一方，但一方并非只对一证，如四逆汤，即可以用于少阴寒化证、厥阴寒证，又可用于阴盛亡阳证，甚至在《伤寒论》原书各篇中，除少阳篇外，其余六经各篇，皆载有四逆汤证的条文。虽说此方运用范围甚广，但其所治之病机则同，即均属于阴盛阳衰之证。此外，同一病证，也并非只适宜一方药而固定不变，如277条"自利不渴者，属太阴，以其脏有寒故也，当温之，宜服四逆辈"，好明确指出，此证虽属太阴脏虚寒证，但并非只治宜理中汤一法，而是四逆辈近 10 个方剂，均可化裁应用。

七是三因制宜，各有侧重。疾病的发生发展，受客观环境及个体差异的影响，故治疗应因时、因地、因人制宜。如白虎加人参汤方后注中所说："此方立夏后立秋前乃可服，立秋后不可服。正月、二月、三月尚凛冷，亦不可与服之。"即体现了一年中因时用药的精神，而十枣汤平旦服，则是体现了一日中因时服药的原则。至于因人制宜，《伤寒论》中也不乏其例，如麻黄汤的九大禁忌证，皆属于因人设禁；白散强人半钱匕，羸人减之，十枣汤强人服一钱匕，羸人服半钱匕，通脉四逆汤平人用干姜三两，强人可四两，均属于因人定量。而《伤寒例》"又土地温凉，高下不同，物性刚柔，飡居亦异，是故黄帝兴四方之问，岐伯举四治之能，以训后紧，开其未误者。临病之工，宜须两审也"，则是仲景以"因地制宜"的谆谆告诫。

八是化不可代，重视自和。《素问·五常政大论》云："化不可代，时不可违。"此语除了认为天地有道，造化之气不可以人力代替之外，也意在强调治疗疾病要发挥其自身调节的内在作用，不能简单地以外力代替，否则会弄巧成拙，产生弊端。仲景继承了《黄帝内经》这一思想，十分重视"阴阳自和"在疾病治疗与健康恢复中的作用。如 58 条"凡病，若发汗，若吐，若下，若亡血，亡津液，阴阳自和者，必自愈"，在《辨脉法》第 13 条中说："问曰：病人不战，不汗出而解者，何也？答曰：其脉自微，此以曾发汗，若吐，若下，若亡血，以内无津液，此阴阳自和，必自愈，故不战，不汗出而解也。"基于这一思想，对于食后食复发热，"病人脉已解，而日暮微烦，以病新瘥，人强与谷"，他提出"不能消谷，损谷则愈"。对于重剂攻邪，他在多个方剂的方后注中提出中病即止，不必尽剂。对于热入血室证，更是提出"无犯胃气及上二焦，必自愈"。

2.《伤寒论》中的治疗方法　《伤寒论》中包含了十分丰富的治法内容。首先，在治法的运用上，实际上已包含了汗、吐、下、和、温、清、补、消等八法。如治太阳表证，有麻黄汤、桂枝汤之汗法；治痰实阻滞证，有瓜蒂散之吐法；治阳明里实证，有三承气汤之下法；治少阳病，有小柴胡汤之和法；治太阴病，有理中汤之温法；治阳明热证，有白虎汤之清法；治心阴阳两虚，有炙甘草汤补法；治蓄血证，有抵当汤之消法等，可谓集八法之大成。此外，《伤寒论》又汇集了多种不同的疗法，如药物疗法、针刺疗法、艾灸疗法等。药物疗法又有汤剂、散剂、丸剂之别，有外用、内服之分。同时尚有药针并用法、针灸并用法、药灸并用法等。

总之，《伤寒论》一书上承《黄帝内经》，下启后世，汇集了中医治则、治法之大成，开创了中医各种疗法之先河，为后世临床医学的发展奠定了坚实的基础。

六、"经方"及其临床应用

（一）经方概念

"经方"一词，见于《汉书·艺文志·方技略》，从其中的小序看，经方的含义有三：一是指汉以前临床上的医方著作；二是对临床上确有疗效之方剂的泛称；三是指以研究方剂临床应用为主要内容的医学流派。但是，随着时代的变化，经方的含义发生了很大的变化，如今的经方，已专指《伤寒论》《金匮要略》所载的方剂。正如徐大椿所说："惟仲景则独祖经方，而集其大成，唯此两书，真所谓经方之祖。"

（二）经方现代拓展应用原则

进入 21 世纪，科学技术的发展日新月异，但是古老的经方不但没有随时移代迁而远去，反而历久弥新，在新时代愈发彰显其卓越的功效与深刻的内涵。现代研究的成果，不仅进一步验证了经方的疗效，而且初步揭示了其取得疗效的作用机制，发现了部分药效的物质基础。这些研究成果，为经方的现代应用提供了有力的支撑。在经方的现代应用中，应遵循以下几个原则：

1. 熟谙经旨，打牢基础　要做到在临床上熟练地运用经方，打牢基础，熟谙仲景的学术思想，对经方有深入的了解与掌握是基础，也是前提。如果对经方组方的原则、配伍的意义、主治病证的病机，以及加减化裁的方法等一知半解，是绝对不可能用好经方的。要达到对经方深入了解的层面，首先是要熟读原文，并对其方药组成、药味剂量、配伍意义、加减化裁方法、适宜与禁忌证等了然于胸；其次要明了各经方主治方证的病机及其所表现出的主要症状与脉象；其三要对清楚其与类似方剂的区别。只有这样，临证时才能做到既精确选方，又能灵活化裁。

2. 病证结合，适应需求　病证结合，既指中医辨病与辨证相结合，也包括西医辨病与中医辨证相结合。当前，现代科技飞速发展，医药知识迅速普及，中医药在整个健康领域的作用也日益凸显，民众的需要也与古代大不相同。如患者在治疗中，既想了解中医的诊断，也想知道西医的诊断。由于西医的病名较为规范，诊断标准较为明确，临床应用时操作性较强，容易达成共识，因此，在当前应用经方时，要适应时代的需求、民众的需要，除了少数西医诊断不清的病证之外，尽量要做到西医辨病与中医辨证相结合。一方面既可提升辨证的准确性，又可加深、补充对疾病的认识，另外也有利于明确诊断及判断疗效，有利于医患沟通与增加患者的依从性。在遵循这一原则指导下获取的学术经验，也有利于中西医学界的交流与相互促进。

3. 紧扣病机，抓住关键　辨证析机，因机立法，因法施方是《伤寒论》最重要的特色之一。病证的症状脉象虽然复杂，但每证都有其内在的病机；方剂的组成虽然严谨巧妙，但其配伍的意义往往是针对病证的内在病机而设。因此，病机是联系病证与处方的核心，抓住病机就抓住了经方应用的关键。《黄帝内经》云："知其要者，一言而终，不知其要，流散无穷。"对于经方的现代应用来说，"要"就在于每一方证的病机。抓住了这一关键，就掌握了经方现代应用的钥匙，只要我们对每一个经方所主治病证的病机做到了胸有成竹，那么，任凭病证千变万化，也能找到对证的经方，从而取得桴鼓之效。

4. 科学评价，有利交流　自古至今，中医在总结自己的学术经验时，大多采用个案总结的方式。这种个案的总结，无疑在启迪后学的思路，传播学术的经验等方面有着十分重要的实用价值，在以后的学术研究与发展过程中，我们仍应继续采取这样的方式与方法。但是，除了这种个案总结的方式之外，在经方的现代应用时，我们也要注意采用包括临床流行病学与循证医学在内的现代评价方法来评价疗效，总结个人或群体的经验。采用现代的评价方法，较之个案总结的方式，也有其优势。其优势就在于更有利于临床经验的积累，更有利于取得同仁的信任，也更有利于以论文的方式推广，更有利于与国内外中西医界的交流。

5. 掌握规律，有的放矢　经方的现代应用，有其自身的规律，在现今的社会条件下，拓展应用经方，要做到有的放矢，无论是从人道主义抑或是从伦理学的角度看，除非在别无替代及患者知情同意的前提下，绝对不能以药试病，以病人为试验对象。在经方的拓展应用领域，前贤及当代的一些中医学大家，为我们留下了很多宝贵的经验，也进行了非常丰富的临床实践。为了进一步用好经方，我们要总结这些经验，挖掘其中所蕴含的内在规律，整理出拓展经方现在应用的方式与途径，探讨经方应用规律，以利于更好地发挥经方的疗效。

（三）经方现代拓展应用途径与方法

根据《伤寒论》的记载及后世医家尤其是当代经方大家的临床经验，经方的现代拓展应用可以归纳为以下途径：

1. 方证相应，吻合因机症治　方证对应，即针对经方在《伤寒论》中所对应的证候而处方，这是经方现代应用最基础的范式。方证相应其实乃仲景所首倡，他在《伤寒论》中就明确提出了柴胡证、桂枝证的概念。以汤名证，即见到这样的证候就要使用该方，其实已开方证相应之先河。方证相应的关键点就在于要吻合各方证的病因、病机，甚至症状表现及脉象。初学者只要对这些了然于心，临证时按图索骥则最容易掌握。如泻心汤证治疗寒热错杂、中焦痞寒的心下痞证，桂枝汤治疗卫不外固、营阴失守的太阳中风证等即属此类。这一方式虽说最为基础，但也最为实用，临床上如能做到因机症治相互吻合者，每每收桴鼓之效。

2. 方症相应，重在有效组合　方症相应，即针对症状或症状组合而用经方。日人吉益东洞等所倡言的方症相对，实际上即是指此而言。这种只针对症状或症状组合，不论病机而处方，虽然有简捷、快速的特点，但是也有辨识不清、疗效不确切，以及不容易拓展应用的弊端。临床上为了扬其长而避其短，最重要的是要注意症状的有效组合。所谓有效组合，即指真正找到能代表方证病机的脉症组合，反之则难免失之于机械。如日本古方派总结的小柴胡汤的方症是"胸胁苦满或往来寒热而呕"，其明显存在着机械与不完备之处。在《伤寒论》中，胸胁满确实在很多情况下是运用小柴胡汤治疗的，但也有很多情况下是不能运用小柴胡汤的，如98条即属小柴胡汤之禁忌证，147条则属大陷胸汤证。

3. 谨守病机，不拘症状变化　谨守病机，不拘症状变化而用经方，在现今临床上最为多见，此为扩大《伤寒论》方运用范围之最重要的途径。因症状为表象，病机为实质，表象可以有很多的变化，而实质可以是一个。因此，不管表象如何变化，只要辨明其病机的实质相同，均可异病同治。如论中吴茱萸汤，能治阳明寒呕；少阴吐利，手足逆冷，烦躁欲死；厥阴头痛、干呕、吐涎沫三证，其原因在于其共同的病机是浊阴上逆下犯，故可一方统治。现今本方用于宫寒之痛经、不孕，浊阴上逆于颠的头顶冷痛等有佳效，也是基于其病机相同。

在这一方式的基础上，还可以扩展出以下两种方式。

其一为据位施方：是指根据一个经方所主病证的大体部位，并参合病机而选择经方。如薏苡附子败酱散本来治疗"脓成而下焦阳虚"的肠痈，其位在下焦。现今临床上，该方用于腹腔、盆腔内的多种慢性化脓性炎症，如慢性盆腔炎、结核性腹膜炎、慢性附件炎、卵巢囊肿等，多有疗效，但其疗效的前提不仅仅是病发于下焦之位，更重要的还是要有阳虚兼瘀热内结的病机。

其二为循经处方：即根据某方主治病证的经络循行部位选方。同据位施方一样，也需要以病机符合为基础。如四逆散后世多用于治疗肝气郁结等病，据此，将其略事化裁用于胆经所过之胆囊炎，肝经所及之乳腺增生，肝经所络之盆腔炎，肝经所绕之附睾炎等多有效果。

4. 旁参各家，贵在灵活变通　参考历代注家的注疏，扩大经方的应用范围，是十分重要的途径。如历代伤寒注家多把柴胡桂枝干姜汤证的病机解释为少阳兼三焦不利，水饮内停，而刘渡舟先生则认为"本方治胆热脾寒，气化不利，津液不滋所致腹胀，大便溏泻，小便不利，口渴心烦，或胁痛控背，手指发麻，脉弦而缓，舌淡苔白等症。故用本方和解少阳兼治脾寒，与大柴胡汤和解少阳兼治胃实互相发明"，在临床上按刘渡舟先生之理解，将此方运用于多种肝胆病、胃肠病辨证属于肝胆热而脾胃寒者，每每获得意想不到的疗效。

5. 潜心原文，妙在获取新知　潜心原文，熟读并善思，如果能在原文及历代医家的注疏之外，获得新的理解与开悟，往往可以对拓展经方的应用起到重要的作用。如有学者从温阳、通阳、升阳的角度理解麻黄附子细辛汤，使这一在伤寒论中仅出现一次，用于少阴两感的经方，成为一个治疗现代阳虚、阳郁、阳陷病的一个常用之方，则极大地扩充了该方的治疗范畴。

6. 合用经方，师从仲景妙法　将经方两两相合而用，亦是仲景所首创。他将小柴胡汤与桂枝汤相合命名为柴胡桂枝汤，将麻黄汤与桂枝汤相合命名为桂枝麻黄各半汤，不仅仅是扩充了这些经方的治疗范围，更重要的是为我们垂方法，立津梁，开拓了思路。经方共有250余个，这些方剂联合应用，不仅相互组合的数量相当巨大，而且适用的范围也可以扩展到极致。不仅如此，后世医家也为我们树立了榜样，如柴胡陷胸汤、柴胡五苓散、陷胸栀子汤、半夏泻心合枳术汤、五苓真武汤等，都是在临床上有明确适应证，而且疗效卓著的合方典范。

7. 合用时方，化裁更为广博　经方的另一个拓展应用途径是将经方与时方相合，由于经方是有限的，而时方是无限的，将经方与时方相合，其治疗的范畴会有更进一步的拓展。在这方面，也不乏成功的范例。如小柴胡汤合四物汤、小柴胡汤合平胃散、小柴胡汤合二陈汤，以及四逆散合四君子汤等，都在临床应用方面积累了经验，取得了疗效。

8. 总结归纳，明晰化裁诸法　《伤寒论》一书，蕴涵着十分丰富的经方加减化裁的方法，使经方的应用成为一个完善的体系。总结、归纳、掌握这些化裁的规律，对于指导经方的现代应用至关重要。据不完全的统计，经方的化裁变化，最少方后附注，随证化裁；药味不变，药量化裁；主方不变，增药化裁；主方不变，减药化裁；主方减味，再增化裁；设定方模，套路加减；原方不变，合方化裁；原方加减，合方化裁等八种化裁之法。将这些方法推而广之，扩大到所有的经方，其意义是十分重大的，产生的临床价值也是不可估量的。

9. 明晰方元，变化无穷无尽　有学者在研究经方配伍规律的过程中发现，经方是由一个个小方构成，如桂枝汤就是由芍药甘草组合、桂枝甘草组合，以及炙甘草生姜大枣的组合共同组成。芍药甘草、桂枝甘草，不仅在论中单独成方，而且还在大量方剂中重复出现。而炙甘草生姜大枣的组合虽然未能单独成方，但在桂枝汤、生姜泻心汤、旋覆代赭汤、橘皮竹茹汤中多次出现。这些组合，由两味或三味中药组成，在经方中不是单次，而是多次重复出现，它们是针对病机的关键环节组合而成，是构成经方的有规律可循的最小方剂单元，因而称之为方元。方元大量存在于经方之中，它们是经方化裁的基础，也是仲景组方的特色。掌握了方元及其组合规律，就抓住了经方化裁的根本与关键，可以使经方的组方更简洁，加减化裁更确切，更具针对性，主治更清楚，化裁更灵活。临证时根据病情采用合适的方元组合成方，其数量不可累计，足可应对错综复杂的病情变化。

10. 但师其法，不拘具体方剂　对《伤寒论》之运用，有更为超脱者，为但师其法，而不泥其方。如277条"自利不渴者，属太阴，以其脏有寒故也，当温之，宜服四逆辈"，是说太阴虚寒证，根据病情轻重可酌情使用理中、四逆类方，并未指明某方主之。又如259条"伤寒发汗已，身目为黄，所以然者，以寒湿在里不解故也。以为不可下也，于寒湿中求之"，说明对寒湿发黄，务在温阳散寒除湿，其方可酌情选用，甚至可自拟其方。再如"病痰饮者，当以温药和之"，乃示温化之法，也不定其方剂。以上均可但师其法，而不泥其方药。更有仅师六经辨证之法，而不泥其具体治法方药者，如49条"脉浮数者，法当汗出而愈。若下之，身重心悸者，不可发汗，当自汗出乃解。所以然者，尺中脉微，此里虚。须表里实，津液自和，便自汗出愈"，仅指出"须表里实"，则可表里证俱解。然如何实其表里，则无定法可循，只能"观其脉证，知犯何逆，随证治之"。

七、学习《伤寒论》的方法

要学好《伤寒论》，并真正掌握《伤寒论》的学术内涵，需注意以下几点：

1. 认清性质，明确目的　《伤寒论》并不仅仅是辨治外感热病的专书，而是一部辨证论治的专书，它是以六经分证来统摄诸病，是以论病来辨明伤寒，非只论伤寒一病。其原因在于：①从《伤寒论》的沿革看，《伤寒论》原名叫《伤寒杂病论》，本来是伤寒与杂病并论的一部专著，只是在流传的过程中才分为两书。而两书虽分，但其中伤寒杂病共论之旨并未能彻底隔断。②从实践中看，伤寒单纯发病者少，而与杂病相兼者多，因此，必须伤寒与杂病共论，才能在论述的过程中将错综复杂的病证关系及六经辨证的方法阐述清楚，并体现六经辨证统摄诸病的意义。③《伤寒论》的六经分证是广义的，六经辨证中，只讲某经之为病，而不讲某经之伤寒，其实仲景是把杂病兼括于六经之中。由仲景《自序》中"虽未能尽愈诸病，庶可见病知源，若能寻余所集，思过半矣"来看，此书绝非只为论述伤寒而设。综上可知，我们应该充分认识到，《伤寒论》是主论外感风寒，兼论内伤杂病，是一部阐述辨证论治理论与方法的专著。基于以上的原因，我们学习《伤寒论》的目的，并不是为了学习治疗伤寒病的方法，而是为了学习书中所蕴含的六经辨证的体系、辨证论治的原则，以及临证时分析、对比、鉴别等辨证思路与方法，并能将其用于临床治疗，以提高辨证论治解决疑难问题的能力。

2. 提纲挈领，掌握全局　如前所述，学习《伤寒论》的目的，是为了掌握其中所涵载的六经辨证的理论体系与方法。要做到这一点，必须提纲挈领，以高屋建瓴之势对《伤寒论》全书的内容有一个总体的把握。而把握全局的关键在于全面了解六经病的概念、成因、分类，各经病的主证、兼证、变证、夹杂证的类型，然后在此基础上，掌握各病证的病因病机、主要脉证及治则方药。

3. 熟读原文，明辨本意　熟悉与全面理解原文，是学好《伤寒论》的第一步，同时也是掌握其理论体系的关键环节。之所以如此，是因为张仲景的学术思想均涵载于《伤寒论》条文的字里行间。如不能熟读原文，进一步的研究则无从谈起；如不能熟记辨证论治的要点及治疗方药，也谈不上临床上的正确运用。因此，对于重要的条文、方药及方后注，最好能熟读或背诵。并且要加强理解，真正掌握其精神实质。只有这样，才能做到胸有成竹，在临证运用时得心应手。此外，为明辨《伤寒论》的本义，还要与《黄帝内经》《难经》《神农本草经》《金匮要略》等著作参合理解，尤其要注意避免望文生义，曲解原意。

4. 前后联系，明经解要　熟读并理解原文，只是学习《伤寒论》的第一步。由于时代限制，《伤寒论》无法用大量的文字详细阐释其学术思想，有很多内容隐藏在条文之后，需要我们认真探求才能理解掌握，古代医家常说的"于无字处求之"即是此意。而条文之间的相互联系，也蕴含着丰富的辨证思维，更需要在系统掌握的基础上通过综合分析方能感悟。如第4条与第5条比类而观，其后面的深意是"辨太阳病传与不传，但以脉证为凭，不以时日为拘"。101条"伤寒中风，有柴胡证，但见一证便是，不必悉具"，98条则说，虽然"不能食而胁下满痛，面目及身黄，颈项强，小便难"五症俱现，看似柴胡证无疑，但因属太阴误下，脾虚气陷，寒湿停郁于肝胆之经，故似是而非，因此"与柴胡汤后必下重"，而禁用小柴胡汤。两条综合考虑，还是提醒读者，辨证的关键是内在的病机，而不仅仅是外在的症状，单凭外在症状的组合而选方，很容易犯指鹿为马的错误。

5. 参考名家，加深理解　迄今为止，研究注释《伤寒论》的著作已有千百家之多，它们从不同的角度阐发了《伤寒论》的学术思想，推动了伤寒学术的发展与流传。因此，适当阅读注家的著作，是深入学习所必需的。其中代表注家如成无己的《注解伤寒论》、柯韵伯的《伤寒来苏集》、张志聪的《伤寒论集注》、尤在泾的《伤寒贯珠集》、徐大椿的《伤寒论类方》等都具有很高的参考价值。但对于注家的观点，又决不可人云亦云，而必须通过独立思考，择善而从，兼收并蓄。

6. 结合临床，学以致用　前面说过，学习《伤寒论》的最终目的是要掌握书中所涵载的六经辨证的理论体系及其辨证论治的方法，因此，学习《伤寒论》应特别注意将所学的知识运用于临床，只有理论联系实际，将书中的理论与方药在临床中实际运用，才能加深印象，加深理解，加深记忆，真正掌握，也才有可能在继承的基础上进一步发扬创新。

各 论

第一章
辨太阳病脉证并治

扫一扫，查阅本章数字资源，含PPT、音视频、图片等

第一节 概 说

太阳病为外感热病的初期阶段。外邪侵袭人体，正邪交争于肌表，故以营卫功能失调为主要特点。太阳病的病性属阳属实，病位在表。

太阳，包括足太阳膀胱和手太阳小肠。足太阳膀胱经，起于目内眦，上额，交颠，络脑，下项，夹脊抵腰，络肾属膀胱，下行至足；手太阳小肠经，起于手小指外侧，循臂至肩，下行络心属小肠。由于经络的相互络属，太阳与少阴互为表里。

太阳的生理功能特点可概括为：①阳气较多，正气旺盛：太阳又称"巨阳""三阳"，阳气旺盛、抵抗力强。②职司卫外，统摄营卫：足太阳的经络由头经背至足，且与督脉同行身后，故为阳经之长，为诸阳主气，其阳气充盛而能卫护体表。太阳统摄体表营卫二气，具有防止外邪入侵的重要作用，所以《灵枢·营卫生会》说："太阳主外。"值得提出的是，由于肺合皮毛，所以太阳病也与手太阴肺经的病变有密切关系。③六经藩篱，受邪首当：由于太阳居六经之首，主一身之表，故外邪侵袭，太阳首当其冲，发病最早。④藏蓄津液，主司气化：手足太阳经外布于体表，内属于小肠及膀胱之府。小肠主分清别浊，而膀胱则是主持人体水液代谢的重要器官之一。《素问·灵兰秘典论》："膀胱者，州都之官，津液藏焉，气化则能出矣。"膀胱位于下焦，内藏津液，依赖于肾中阳气的资助，蒸化膀胱所藏之津液，形成一种雾露之气，达于体表，行于其经，称为太阳之气。《灵枢·本脏》："肾合三焦膀胱，三焦膀胱者，腠理毫毛其应。"说明温煦毫毛腠理之卫气，与肾和膀胱及三焦的气化功能有关。⑤内应少阴，表里互通：太阳与少阴互为表里，经气互通，功能互依，太阳主表有赖于少阴里实，而少阴主里，又有赖于太阳表固。太阳失固，就会导致邪传少阴，而少阴里虚，又可导致太阳虚馁，易受外邪。

正是由于太阳的如上功能特点，当病邪侵袭人体之时，正气奋起抗邪，首先表现出来的是太阳病。太阳病以"脉浮，头项强痛而恶寒"为辨证提纲，反映了太阳受邪，卫外失职，正邪交争于表，太阳经气不利的基本病理机制。太阳病可分为经证、腑证两类。由于感邪性质和体质差异，太阳经证又可分为中风、伤寒、温病三种类型，但在《伤寒论》中详于寒而略于温。由于体质强弱、腠理疏密、感邪程度、病情轻重、病理变化之不同，太阳病经证属风寒性质的又有三种证候类型：其一，以头痛、发热、汗出、恶风、脉浮缓等为基本表现，其病理特点是腠理疏松，营卫不和，卫强营弱，称为太阳中风证；其二，以恶寒、无汗、身体骨节疼痛、脉浮紧为基本表现，其病理特点是腠理致密，卫阳被遏，营阴郁滞，称为太阳伤寒证；其三，以太阳表证日久，不得汗解，邪气渐轻，正气渐复，以发热恶寒、热多寒少、呈阵发性发作为基本表现，其病理特

点是微邪束表，营卫不和，称为表郁轻证。太阳腑证因表邪不解，随经入腑而成，分为两类。邪与水结，膀胱气化不利者，为蓄水证，以小便不利，渴欲饮水，少腹里急为主要临床表现；若邪热与瘀血结于下焦，则为蓄血证，以其人如狂或发狂，少腹急结或硬满，小便自利为主要临床表现。

太阳病虽多轻浅，但若失治误治，则变化迅速，其中在病变的过程中表邪不解又兼有其他证候，或在发病之初其人素有宿疾，复感外邪，形成兼夹者，称为太阳病兼证；若因失治误治，或疾病的自然发展，太阳表证已罢，出现了新的病证，称为太阳变证。太阳病篇有较多内容是讨论变证的，变证已不具备太阳病的特征，不属太阳病的范畴，将其放入太阳病篇，意在指出太阳病变证有其复杂多变的一面，同时也强调对太阳表证要早期正确治疗，以防发生传变。

此外，某些疾病本属杂病，但在其发病过程中，有时出现一些类似太阳病的表现，其本身不是太阳病，如十枣汤证、瓜蒂散证等，称之为太阳病类似证。将其列入太阳病篇，是为了与太阳病进行鉴别。

太阳病经证的治疗，应据《黄帝内经》"其在皮者，汗而发之"之旨，以解表祛邪为原则。太阳中风证治以解肌祛风、调和营卫，方用桂枝汤。太阳伤寒证治以辛温发汗、宣肺平喘，方用麻黄汤。表郁轻证治以小发其汗，方用桂枝麻黄各半汤、桂枝二越婢一汤等。而太阳病腑证则分别选用化气行水的五苓散，或是活血逐瘀的桃核承气汤、抵当汤等。太阳病兼证的治疗原则为在主治方中随证进行加减。太阳病变证的治疗，则应依据变化了的病情，采取"观其脉证，知犯何逆，随证治之"的原则，重新辨证，然后依证定法选方。

太阳病的转归，大要有三种：①痊愈：此为大多数太阳病的转归。一般情况下，太阳表证，汗之得法，多表解而愈。②传经：若太阳表邪不解，可传入他经，既可传阳明，也能传少阳，至于先传阳明，或先传少阳，并无固定局势。太阳也可直接传入三阴，其中以传入少阴者为多见，特别是少阴心、肾虚衰之人，外邪陷入少阴，病多险情，故前贤有"实则太阳，虚则少阴"之论。③变证：由于失治误治，或因于体质的盛衰等原因，以致证候发生错综复杂的变化，又称坏病。

第二节　太阳病辨证纲要

一、太阳病提纲

【原文】
太陽之爲病，脉浮，頭項强痛[1]而惡寒[2]。（1）

【词解】
[1]头项强（jiāng 僵）痛：强，不柔和，有拘紧感。即头痛项强之意。
[2]恶（wù 悟）寒：即怕冷、畏寒。

【提要】
太阳病的脉症提纲。

【解析】
太阳为六经藩篱，统摄营卫，主一身之表，故外邪侵袭人体，太阳首当其冲。邪袭太阳，正气奋起抗邪，正邪交争于表，即为太阳病。脉浮，为外邪侵袭，卫气浮盛于表，向外抗邪在脉象上的反映。由于太阳经脉上额交颠，还出别下项，太阳受邪，经气运行受阻，故见头项强痛。外邪束表，卫气被遏，不能正常发挥"温分肉"功能，故见恶寒。恶寒为贯穿太阳病始终的一个主症，前人有"有一分恶寒，即有一分表证"之说，虽非绝对，但道出了恶寒在太阳病中的重要地位。

脉浮，头项强痛而恶寒，反映了邪袭太阳，经气不利，营卫失和，正气奋起抗邪，正邪交争于表的太阳病本质，为太阳病的主要脉症，也是表证共有的症状，故为太阳病的提纲。

外感病初起，发热常与恶寒并见，但在某些情况下，发病之初，卫阳被遏，尚未伸展，可见暂时不发热而只有恶寒，故《伤寒论》未将发热列为太阳病提纲，这种现象多见于太阳伤寒证。然而，当卫气奋起抗邪，正邪相争则可见发热。发热与恶寒并见，是太阳病的证候特征之一，也是与其他经病的主要鉴别点。

【明经指要】

本条开宗明义地描述了太阳病的基本脉症特征，后世称之为"太阳提纲证"，后文中凡言"太阳病"者，一般均具有提纲证所列的脉症。六经各篇均有相应的提纲证条文，据柯韵伯云："仲景六经各有提纲一条，犹大将立旗鼓，使人知有所向，必择本经至当之脉症而标之，读书者须谨记提纲以审病之所在。"六经病提纲证，均以概括本经发病的核心主症或关键病机为主旨，其目的是让读者掌握分经审证的方法，以利临证时提纲挈领，分经论治。

二、太阳病分类

【原文】

太陽病，發熱，汗出，惡風[1]，脉緩[2]者，名爲中風[3]。（2）

【词解】

［1］恶风：畏惧风袭，为恶寒之轻者。

［2］脉缓：指脉象柔缓而不紧急，非怠慢迟缓之意。

［3］中（zhòng　仲）风：中医证名，指外感风邪所引起的一种表证，与内伤杂病的中风病不同。

【提要】

太阳中风证的主要脉症。

【解析】

中风为太阳病的主要类型之一。本条首冠以"太阳病"，当结合第 1 条脉症综合理解，即太阳中风证的主要表现为发热、汗出、恶风、头痛、脉浮缓。本证由风寒之邪袭表，营卫失调所致。由于风寒之邪袭表而风邪偏盛，卫阳浮盛与邪相争故发热；风性疏泄，且伤卫阳，使卫外不固，营不内守，营阴外泄，故见汗出；卫外不固，且汗出肌腠疏松，不胜风袭，故见恶风；又因汗出，营阴外泄，故脉搏松弛宽缓而呈缓象；太阳病脉浮，中风证脉缓，故其脉当见浮缓。凡见此脉症者，即为太阳中风证，故此条为太阳中风证的提纲。在太阳中风证的主要脉症中，当以汗出、脉缓为特征，因为它既能揭示太阳中风证营卫不和，卫强营弱的病机，同时又能区别于无汗、脉紧的太阳伤寒证。

由于太阳中风证以汗出、脉缓为特征，故后世又称其为中风表虚证。但必须注意，证名"表虚"，却非虚证，因为这只是与无汗而脉浮紧的伤寒表实证对举而言。此外，太阳中风证在本条只提恶风，实则仍为恶风寒，因为恶风与恶寒只是程度的轻重不同，前人虽有中风恶风，伤寒恶寒之说，但临证时不可把恶风与恶寒作为区分中风与伤寒的依据。

【原文】

太陽病，或已發熱，或未發熱，必惡寒，體痛，嘔逆，脉陰陽俱緊[1]者，名爲傷寒[2]。（3）

【词解】

[1]阴阳俱紧：阴阳指部位，即寸、尺部脉。指寸关尺三部脉均见紧象。

[2]伤寒：证名，属狭义伤寒范畴。

【提要】

太阳伤寒证的主要脉症。

【解析】

太阳伤寒证是太阳病的又一重要类型。本条首冠名以"太阳病"，也应结合第1条理解，即脉紧当是浮紧，体痛之外当有头痛。风寒之邪袭表，卫阳被遏，卫气失于"温分肉"之功，故恶寒。"必恶寒"不仅强调在太阳伤寒中恶寒必定出现，而且指出与发热相比，其出现较早。若风寒甚，卫阳郁闭较重，未能及时达表抗邪，则暂不发热；当郁闭到一定程度，卫气必定伸而抗邪，正邪交争，即见发热。但是，由于发热有早晚，故云："或已发热，或未发热。"但是，发热也当属太阳伤寒证的主症之一，观后文35条、46条可知。本条用"或已""或未"不定之词，说明太阳伤寒证发热有早、迟之不同，其原因与感邪轻重、体质强弱、卫阳郁闭情况有关。寒性凝滞，风寒束表，不仅卫阳被遏，而且营阴郁滞，太阳经气运行不畅，故太阳伤寒除头痛外，尚多身痛。风寒束表，表气郁闭，里气不和，胃失和降而呕逆。"脉阴阳俱紧"，即寸、关、尺三部脉均见浮紧之象，浮乃正邪相搏于表，紧乃卫阳闭遏，营阴郁滞之象。

本条虽未明确提及汗出与否，但据太阳伤寒证卫阳遏闭，营阴郁滞的病理特点及35条"无汗"之论述，太阳伤寒证当为无汗。正因为其无汗脉紧，与寒性凝滞的特性相类，故名为太阳伤寒证，又被称为太阳表实证。

【明经指要】

太阳中风与太阳伤寒因、机、证、治不同，故须要鉴别清楚。从邪气性质来看，风邪属阳，寒邪属阴。中风为风阳伤，卫外失司、营阴外泄，故以发热、汗出、恶风、脉浮缓为主症，缘于有汗出一症，故称之为中风表虚证；伤寒为寒邪直透营卫，卫闭营郁而见恶寒、发热、无汗、体痛、呕逆或喘、脉浮紧等症，缘于其无汗一症，故称之为伤寒表实证。从患者的体质内因来看，弱者易患中风表虚证，强者易患伤寒表实证。从临床上看，两者虽存在各种不同，但最关键的症状还是有汗与无汗之别。

【原文】

太陽病，發熱而渴，不惡寒者爲温病[1]。若發汗已，身灼熱[2]者，名風温[3]。風温爲病，脉陰陽俱浮[4]，自汗出，身重，多眠睡，鼻息必鼾，語言難出。若被下者，小便不利，直視失溲[5]。若被火[6]者，微發黄色，劇則如驚癎[7]，時瘛瘲[8]，若火熏之[9]。一逆[10]尚引日，再逆促命期。（6）

【词解】

[1]温病：外感病的一种，由温热病邪所致，属广义伤寒的范畴。

[2]身灼热：扪之灼手，形容发热很高。

[3]风温：指温病误用辛温发汗后的一种变证，与后世温病学中的"风温"不同。

[4]脉阴阳俱浮：寸关尺三部俱浮盛有力，提示热邪内盛。

[5]失溲：指二便失禁。

[6]被火：火，指灸、熏、熨、温针等治法。被火，指误用火法治疗。

[7]惊癎：指无意识地抽搐抖动。

[8]时瘛瘲（chìzòng 赤纵）：瘛，指收缩；瘲，松弛之意。时瘛瘲，指阵发性手足抽搐。

［9］若火熏之：像烟火熏过一样，用来描述患者肤色晦暗。

［10］逆：误治。

【提要】

太阳温病的主要脉症及误治后的变证。

【解析】

温病为广义伤寒之一种，是由感受温热病邪所引起的一种外感病，属太阳病的范畴。本病与中风、伤寒相比，其突出的特点是发热而渴，不恶寒或恶寒轻微，这反映了温邪犯表，化热伤津，营卫失和的病理特点，故作为温病的提纲。

温为阳邪，侵及人体，扰乱营卫，易耗伤阴津，故发病之初，在发热的同时便有口渴。至于恶寒之有无，原文中明确提出"不恶寒"，此当全面理解。根据太阳病提纲证，恶寒为必具证，不恶寒，不得称为太阳病。从后世温病学的卫分证来看，恶寒也是必见症状，乃风热伤卫，卫失固外所致，只不过其恶寒程度远较伤寒为轻、时间短暂而已。故此处"不恶寒"是与伤寒、中风相对而言。温病初起，治用辛凉解表，切忌使用辛温药物发汗，否则就会变证蜂起。本条虽未直接点明，但以举例方式历述误治之变，其意甚为明了。

温病若用辛温药物发汗，必致热盛津伤，形成变证，此谓之"风温"。此时邪热鸱张，发热不但不降，反而升高为"身灼热"。热邪充斥内外，鼓动气血，则三部脉均浮盛有力，亦即洪大之脉。阳热迫津外泄则汗出，热伤津气加之热壅而经气不利故身重，热盛扰及神明，则病人呈困顿嗜睡状态。邪热壅肺，呼吸不利而出现鼾声，语言不利则多由热盛神昏所为。

以上证候，虽有热盛津伤，但里无有形之实，只宜辛寒清解，下法亦不可用。若误用之，则反夺其津液，水源枯竭，则小便不利；阴竭无以制其亢热，热盛动风，则两目直视；热极神昏，二关失控，则大小便自遗。此系误下而津愈伤，热愈盛。温为阳热，火法当属禁忌，若误用之，轻则两阳相熏，皮肤发黄，甚则热极动风，发如惊痫，从而出现阵发性四肢抽搐，同时火灼肝胆更为严重，使发黄之色如火熏之黄而晦暗。本条以举例方式，申误治之变，并引为戒律，一误尚可迁延时日，再误则危及生命，故曰："一逆尚引日，再逆促命期。"

从本条所述可以看出，仲景对狭义伤寒与温病在病因、证候特点、病理机制、治疗方法等多方面的重要区别已有充分认识，本条所论对后世温病学说的形成有着重要的启迪与影响。

张仲景在太阳病提纲下，分别列出中风、伤寒、温病三证。三者虽均属广义伤寒的范畴，但在病因上温病为感受温热病邪而起，中风和伤寒多因风寒而来。在脉症表现上，温病以发热、口渴、不恶寒（轻微短暂）、脉浮数为主；中风以发热、汗出、恶风、脉浮缓为主；伤寒以恶寒、无汗、身痛、脉浮紧为主。三者以此为辨。

【明经指要】

本条意义有三。其一，明温病之大体属性；其二，知温病与狭义伤寒泾渭分明，不可混同；其三，了解仲景虽未详论温病之治法方药，但对其病因病机、证候特点及治疗大法已寓本条之中，从而为后世温病学的发展奠定了基础。

三、辨病发于阳与病发于阴

【原文】

病有發熱惡寒者，發於陽也；無熱惡寒者，發於陰也。發於陽，七日愈。發於陰，六日愈。以陽數七、陰數六故也。（7）

【提要】

外感病初期辨阴阳的要点。

【解析】

六经病可分为三阳病和三阴病两大类型，发热恶寒发于阳，无热恶寒发于阴，意在根据发病之初有无发热以分辨病属阳经还是阴经。《素问·阴阳应象大论》说："夫善诊者，察色按脉，先别阴阳"。六经辨证，有表里、寒热、虚实等颇为繁杂，然先辨阴阳，便起到了提纲挈领、执简驭繁的作用。"发热恶寒"与"无热恶寒"对举，其关键是发热的有无。发热表示正气不衰，能起而与邪气抗争，故多为阳经病表现，如太阳病发热恶寒，少阳病往来寒热，阳明病但热不寒。无热恶寒表示正气不足，抗邪无力，故多属阴经病表现，如太阴病脾虚寒湿，无热恶寒，脉弱；少阴病心肾阳虚，无热恶寒，脉微细；厥阴病正虚邪实，正邪作最后的较量，厥热胜复是为特征，当阳气虚衰时，也是无热恶寒而厥。故曰"无热恶寒者，发于阴也"。

值得提出的是，以疾病初起发热之有无来辨外感病的阴阳类型，适用于一般情况，此仅言其常，还须知其变，如太阳伤寒证早期有"或未发热"的阶段，少阴病阴盛格阳，也有外见假热者，临证时还须具体分析，方能真正理解本条的真谛。

发于阳七日愈，发于阴六日愈，是对疾病愈期的一种预测。阳数七、阴数六之说是依据伏羲氏河图生成数推演而来。病为阳证，当在阳数之期愈；病为阴证，当在阴数之期愈。这种预测方法的实际意义尚待进一步研究。

【明经指要】

六经辨证以辨阴阳属性为最要，而寒、热则是辨识阴阳的首要依据。《金匮玉函经》将该条置于全书之首，将其作为《伤寒论》六经辨证的总纲，可见本条在全书的重要地位。

四、辨太阳病传变与否

【原文】

傷寒一日[1]，太陽受之，脉若靜[2]者，爲不傳；頗欲吐，若躁煩，脉數急[3]者，爲傳也。（4）

傷寒二三日，陽明、少陽證不見者，爲不傳也。（5）

【词解】

[1]伤寒一日：一日，约略之辞，指患病初期。

[2]脉若静：静，静止，未变之意。脉若静，指脉象与证候尚未发生变化。

[3]脉数急：相对脉静而言，指脉象已经发生改变，脉来急促。

【提要】

论判断太阳病传变与否当以脉症为凭。

【解析】

第4条所论乃据脉症辨太阳病是否传变之法。"伤寒一日，太阳受之"，指外邪初犯人体，太阳首当其冲，即外感病早期阶段。太阳病虽轻浅，但变化多端，应密切注意是否发生传变。仲景提出其判断之法当据患者的脉症表现，不可拘于时日。若患者脉象与太阳病的其他见证相符，均未发生变化，说明病证仍在太阳，尚未发生传变；若患者出现恶心欲吐，或烦躁不宁，又见脉象数急等，则脉症均已不属太阳病范畴，尽管发病时间短暂，但已反映病邪入里，则知病证已发生传变。

第5条"伤寒二三日"是承上条"伤寒一日"而言，根据《素问·热论》计日传经之说，外感病二日当传阳明，三日当传少阳，若得病时日已到传经之期，但患者仍未见阳明、少阳病的见证，且太阳见证仍在，可由此判断病仍在太阳，未发生传变。

由第 4、5 条可以看出，太阳病是否发生传变，主要依据当时临床证候是否发生了变化，不得拘于发病时日，这对临证具有重要意义。

【明经指要】

第 4、第 5 两条针对《素问·热论》的计日传经之说，反复强调辨六经病传变与否，必须以脉症为依据，而不可拘于患病时日的推演。这一方面昭示了《伤寒论》与《内经》的源流关系，另一方面也反映出张仲景对《内经》学术的发展与创新。

【原文】

太陽病，頭痛至七日以上自愈者，以行其經盡[1]故也。若欲作再經[2]者，針足陽明，使經不傳則愈。（8）

風家[3]，表解而不了了[4]者，十二日愈。（10）

【词解】

[1]行其经尽：指邪在太阳经之势已衰，未传他经。

[2]欲作再经：指欲发生传经之变。

[3]风家：感受风邪的患者，此处指患太阳病的人。

[4]不了了：指病未彻底痊愈，身体尚有轻微不适。

【提要】

太阳病经尽自愈的机转及预防传经的方法。

【解析】

第 8 条所论，是说太阳病病尚轻浅，在内脏腑未受损伤，若病邪不发生传变，可通过机体的自身调节，正气来复，抗邪外出，一般一周左右即可自愈，此即"行其经尽"之意。若太阳病七日以上，病证不愈，邪气有向阳明传经的趋势，则应针刺阳明穴位，疏通经络，振奋正气，增强抗病能力，防止传变的发生，以期正胜邪祛而痊愈，此即"针足阳明，使经不传则愈。为防传变，"先安未受邪之地"，属于已病防变的思想，与《金匮要略》"见肝之病，知肝传脾，当先实脾"的精神是一致的。

第 10 条所论，风家，即经常患太阳中风者，此处代指太阳病患者，若表邪已解，发热、恶寒、头痛等症已解除，但身体仍觉不适，尚未完全复原，这可能是正气未复，或是余邪不清，此时不必再服药，只需休息静养，待正气恢复，邪气渐去，自可康复。据古人经验，这一过程，约为十二日。

【明经指要】

风家表解不了了，不出治法，而言"十二日愈"，强调了人体具有"阴阳自和"之能力，与《内经》"化不可代"的辨证思维一脉相承。

第三节 太阳病本证

一、太阳病经证

（一）中风表虚证

1. 桂枝汤证

【原文】

太陽中風，陽浮而陰弱[1]，陽浮者，熱自發，陰弱者，汗自出，嗇嗇惡寒[2]，淅淅惡風[3]，翕翕發熱[4]，鼻鳴乾嘔者，桂枝湯主之。（12）

桂枝湯方

桂枝三兩（去皮） 芍藥三兩　甘草二兩（炙）　生薑三兩（切）　大棗十二枚（擘[5]）

上五味，㕮咀[6]三味，以水七升，微火煮取三升，去滓，適寒溫，服一升。服已須臾[7]，歠[8]熱稀粥一升餘，以助藥力。溫覆[9]令一時許，遍身漐漐[10]微似有汗者益佳，不可令如水流漓，病必不除。若一服汗出病差，停後服，不必盡劑。若不汗，更服依前法。又不汗，後服小促其間[11]。半日許，令三服盡。若病重者，一日一夜服，周時[12]觀之。服一劑盡，病證猶在者，更作服。若汗不出，乃服至二、三劑。禁生冷、黏滑、肉麵、五辛[13]、酒酪、臭惡等物。

太陽病，頭痛，發熱，汗出，惡風，桂枝湯主之。（13）

太陽病，發熱汗出者，此爲榮弱衛強，故使汗出，欲救邪風[14]者，宜桂枝湯。（95）

【词解】

[1]阳浮而阴弱：此以脉象示病机。脉轻取见浮，故称"阳浮"，示卫气浮盛于外；沉取见弱，故称"阴弱"，示营阴不足于内。

[2]嗇嗇（sè 涩）恶寒：嗇嗇，畏缩怕冷之状。形容恶寒的严重程度。

[3]淅淅（xī 析）恶风：淅淅，如冷水淋身，不禁其寒。形容阵阵恶风之深切。

[4]翕翕（xī 夕）发热：翕，温和之意。形容如羽毛覆盖样的温和发热。

[5]擘（bāi 掰）：用手把东西分开。

[6]㕮咀（fǔjǔ 府举）：将药物破碎成小块。

[7]须臾：很短的时间。

[8]歠（chuò 绰）：同啜。原意是尝、饮、喝，此处指大口喝。

[9]温覆：加盖衣被，取暖以助发汗。

[10]漐漐（zhé 折）：形容微微汗出潮润之状。

[11]小促其间：略微缩短服药间隔时间。

[12]周时：一昼夜，即 24 小时。

[13]五辛：《本草纲目》以小蒜、大蒜、韭、芸苔、胡荽为五辛。此泛指有香窜刺激性气味的食物。

[14]欲救邪风：救，指解除、治疗；邪风，即风邪。欲救邪风，指治疗风邪所引起的太阳中风证。

【提要】

论太阳中风的脉症、病机、治法与方药。

【解析】

12 条句首提出太阳中风，当与 1 条、2 条互参。阳浮而阴弱，既指脉象之浮缓，又代指病机之卫强营弱。风寒袭表，卫阳浮盛，故脉轻取显浮；由于汗出，营阴外泄，故脉沉取显弱。阳浮阴弱即脉浮缓之互称，是中风证的典型脉象。卫阳浮盛，故见发热，即所谓"阳浮者热自发"。中风证之发热，有似羽毛覆身而热势不盛，故原文用"翕翕发热"形容，为热在肌表之象。风性开泄，卫阳失固，营阴外泄，故见汗出，汗出则营阴更伤，即所谓"阴弱者汗自出"。卫气为风寒所伤，失其"温分肉"之职，加之汗出而肌疏，故见恶风、恶寒。既言"啬啬恶寒"，又言"淅淅恶风"，提示二者虽有轻重之别，又难截然区分。肺合皮毛，其气上通于鼻，外邪犯表，肺气不利，故见鼻鸣，即鼻塞而呼吸不畅之谓。外邪干胃，胃气上犯，则见干呕。其治法为解肌祛风，调和营卫，当以"桂枝汤主之"。所谓"主之"，即见此证则用此方，有可信任施用之意。

　　13条进一步论述桂枝汤证的证候。本条所述桂枝汤证的证候，虽已分别见于2条、12条，但以"太阳病"冠首，并直述桂枝汤的四个主症，重在示人运用桂枝汤应以证候为主，即凡见发热、恶风、头痛、汗出者，即可用桂枝汤主治。本条尚有示人头痛、发热、恶风是中风证与伤寒证所共有，惟汗出一症为两者鉴别要点之意。本条仅述症而未言脉，说明太阳中风证固然多见浮缓脉，但桂枝汤证却未必全是浮缓脉。因此，运用桂枝汤时必须脉症合参，全面分析。

　　95条重点论述太阳中风的病因、病机及治疗。本条指出太阳中风证的主症是发热汗出，并进一步突出汗出一症的基本病机是营弱卫强。所谓卫强，并非指卫气的正常功能强盛，而是指卫气浮盛的异常亢奋状态，亦即"阳浮者，热自发"之意。所谓荣弱，也不是营阴真正的虚弱，而是指卫外不固，营阴外泄，汗出营伤，亦即"阴弱者，汗自出"之意。由于太阳中风证是因风邪偏胜，营卫失和所致，当用桂枝汤调和营卫，故曰"欲救邪风者，宜桂枝汤。"

【方义】

　　桂枝汤为治疗太阳病中风证的主方。方中桂枝辛温，解肌祛风，温通卫阳，以散卫分之邪。芍药酸苦微寒，敛阴而和营。桂枝配芍药，一散一收，一开一阖，于发汗之中寓有敛汗之意，于和营之中又有调卫之功。生姜辛散止呕，佐桂枝发散风寒以解肌。大枣甘平补中，助芍药益阴而和营。桂芍相配，姜枣相得，顾及表里阴阳，和调卫气营血。炙甘草甘平，不唯调和诸药，且配桂、姜辛甘化阳以助卫气，伍芍、枣酸甘化阴以滋营阴。五药相合，共奏解肌祛风，调和营卫，敛阴和阳之效。本方用药精当，配伍严谨，发汗而不伤正，止汗而不留邪，故为治疗太阳中风证的对之方。

　　因为桂枝汤配合得宜，功用广泛，故既可用于太阳中风证，又可化裁施治于因误治失治的各种变证及杂病，所以后世尊为"群方之魁"。

　　本方后附的煎服法是保证疗效的重要内容。据桂枝汤方后注所论，可将服药与护理方法归纳为：①药后啜粥：服药须臾，啜热稀粥一碗，一则借谷气以充汗源，一则借热力以鼓舞卫气，使汗出表和，祛邪而不伤正。②温覆微汗：服药啜粥之后，覆被保温，取遍身微似有汗为佳，切禁大汗淋漓。因汗多则伤正，邪反不去，病必不除。③见效停药：如一服汗出病愈，即应停服。意即中病则止，以免过剂伤正。④不效继进：如一服无汗，继进后服，又不汗，后服可缩短给药时间，半日内把三服服完。若病重服一剂汗不出者，须昼夜给药，可连服二至三剂。⑤药后禁忌：服药期间忌食生冷、黏滑、肉面等不易消化及刺激性食物，以防恋邪伤正。

【临证要点】

　　主症：汗出，发热，恶风，头痛，脉浮缓。

　　病机：风寒外袭，卫阳浮盛以抗邪，卫外不固，营阴外泄，营卫失调。

　　治法：解肌祛风，调和营卫。方用桂枝汤。

桂枝汤常用于感冒、呼吸道炎症、胃炎、消化性溃疡、慢性肠炎、心律不齐、痛经、冻疮、慢性疲劳综合征、过敏性鼻炎属卫强营弱、营卫失调，或阴阳脾胃不和者。

【明经指要】

从桂枝汤可以看出，《伤寒论》对所载方剂从药物配伍、剂量、煎服法、起效反应到调护、忌口等均有较详细的论述，这充分体现了该书的系统性与完整性。95条则将仲景临证辨治思维展露无遗，其中"发热汗出"为临床主症，"荣弱卫强"言其病机，"欲救邪风者"点明治法，桂枝汤则为方治，辨症定证、法随证立、方从法出，一线贯穿。

【原文】

太阳病，初服桂枝汤，反烦不解者，先刺风池[1]、风府[2]，却與桂枝湯则愈。（24）

太阳病，外證[3]未解，脉浮弱者，当以汗解，宜桂枝湯。（42）

太阳病，外證未解，不可下也，下之為逆，欲解外者，宜桂枝湯。（44）

太陽病，先發汗不解，而復下之，脉浮者不愈。浮為在外[4]，而反下之，故令不愈。今脉浮，故在外，当須解外則愈，宜桂枝湯。（45）

太陽病，下之後，其氣上衝[5]者，可與桂枝湯，方用前法[6]。若不上衝者，不得與之。（15）

傷寒發汗已解，半日許復煩，脉浮數者，可更發汗，宜桂枝湯。（57）

【词解】

[1]风池：足少阳胆经穴名。在枕骨粗隆直下凹陷处与乳突之间，于斜方肌和胸锁乳突肌凹陷处取穴。

[2]风府：督脉经穴名。在后项入发际一寸，枕骨与第一颈椎之间。

[3]外证：指证候的外在表现。此处指发热，恶风寒等太阳表证的表现。

[4]浮为在外：从脉浮判断病证仍然属表。

[5]气上冲：一作症状解，指病人自觉有气上逆；一作病机解，指太阳经气上冲，与邪抗争，表证仍在。

[6]方用前法：指桂枝汤后的煎服法。

【提要】

桂枝汤在太阳病中的灵活运用。

【解析】

本节6条原文均是论述桂枝汤在太阳病中的灵活运用。

24条是太阳病初服桂枝汤后，病非但不解，反增烦闷不舒，这是发生了传变，还是药不对证？仔细分析，除增烦闷外，其他症候如发热、汗出、恶风、头痛、脉浮缓等均在，故知并非发生传变，也不是治疗方法不当所致。之所以出现反烦不解，乃太阳中风邪气较重，服桂枝汤后正气得药力相助，欲驱邪外出，但力尚不足，正邪相争，阳郁不宣所致。治疗之法宜先刺风池、风府，以疏通经脉，泄除风邪，再服桂枝汤解肌祛风，调和营卫。针药并施，两效相加，则祛邪之力倍增，可促使疾病尽快痊愈。此正合《素问·评热病论》"表里刺之，饮之服汤"之法。

42条"太阳病，外证未解"当指太阳表证仍在，而脉见"浮弱"，无论其有汗、无汗，均宜桂枝汤。若汗出、脉浮弱，属风寒袭表，营卫不和，桂枝汤为正用；若无汗、脉浮弱，提示正气不足，亦不可用麻黄汤峻汗，以免大汗伤正之变，也只宜桂枝汤滋阴和阳，解肌祛邪。

44条所论乃表里同病，从"外证未解，不可下也"来看，此时当有不大便之症。然此时虽有不大便，但不甚急，治疗原则应先表后里，表解后方可治里，次序不可颠倒。若先行攻下，损伤里气，易致病变，故曰"不可下，下之为逆"。然此时解表，只宜桂枝汤缓发其汗，而不可用麻黄汤，以免其峻汗伤津，更增胃燥，故曰："欲解外者，宜桂枝汤。"由此可知，大凡表证不解，而兼里实不甚，见有不大便者，可用桂枝汤治疗。

45条论太阳病误治后表证不解者当以桂枝汤解之。太阳病理当发汗，然一汗不愈，应仔细分析原因，是为汗不如法，还是病重药轻？从"浮为在外，而反下之，故令不愈"来看，汗后脉浮，诸症仍在，说明病仍在太阳，此时仍应发汗解表。但医者一见汗之不愈，即疑为病情有变，误用下法。误下不仅表邪不解，且徒伤里气，致表邪内陷，发生变证。所幸虽经攻下，其脉仍浮，说明病仍在太阳。病在表，仍当汗解，但因汗下之后，正气已先伤，虽应再汗，亦不可用麻黄汤峻汗，只宜桂枝汤缓发其汗，以除在表未尽之邪。

15条与45条机理相似。太阳病本当汗解，但医者不察，误用攻下，则表邪不解，徒伤里气，所幸患者正气充足，不因误下导致邪陷，病人自觉有气上逆，说明太阳经气仍有向上向外抗邪之力，其发热、恶风寒、头痛、脉浮等仍在，故仍当解表。然毕竟为下后正气受损，不耐麻黄汤峻汗，故只宜桂枝汤轻汗除邪。相反，若误下后正气受挫较重，无力抗邪，太阳表邪内陷，变证已成，则不当再用发汗解表之法，桂枝汤自然不得与之。

57条指出太阳伤寒发汗后，邪气复聚仍宜汗解的治法。太阳伤寒用麻黄汤发汗后，若脉静身和，为邪已解，病证向愈。但经过半天左右，病人又见"复烦"，即发热、恶风寒、脉浮数等症相继出现，为余邪在表未尽，治疗可再用发汗之法，故曰"可更发汗"。然由于患者前已使用发汗，不堪峻汗，故只宜桂枝汤解肌祛风，调和营卫。

【明经指要】

以上诸条在使用桂枝汤时均曰"宜""却与""可与"，而不言"主之"，其原因在于以上诸条均非典型的太阳中风证，此种用语意在示人需灵活权变，适当化裁，不可墨守成方。

【原文】

病常自汗出者，此爲榮氣和[1]，榮氣和者，外不諧[2]，以衞氣不共榮氣諧和故爾。以榮行脉中，衞行脉外。復發其汗，榮衞和則愈。宜桂枝湯。（53）

病人藏無他病[3]，時發熱自汗出而不愈者，此衞氣不和也，先其時[4]發汗則愈，宜桂枝湯。（54）

【词解】

[1]荣气和：荣气，即营气。和，平和，即正常。荣气和，即营气未受邪。

[2]外不谐：指外在有常自汗出的病理表现。

[3]藏无他病：即脏腑无病。

[4]先其时：指在发热汗出之前。

【提要】

桂枝汤在杂病营卫不和中的应用。

【解析】

53条冠以"病"字，既包括外感也包括杂病。患者只有自汗出，而无恶寒、头痛、发热等症，则知非为外感，而是杂病之自汗。究其病机当为营卫不和所致。这从文中"营气和""外不谐""以卫气不共荣气谐和故尔"等可知。本证乃因卫气失其外固之职，致营不内守，流泄于外，而发自汗之证。对这种营卫不和的自汗，治用桂枝汤可"复发其汗，营卫和则愈"。所谓"复发其汗"，既指病本有汗出，又用桂枝汤发汗之法。从"病常自汗出"到"复发其汗"，提示自汗与发汗有根本的区别，诚如徐灵胎《伤寒论类方·桂枝汤类》云："自汗乃营卫相离，发汗使营卫相合，自汗伤正，发汗驱邪。"

54条紧承53条而来，亦属杂病范畴。"病人"，是泛指已病之人。"藏无他病"指里气调和，无内脏的病变，则其病在肌表可知。病人但见阵发性发热，自汗出，并无恶寒头痛等表证，且因循不愈，自非外感疾病。究其病机，乃因卫气失和，营卫不调所致。正常情况下，荣卫谐和，阴阳制约。病理情况下，卫阳亢则发热，是阳不得阴制；卫不固则自汗，是阴不得阳护。治疗也应选用桂枝汤，和营卫而调阴阳。本条辨证的眼目有二：一为"藏无他病"，二为"卫气不和"。论治的要点在于"先其时发汗"。采用"先其时发汗"的原因，一是在病将发作之前服药，可调和营卫于失调之先，有截断扭转之意；二是可防过汗之变。

【明经指要】

此两条提示桂枝汤不仅用于外感热病，还可用于内伤杂病，可见桂枝汤不仅可以解肌祛风，更重要的是能够调和营卫，故其临床应用并不拘于太阳中风表虚证，而可用于多种营卫不调引起的病证。本方巧妙地将发汗疗法用于病理性自汗之中，通过调和营卫，以实现矫过扶正的目的。

2. 桂枝汤禁例

【原文】

桂枝[1]本爲解肌[2]，若其人脉浮緊，發熱汗不出者，不可與之也。常須識[3]此，勿令誤也。（16下）

若酒客[4]病，不可與桂枝湯，得之則嘔，以酒客不喜甘故也。（17）

凡服桂枝湯吐者，其後必吐膿血[5]也。（19）

【词解】

[1]桂枝：此处指桂枝汤。

[2]解肌：解除肌表之邪。

[3]识（zhì志）：记住之意。

[4]酒客：平素嗜酒之人。

[5]必吐脓血：必，假设连词，有可能吐脓血。

【提要】

桂枝汤的使用禁例。

【解析】

16条指出典型的太阳伤寒证禁用桂枝汤。桂枝汤本是解肌祛风、调和营卫之方。若病人发热、无汗、脉浮紧，为太阳伤寒表实证，治当用麻黄汤开泄腠理，逐邪外出。而桂枝汤中无开泄腠理之药，加之有芍药之酸敛，易致邪气郁闭而发生变证。故仲景告诫："常须识此，勿令误也。"

17条以酒客为例，论内蕴湿热者禁用桂枝汤。平素嗜酒太过，多内蕴湿热，桂枝汤为辛甘温之剂，辛温生热，味甘助湿，故内蕴湿热之人，虽患太阳中风，亦当慎用。如投以桂枝汤，则湿热之邪得辛温甘甜之助，可使湿热更盛，壅滞脾胃，势必使胃气上逆而作呕。

19条论阳热内盛者禁用桂枝汤。仲景以"其后必吐脓血也"示人里有实热者，当禁用桂枝汤。本条虽未直言桂枝汤的禁忌，但从服桂枝汤后"吐脓血"来看，里热壅盛者患太阳中风证，应慎用桂枝汤。因辛温之药，服之则邪热更盛，热伤血络，肉腐为脓，而吐脓血。此条意在强调内热亢盛者禁用桂枝汤，条中之"必"字，只是预料之词，非必然之势，服桂枝汤后是否吐脓血，当灵活看待。

【明经指要】

综合全书来看，桂枝汤禁忌证不仅仅限于伤寒表实证、酒客病或内有湿热者、内热而有痈脓者，还包括太阳病下之后，其气不上冲者，以及某些坏病。值得注意的是，16条指桂枝汤不能用于典型的伤寒表实证，而论中57条汗后复发，虽仍是太阳伤寒但因其汗后不堪峻汗，故以桂枝汤代之，此桂枝汤的活法运用，临证应当辨之。

3. 兼证

（1）桂枝加葛根汤证

【原文】

太陽病，項背強几几[1]，反汗出惡風[2]者，桂枝加葛根湯主之。（14）

桂枝加葛根湯方

葛根四兩　麻黃三兩（去節）　芍藥二兩　生薑三兩（切）　甘草二兩（炙）　大棗十二枚（擘）　桂枝二兩（去皮）

上七味，以水一斗，先煮麻黃、葛根，減二升，去上沫，内[3]諸藥，煮取三升，去滓。溫服一升，覆取微似汗，不須歠粥，餘如桂枝法將息[4]及禁忌。

臣億等謹按：仲景本論，太陽中風自汗用桂枝，傷寒無汗用麻黃，今證云汗出惡風，而方中有麻黃，恐非本意也。第三卷有葛根湯證，云無汗、惡風，正與此方同，是合用麻黃也。此云桂枝加葛根湯，恐是桂枝中但加葛根耳。

【词解】

[1]项背强几几：几几（jǐ jǐ），南阳方言，有拘紧、固缩之意。几，亦有读作殊（shū）者。项背强几几，形容项背拘紧不适，转动俯仰不利之状。

[2]反汗出恶风：反，反而。太阳病项背强几几，多无汗恶风，今见汗出，故曰"反"。

[3]内：音义均同"纳"，"加入"之意。

[4]将息：调理休息，即服药后护理之法。

【提要】

太阳中风兼经气不利的证治。

【解析】

太阳病，汗出，恶风是太阳中风证。太阳病本有头项强痛，而本条特意提出"项背强几几"，乃强调项强更重。其表现有二：一是程度重，拘紧固急，转动不灵；二是范围较大，由项而及背。其病机为风寒外束，经输不利，加之津液不能敷布，导致经脉失于濡养，二者相合，则项背强几几。太阳病兼项背强几几者多表现为无汗恶风，本证有汗出，故曰"反"。综合本证病机，当为风寒外束，营卫不和，经气不利，筋脉失养。故治当解肌祛风，调和营卫，升津舒经，方以桂枝加葛根汤。

【方义】

本方当依林亿之注，即桂枝汤加葛根而成。方中桂枝汤解肌祛风，调和营卫，葛根甘辛而平，在此方中一则能升阳发表，解肌祛风，助桂枝汤发表解肌。二则可宣通经气，解经脉气血之郁滞。三则生津液，起阴气，以缓解经脉之拘急。

【临证要点】

主症：发热，汗出，恶风，项背拘紧固缩、转动不灵。

病机：风寒外束，营卫不和，经输不利，筋脉失养。

治法：解肌祛风，调和营卫，升津舒经。方用桂枝加葛根汤。

桂枝加葛根汤临证可以应用于感冒、颈椎病、落枕、肩周炎、病毒性痉挛性斜颈、菱形肌综合征、颈心综合征、冠心病、脑动脉硬化、脑震荡、血管神经性头痛、雷诺病等疾病辨证属于营卫失和，气血阻滞，筋脉失养者。

（2）桂枝加厚朴杏子汤证

【原文】

太阳病，下之微喘者，表未解故也，桂枝加厚朴杏子湯主之。（43）

桂枝加厚朴杏子湯方

桂枝三兩（去皮）　甘草二兩（炙）　生薑三兩（切）　芍藥三兩　大棗十二枚（擘）　厚朴二兩（炙，去皮）　杏仁五十枚（去皮尖）

上七味，以水七升，微火煮取三升，去滓，温服一升，覆取微似汗。

喘家[1]，作桂枝湯，加厚朴杏子佳。（18）

【词解】

[1]喘家：素患喘疾的人。

【提要】

太阳中风兼肺气不利的证治。

【解析】

43条为太阳病下后表不解兼喘的证治。太阳病，当用汗法解表，此用攻下，是属误治。本条下后，表证仍在，又见微喘，是因误下伤肺，肺气上逆使然。综合本证，乃外有风寒束表，内有肺气上逆，为表里同病，故以桂枝加厚朴杏子汤，外则解肌祛风，内则降肺气以平喘。

18条为外感风寒引发喘息宿疾的证治。患者素有咳喘，又复感风寒之邪，引动宿疾，致咳喘发作。从用桂枝汤为主治疗来看，其证除见喘息外，又当有头痛发热、汗出恶风、脉浮缓等太阳中风必具之证。其喘属风寒迫肺，肺寒气逆，宣降失常，故必无热象，是以用桂枝汤解肌祛风，以治新感，加厚朴杏子降气平喘，以治宿疾。

桂枝加厚朴杏子汤证为风寒外袭，营卫不和，肺气上逆而成，故治宜解肌发表，调和营卫，降气定喘。

【方义】

桂枝加厚朴杏子汤即桂枝汤加厚朴、杏子而成。以桂枝汤解肌祛风，调和营卫。炙厚朴苦辛而温，下气消痰，降逆平喘。杏仁苦温，止咳定喘。全方表里同治，标本兼顾，为治疗太阳中风兼肺气上逆喘息之良方。

【临证要点】

主症：发热恶风，汗出头痛，咳喘气逆。

病机：风寒在表，营卫不和，肺气上逆。

治法：解肌发表，降气平喘。方用桂枝加厚朴杏子汤。

桂枝加厚朴杏子汤现多用于急慢性支气管炎、肺炎、过敏性哮喘、过敏性鼻炎等出现太阳中风证，兼肺气不利者。

【明经指要】

以上两条虽皆用桂枝加厚朴杏子汤，但病情不同。43条为下后微喘，18条为喘家新感，故前者是新喘，后者是宿喘。43条用本方治桂枝汤兼证，即表不解兼喘证，为表里兼顾之法，系对证施治，故曰："桂枝加厚朴杏子汤主之。"18条用本方主要以治太阳中风为主，兼治宿喘，是急则治标法，加厚朴杏子可视为权宜之计，故曰："作桂枝汤加厚朴杏子佳。"

（3）桂枝加附子汤证

【原文】

太阳病，發汗，遂漏不止[1]，其人惡風，小便難[2]，四肢微急[3]，難以屈伸者，桂枝加附

子湯主之。（20）

桂枝加附子湯方

桂枝三兩（去皮）　芍藥三兩　甘草三兩（炙）　生薑三兩（切）　大棗十二枚（擘）　附子一枚（炮，去皮，破八片）

上六味，以水七升，煮取三升，去滓，温服一升。本云桂枝湯今加附子。將息如前法。

【词解】

[1]遂漏不止：遂，因而，于是。漏，渗泄。全句是指不间断地小量汗出。

[2]小便难：小便量少而且不畅。

[3]微急：轻度拘急。

【提要】

太阳病发汗太过致阳虚漏汗的证治。

【解析】

太阳病发汗后，其人恶风不除，以桂枝汤为主治疗，当知其表邪未解，头痛发热等仍在。恶风本是太阳中风之症，今复提出"其人恶风"，则说明其程度较前为重。此时之恶风，一则为表邪未解，再则为过汗伤阳，腠理不固，不耐风袭之故。病人发汗后见"汗漏不止"，乃发汗太过，阳气受损，卫外不固所致。发汗不唯伤阳，亦复伤阴，更加之汗漏不止，津液亡失，故成阴阳两虚之证。阴虚膀胱津少，阳虚气化无力则小便少而不畅，故曰："小便难。"阳气虚不能温煦，阴津伤失于濡润，致筋脉失养，故见四肢微急，难以屈伸。是证虽有阳虚阴亏的双重病理机制，但主要矛盾在阳虚不固，故治疗之法，当以扶阳解表为主。药后阳气得复，一则汗漏止，津不外泄，去除了阴耗之因；二则阳生阴长，气化功能恢复，自可化气生津，故主以桂枝加附子汤。

【方义】

桂枝加附子汤即桂枝汤加附子而成。用桂枝汤调和营卫，附子温经复阳，固表止汗。桂、附相合，温煦阳气，卫阳振奋，则漏汗自止，恶风亦罢。阳复汗止则阴液始复，小便自调，四肢亦柔，诸症自愈。

【临证要点】

主症：恶风发热，头痛，汗漏不止，四肢拘急不适，小便不利等。

病机：表证未除，阳气虚弱，阴亦不足。

治法：扶阳解表。方用桂枝加附子汤。

桂枝加附子汤现多用于阳虚感冒及由阳虚所致的精、津、血的外泄，如遗精、遗尿、鼻衄、带下等；也可用于阳虚气血运行不畅所致的心悸（室性期前收缩、病态窦房结综合征、更年期综合征）、痹证等。

【明经指要】

本证属表阳虚汗漏不止，有亡阳之虞，绝非黄芪、浮小麦、龙骨、牡蛎之类所能解决，故急当用附子扶阳固表。桂枝加附子汤不是随证加味，而是变发汗解肌之剂，为扶阳固表之方，一则防亡阳于未然，二则也寓回阳救逆之意。

（4）桂枝去芍药汤证

【原文】

太陽病，下之後，脉促[1]胸滿者，桂枝去芍藥湯主之。（21）

桂枝去芍藥湯方

桂枝三兩（去皮）　甘草二兩（炙）　生薑三兩（切）　大棗十二枚（擘）

上四味，以水七升，煮取三升，去滓，温服一升。本云桂枝汤，今去芍药。将息如前法。

【词解】

[1] 脉促：此处指脉来急促，非数而中止之谓。

【提要】

太阳病误下后胸阳不振的证治。

【解析】

太阳病误下有可能引起表邪内陷发生变证的不良后果。本条太阳病误下后，除脉促胸满外，未发生其他变证，且表证未解，此属下后胸阳受伤所致。然胸阳虽伤，但未致大虚，仍能与邪相争，邪未全陷，仍有欲求伸展之势，其脉来急促即是明证，脉促一则反映邪气由表入里，人体阳气尚能抗邪，正邪相争，僵持不下；再则反映胸阳之抗邪能力受挫，不能鼓邪外出。其证乃表邪不解，邪陷胸中，胸阳受挫，故治当解肌祛风，兼通心阳，方以桂枝去芍药汤。

【方义】

桂枝去芍药汤即桂枝汤去芍药而成。桂枝合甘草辛甘化阳，为温通心阳之佳品。生姜合桂枝，辛温发散，以除表邪。大枣佐甘草以补中州，益中气。四药合用，辛甘发散为阳，既可解表邪，又可通心阳。芍药阴柔，有碍宣通阳气，故去之。

【临证要点】

主症：胸满，脉促，恶风寒，发热，汗出或不汗出等。

病机：胸阳不振，表邪未解。

治法：解肌祛风，宣通阳气。方用桂枝去芍药汤。

桂枝去芍药汤现多用于心、肺、脾阳不足之呃逆、水肿、咳嗽、呕吐、哮喘、痹证、心悸、臌胀、心痹、胁痛等多种内科杂证，还有用本方治疗胃下垂、支气管哮喘伴肺心病、肺源性心脏病、扩张型心肌病者。

【明经指要】

对本条之脉促，多数注家认为促脉仅是脉来急促，并无数而中止之意。此处脉来急促反映的是表邪欲陷，郁而不伸，正邪相争之势，而非后世所谓阳盛热结之象。本方亦可视为桂枝甘草汤加生姜、大枣而成，以桂枝甘草汤温通心阳，生姜、大枣补益中州，故亦可用于心阳不足而无表证者，临证当圆机活法。

（5）桂枝去芍药加附子汤证

【原文】

若微寒[1]者，桂枝去芍药加附子汤主之。（22）

桂枝去芍药加附子汤方

桂枝三两（去皮） 甘草二两（炙） 生薑三两（切） 大棗十二枚（擘） 附子一枚（炮，去皮，破八片）

上五味，以水七升，煮取三升，去滓，温服一升。本云桂枝汤，今去芍药加附子。将息如前法。

【词解】

[1] 微寒：此处应为脉微而恶寒。

【提要】

太阳病误下致胸阳损伤的证治。

【解析】

此条紧承上条而来，太阳病误下后，表证仍在，同时，因误下损伤胸阳，胸阳布达无力而见胸满，此与上条类似。但上条见脉促，说明胸阳损伤较轻正气抗邪有力，此条脉微，说明阳虚程度较重，故见恶寒加剧。综合言之，本条为太阳病兼胸阳不足胸满证，较之桂枝去芍药汤证，病情为重，因此治当解肌祛风兼温经复阳，方以桂枝去芍药加附子汤。

【方义】

桂枝去芍药加附子汤即桂枝去芍药汤加附子而成，加附子意在温经复阳。

【临证要点】

主症：脉微、恶寒、胸满。

病机：表邪不解，胸阳损伤。

治法：解肌祛风，温经复阳。方用桂枝去芍药加附子汤。

本方因其配伍巧妙，有表可解，无表可温通调补心胸阳气，故临床上无论是否有表证，只要辨证为胸阳不足、阳虚阴结者俱可应用，现多用于治疗胸痹、心悸、哮喘、痹证、胃脘痛、呃逆、呕吐、水肿、疝气等。

【明经指要】

桂枝去芍药加附子汤证与桂枝加附子汤证药味组成相似，其鉴别要点在于：两证均有表邪不解，阳气不足，但桂枝加附子汤证以汗漏不止为主症，反映了营卫不和，卫虚不固的病理机制，故治疗以调和营卫，复阳固表为主；桂枝去芍药加附子汤证以胸满为主症，为胸阳被遏，阳气不足之证，治疗重在畅通胸阳，温经复阳，故去芍药。

（6）桂枝加芍药生姜各一两人参三两新加汤证

【原文】

發汗後，身疼痛，脉沉遲者，桂枝加芍藥生薑各一兩人參三兩新加湯主之。（62）

桂枝加芍藥生薑各一兩人參三兩新加湯方

桂枝三兩（去皮） 芍藥四兩 甘草二兩（炙） 人參三兩 大棗十二枚（擘） 生薑四兩

上六味，以水一斗二升，煮取三升，去滓，溫服一升。本云桂枝湯，今加芍藥、生薑、人參。

【提要】

汗后气营不足身痛的证治。

【解析】

身疼痛为太阳病常见症状之一，为风寒束表所致。一般而言，此种身痛，每随发汗解表而减，甚或消失。今发汗后其身疼痛不减或增剧，说明已不单是表证的反映。察病人脉象沉迟无力，此属气血不足，营阴耗伤，故知其身疼痛之因主要为气血不足，经脉失养所引起。此条身疼痛的辨证着眼点有二：一是"发汗后"，以区别单纯表证之身痛；二是"脉沉迟"，反映在里气营亏虚。

【方义】

桂枝新加汤为桂枝汤加重芍药生姜用量再加人参而成。方以桂枝汤调和营卫，重用芍药以增加和营养血之功；加重生姜用量，外则协桂枝有宣通阳气之用，内则和畅中焦，以利气血生化之源；人参味甘微苦，益气生津，以补汗后之虚。诸药合用，可调营卫，益气血，除身痛，扶正祛邪，故有无表证皆可使用。

【临证要点】

主症：身疼痛，汗后身痛不减，甚或加重，脉沉迟，可伴有恶风寒、发热、汗出等。

病机：营卫不和，气营不足，经脉失养。

治法：调和营卫，益气和营。方用桂枝新加汤。

桂枝新加汤可调和营卫，益气养营，有无表证均可应用，临证不仅可治疗体虚感冒、产后身痛、自汗及多种虚性身痛之证，而且可治疗缓慢性心律失常、消化性溃疡、糖尿病周围神经病变、肩关节周围炎、失血性贫血及不安腿综合征等属营卫不和兼气营两虚者。

【明经指要】

经方贵在灵活加减，桂枝汤证兼证中各主治之方皆从桂枝汤化裁，这充分反映了张仲景辨证论治、随证用方的治疗思想。病证动态发展，病机随时演变，原有方剂功效不能与病机契合时，自应随机应变寻求新方。围绕风寒外袭、营卫不和之核心，病机在外围可有诸多变化，因此桂枝汤灵活变化、轻巧化裁为各个类方以与病证相应。另外，在论中尚有更多桂枝汤加减法，通过众多的加减法，也可以看出桂枝汤经加减化裁，可以应对十分广泛的治疗领域。

37 条一源而三歧，既揭示外感病病情变化的复杂性，又强调了"随证治之"的原则性与灵活性。

（二）伤寒表实证

1. 麻黄汤证

【原文】

太陽病，頭痛發熱，身疼腰痛，骨節疼痛，惡風無汗而喘者，麻黄湯主之。（35）

麻黄湯方

麻黄三兩（去節） 桂枝二兩（去皮） 甘草一兩（炙） 杏仁七十箇（去皮尖）

上四味，以水九升，先煮麻黄，減二升，去上沫，內諸藥，煮取二升半，去滓，溫服八合。覆取微似汗，不須歠粥，餘如桂枝法將息。

【提要】

太阳伤寒的证治。

【解析】

外邪袭表，正邪交争，表闭阳郁，不得宣泄，故发热；寒邪束表，卫阳被遏，失其温煦之职，故恶风。然此处之恶风，为恶寒之互词。寒为阴邪，其性收引，营阴闭郁故无汗。头项腰脊为太阳经脉循行之处，寒邪侵袭太阳经脉，经气运行不畅，故见头痛、腰痛、身疼、骨节疼痛。肺主气，外合皮毛，毛窍闭塞，肺失宣降，肺气不利，故气喘。由于其喘与毛窍闭塞相关，故言"无汗而喘"。

本条详证略脉，须与第 1 条、第 3 条合参。第 1 条言"脉浮"、第 3 条言"脉阴阳俱紧"，故太阳伤寒应见浮紧之脉。本条之头痛、发热、身疼、腰痛、骨节疼痛、恶风、无汗、喘八个症状，是太阳伤寒的主要表现，前贤称之"麻黄八症"或"伤寒八症"。其病机是风寒束表，卫阳被遏，营阴郁滞，经气不利，肺气失宣，故治以麻黄汤发汗解表，宣肺平喘。

【方义】

麻黄汤方由麻黄、桂枝、杏仁、炙甘草组成。方中麻黄为主药，微苦辛温，发汗解表，宣肺平喘。桂枝辛甘温，解肌祛风，助麻黄发汗。杏仁宣肺降气，助麻黄平喘。炙甘草甘微温，一者调和诸药，二者可缓麻桂之性，防过汗伤正。全方为辛温发汗之峻剂。

本方服药后需温覆使微汗出。由于本方发表之力猛，为防过汗伤正，不需啜粥。其余调理遵桂枝汤法。

【临证要点】

主症：恶寒、发热、无汗而喘、头痛、周身疼痛、脉浮紧。

病机：风寒外束，卫阳被遏，营阴郁滞，肺气失宣。

治法：辛温发汗，宣肺平喘。方用麻黄汤。

现代临床除将麻黄汤应用于呼吸道系统疾病如上呼吸道感染、急性支气管炎、支气管哮喘之外，还广泛应用于其他疾病如无汗证、类风湿关节炎、缓慢型心律失常、肾病综合征腹水等。

【明经指要】

太阳伤寒与太阳中风是太阳表证的两个主要证型，均以发热、头痛、恶风寒、脉浮为基本证候，皆为风寒袭表，营卫失调所致。但中风证基本病机为卫阳不固，营阴失守，以汗出、脉浮缓为特点，唯其汗出，故又称表虚证，治以调和营卫，解肌祛风，方用桂枝汤；伤寒证的基本病机为卫阳被遏，营阴郁滞，以无汗、脉浮紧为特点，唯其无汗，故又称表实证，治以辛温发汗，宣肺平喘，方用麻黄汤。

【原文】

脉浮者，病在表，可發汗，宜麻黄湯。（51）

脉浮而數者，可發汗，宜麻黄湯。（52）

太陽病，十日以去，脉浮細而嗜臥[1]者，外已解也。設胸滿脇痛者，與小柴胡湯。脉但浮者，與麻黄湯。（37）

太陽與陽明合病，喘而胸滿者，不可下，宜麻黄湯。（36）

【词解】

[1]嗜卧：嗜，喜爱之意。形容病情初愈，精神疲乏，而喜安舒静卧。

【提要】

麻黄汤在外感病中的灵活应用。

【解析】

此4条不曰"麻黄汤主之"，而是"宜麻黄汤"或"与麻黄汤"，其意在说明以上这几条均不是典型的麻黄汤证，并以此为例说明其灵活运用的方法。

51条曰"病在表，可发汗"，当有表实可汗之症，如发热、恶寒、无汗、头痛、身痛等。但此时其脉只浮而未见紧象，可否用麻黄汤？仲景明确指出，可用。此条提示医者，临证不可将浮紧脉作为太阳伤寒证唯一的脉象，而是当脉症合参，伤寒证备，其脉不紧者，也可用之。

52条承前条，继续讨论太阳伤寒脉象之变。太阳伤寒证有感邪较重，卫闭营郁，发热甚高者，脉象必见浮数，而未必便是浮紧。其要在脉症合参，不可执一而论。总之，浮数之脉，必与发热恶风寒、头痛、无汗并见，方为麻黄汤证。假使脉浮或浮数是表邪已经化热，或者病为在里，自不可再用麻黄汤。既有规矩准绳，亦可灵活权变，此正是《伤寒论》之精髓所在。

37条讨论了太阳病十日以上的三种转归。其一，脉象由浮而有力转变为浮细，即脉象趋于和缓，是表证已愈的佳象，此时只是病程较久，患者正气尚未完全恢复，所以精神疲倦、安舒嗜卧，此和第10条"风家表解而不了了"同义，故曰"外已解也"；其二，病人出现胸满胁痛，胸胁为少阳经脉之分野，说明太阳证罢，少阳证起，治应与小柴胡汤和解少阳；其三，"脉但浮者"，以脉代证，指明脉症未发生其他变化，表证仍在，故不论时日久暂，仍可与麻黄汤发汗解表。

36 条论太阳阳明合病、喘而胸满的证治。合病，即两经或两经以上证候同时出现。本条云"太阳与阳明合病"，且有"不可下，宜麻黄汤"的字样，是知此属太阳伤寒与阳明同时发病。然其中证候之孰轻孰重，孰主孰次，又当仔细分析。条文明确揭示"喘而胸满"，而对阳明病则戒之以"不可下"，说明病证以太阳伤寒为主，而阳明病次之。肺主宣降，肺气上逆则喘，肺气壅滞则胸满，皆因风寒袭表，不惟皮毛受邪，且内合于肺使然。病之重心既然在表，自可据无汗而喘之例，主用麻黄汤以发汗解表。"宜麻黄汤"句，是谓宜从麻黄汤解表之法，而具体运用，仍需视病情实际，灵活变通。本证虽偏重于太阳，但毕竟涉及阳明，故不可拘泥其方，宜斟酌化裁。

【明经指要】

51 条文字虽简，但具有临床见症、辨证、治法和用方等内容，述证相对完整，体现了理、法、方、药的连贯性。52 条脉浮数发生于伤寒表实证中，是符合临床实际的。临床上无论伤寒还是温病，体温升高均会伴随脉率增快，此时切不可因脉浮数而辨为风温表证。

【原文】

太陽病，脉浮緊，無汗，發熱，身疼痛，八九日不解，表證仍在，此當發其汗。服藥已微除，其人發煩目瞑[1]，劇者必衄[2]，衄乃解。所以然者，陽氣重[3]故也。麻黃湯主之。（46）

太陽病，脉浮緊，發熱，身無汗，自衄者，愈。（47）

傷寒脉浮緊，不發汗，因致衄者，麻黃湯主之。（55）

【词解】

[1] 目瞑：目视不明，视物昏花。《集韵》："瞑，目不明也。"此处指闭目懒睁，有畏光感。

[2] 衄：此处指鼻出血。

[3] 阳气重：受外邪束缚，阳气郁闭较重。

【提要】

论太阳伤寒证衄血的不同成因与转归。

【解析】

46 条论太阳伤寒日久的证治及服麻黄汤后可能出现的反应。"麻黄汤主之"当接"此当发其汗"之后，为倒装文法。本条分两段理解。"太阳病……此当发其汗，麻黄汤主之"为第一段。说明太阳伤寒表实证虽经八九日之久，但脉浮紧、无汗、发热、身疼痛等表证仍在，是病邪尚未发生变化，仍属太阳伤寒表实证。病证未变，又未经汗下，故仍可与麻黄汤发汗解表。本条的重要意义在于进一步强调外感病传变与否不必拘于时日，而当以脉症为凭；此外，明确指出太阳伤寒的脉象是"脉浮紧"，既补述了太阳伤寒的主脉，也是对第 3 条"脉阴阳俱紧"的具体说明。"服药已微除……阳气重故也"为第二段。论述服用麻黄汤后可能出现的不同反应及病机。病邪在外，表实无汗，用麻黄汤本应一汗而解，然本证只是"服药已微除"，即表证稍减而未愈。同时出现发烦、目瞑甚者衄血等，是由于表闭阳郁，且病情迁延日久，阳郁尤甚，服麻黄汤后药虽中病，然只能稍挫病势，并可随阳气郁闭之轻重不同而出现两种反应：阳气郁闭较轻者，服药后正气得药力相助驱邪外出，然正邪交争剧烈，可出现心烦目瞑等症，待正胜邪却，则汗出病解；阳气郁闭较重者，药后正邪交争更为激烈，除发烦目瞑外，由于阳郁太甚，不得汗解，反内迫营血，致阳络损伤而出现鼻衄，由于衄血也可以使郁闭之阳得以外泄，故有"衄乃解"的转归。此处汗不解，衄乃解，即前人所称之"红汗"。上述反应虽有微甚，然其机理均是阳郁太甚所致，故仲景概之言"阳气重故也"。

47 条论伤寒表实证可自衄作解。"太阳病，脉浮紧，发热，身无汗"，为太阳伤寒表实证。

太阳伤寒，由于表邪外束，玄府郁闭，若不得汗解，邪无出路，郁于经络，重者可损伤阳络而衄血。由于血汗同源，衄后邪随衄出而解，故有衄后自愈的机转。

55条论伤寒表实失汗致衄仍须汗解。"伤寒脉浮紧"，是以脉代证，概言太阳伤寒表实证，属省文笔法。太阳伤寒，本应汗解，当汗而失汗，则表邪闭郁，邪无出路，损伤阳络而致衄。若体质壮实者，有邪从衄解之机。若衄后表不解，可能衄血不多，达不到载邪外出的目的，此与汗出不彻而表不解机理相同。衄后证未变，伤寒表实证仍在，故仍与麻黄汤发汗。衄后再汗需注意：一是衄血量不多；二是无内热烦躁之征；三是无热入营血表现。否则辨证不确，将产生严重后果。

【明经指要】

上述三条皆为太阳伤寒证之衄血，但病情、转归均有不同。46条为衄在汗后，是虽已服麻黄汤，因阳郁过甚而致衄，汗不解衄乃解；47条为不汗而衄，患者未经服药，失汗致衄，邪随衄解，当属自愈，此二条皆属于"衄以代汗"以泄邪。55条为衄在汗前，虽邪重致衄，但衄而邪不解，仍须与麻黄汤发汗使邪从汗解而止衄。虽有"衄以代汗"与"汗以代衄"之别，但"血汗同源"之理则一。太阳伤寒证之衄血，当详审脉证，若衄血量不大，且病症减轻，脉静身凉，是为邪去正安之兆；若衄血量大，且身热不退或身热夜甚，心烦谵语，舌质红绛，则恐产生热入营血之变证。切不可见衄血则待其自愈或滥投麻黄汤。

2. 麻黄汤禁例

【原文】

咽喉乾燥者，不可發汗。（83）

淋家[1]不可發汗，發汗必便血[2]。（84）

瘡家[3]，雖身疼痛，不可發汗，汗出則痓[4]。（85）

衄家[5]，不可發汗，汗出必額上陷脉急緊[6]，直視不能眴[7]，不得眠。（86）

亡血家[8]，不可發汗，發汗則寒慄而振[9]。（87）

汗家[10]，重發汗，必恍惚心亂[11]，小便已陰疼[12]，與禹餘粮丸本方闕。（88）

病人有寒，復發汗，胃中冷，必吐蚘[13]。（89）

【词解】

[1]淋家：淋，指小便淋沥不尽，尿频量少、尿道涩痛之症。淋家，指久患淋证之人。

[2]便血：此处指尿血。

[3]疮家：久患疮疡之人。

[4]痓（zhì 至）：《金匮玉函经》《脉经》作"痉"，可从。痉，筋脉拘急之意。

[5]衄家：经常鼻出血之人。

[6]额上陷脉急紧：指额部两旁凹陷处（太阳穴）的动脉拘急。

[7]眴（shùn 顺）：目动也，即目睛转动。

[8]亡血家：指平素经常失血之人。

[9]寒慄而振：即寒战。

[10]汗家：指平素多汗之人。

[11]恍惚心乱：神识昏惑模糊，心中慌乱不安。

[12]小便已阴疼：小便后尿道疼痛。

[13]蚘：蛔之古体字，即蛔虫。

【提要】

论辛温发汗的禁例。

【解析】

83 条论阴虚咽燥者禁用发汗。咽喉乃肺胃之门户，三阴经所循之处。生理情况下，咽喉必赖肺、肾的滋养。若咽喉干燥，则为阴液不足之象，尤其是肺肾阴亏，此时虽有太阳表证，亦不可辛温发汗。因阴液不足，发汗无源，强行发之，不仅伤阴，更助阳热，以致阴伤热炽，变证蜂起，不可不戒。

84 条论淋家禁用发汗。久患淋病之人，多属湿热下注，久则伤阴，虽有太阳表证，亦不可径用辛温发汗。若误发其汗，不仅助膀胱湿热，耗肾中之阴，且阴伤热炽，迫血妄行，损伤阴络，可发生尿血之证。

85 条论疮家气血两虚者禁用发汗。久患疮疡之人，因脓血流失而致气血两伤。"虽身疼痛，不可发汗"，是说疮家复感外邪而致身疼痛者，不可发汗。因血汗同源，发汗必伤营血，疮家已有气血两虚，复加发汗，则营血更伤。营血伤不能濡养筋脉，则导致筋脉强直，肢体拘挛的变证。

86 条论衄家阴血不足禁用辛温发汗。素患鼻衄之人，阴血亏虚者居多。虽有表证，亦不可径用发汗。若强发其汗，势必更加损伤阴血。血不濡养筋脉，则额两旁陷中之脉紧急；血虚不能上注于目，则目直视而睛不能转动；血虚不养心，神不守舍，则不得眠。本条言衄家不可发汗，第 55 条则言"伤寒脉浮紧，不发汗，因致衄者，麻黄汤主之"，两者虚实有别，病机不同，当注意区别。彼条是伤寒表实证失汗而致衄，其衄血量不多，且衄后表实证仍在，故仍与麻黄汤发汗；本条是素日即多衄血之人，阴血素亏，又患外感，故治疗时必虑其虚，不可单纯使用发汗之法。

87 条论亡血家气血虚弱，禁用发汗。亡血家，指平素经常失血之人，其阴血必虚，且气无所附而阳气亦不足。亡血家气血俱虚，即使患有伤寒表证，也不可妄用辛温发汗。盖血汗同源，夺血者无汗，夺汗者无血。若强行发汗，必致气血更虚。血伤无以濡养筋脉，气伤阳虚无力温煦肌肤，故寒慄而振。

88 条论平素多汗禁用发汗。汗乃心之液，系阳气蒸化津液而成。平素常多汗出，无论自汗盗汗，均有阴血阳气之伤。若再与发汗，不唯伤阳，亦必损阴，以致阴阳两虚。心失所养，心神浮越，故恍惚而心乱。汗家重发汗，阴津受伤，阴中滞涩，故小便后阴疼，治用禹余粮丸。此方已佚，但从主药禹余粮推断其大法是敛阴止汗，重镇固涩，既救其急，亦补其虚。

89 条论中焦虚寒者禁用发汗。病人有寒，指病人中焦脾胃虚寒。素有中寒，复感外邪，法当温中解表，切不可强发其汗。误用发汗，使脾胃已虚之阳更伤，必然导致"胃中冷"。胃寒气逆者，可见呕吐，若平日有蛔虫寄生者，则可吐蛔。

【明经指要】

以上 7 条，从不同角度阐述峻汗禁例及机理。"阳加于阴谓之汗"，且血汗同源，气血互根，峻汗必伤及气血阴阳，故虚人外感不可用；由于麻黄汤为辛温解表之剂，辛温能助热，故火旺阳亢、风热外感者亦不可用。

【原文】

脉浮数者，法当汗出而愈。若下之，身重心悸者，不可發汗，當自汗出乃解。所以然者，尺中脉微，此裏虛，須[1]表裏實[2]，津液自和，便自汗出愈。（49）

脉浮緊者，法當身疼痛，宜以汗解之。假令尺中遲[3]者，不可發汗。何以知然？以榮氣不

足，血少故也。（50）

【词解】

［1］须：等待之义。

［2］表里实：表里，指表气与里气。实，指正气恢复。

［3］尺中迟：尺中，指寸关尺三部的尺部脉。迟，脉行迟滞无力。

【提要】

再论辛温发汗的禁例。

【解析】

49条论误下后里虚，尺中脉微者不可发汗。太阳伤寒初起未发热时，脉多浮紧，已发热时，脉多浮数，宜麻黄汤发汗。此时若误用攻下，则徒伤里气，不唯表证难除，甚则发生变证。表证误下，患者身重心悸、尺中脉微，表明正气已伤。由于清阳之气不能充身，加之表邪困阻，故身重；阳虚心神不能自主，故心悸；尺以候里，微为阳虚之主脉，更为里阳虚之佐证，故言"此里虚"。表证误下致里阳虚，而表证仍在者，为夹虚伤寒，不可再汗。虚人若发汗，必更伤正气，徒生变证，故云："不可发汗，当自汗出乃解。"其"自汗出"意在当补其虚，待正气来复，气血充沛，津液自和，则往往自汗出而愈。此不汗而汗解之法，虽与发汗解表者大异，但有异曲同工之妙。故文中云："须表里实，津液自和者，便自汗出愈。"

50条论尺中脉迟营血不足者，禁用发汗。脉浮紧，为太阳伤寒表实证之典型脉象。由于寒邪束表，营阴郁滞，必有身疼痛之症，故言"法当身疼痛"。脉浮紧且身疼痛，证属伤寒表实，当以麻黄汤发汗为宜。若此时脉象并非"脉阴阳俱紧"，而见"尺中迟"，则须斟酌。尺脉候里，迟涩不利为营血不足之象，此属里虚兼表，故不可强发其汗。由于血汗同源，发汗则可使营血更伤，故仲景自注云："何以知然？以营气不足，血少故也。"

本条以脉浮紧当汗，以尺中迟者禁汗对举，意在示人麻黄汤之用，当以表实而里不虚者为辨证要点。麻黄汤为峻汗之剂，虚人用之，每易伤阳损阴，致生变证。此外，本条禁汗，禁在营血不足，而营血虚之表现非一，此处之尺脉迟只是举例，也有以脉代证之意，临证当灵活掌握，不必拘泥。

以上两条均以脉象论禁，但一在阳虚里气不足，一在阴虚营血亏损。二者皆为伤寒夹虚之证，故均禁用麻黄汤强发其汗。

【明经指要】

里虚兼表之证，禁止强发其汗，其治法应重在补其不足，使正气来复，气血充沛，方能与邪抗争，此时或可自愈，或可再行发汗解表。此即为"实人伤寒发其汗，虚人伤寒建其中"之意。

3. 兼证

（1）葛根汤证

【原文】

太陽病，項背強几几，無汗惡風，葛根湯主之。（31）

葛根湯方

葛根四兩　麻黃三兩（去節）　桂枝二兩（去皮）　生薑三兩（切）　甘草二兩（炙）　芍藥二兩　大棗十二枚（擘）

上七味，以水一斗，先煮麻黃、葛根，減二升，去白沫，內諸藥，煮取三升，去滓，溫服一升。覆取微似汗，餘如桂枝法將息及禁忌。諸湯皆倣此。

【提要】

太阳伤寒兼经输不利的证治。

【解析】

太阳病无汗恶风，为太阳伤寒表实证，又兼见项背拘急不舒者，此为风寒袭表，邪客太阳经输，经气不利，气血运行不畅所致。治以葛根汤，发汗解表，升津舒经。

【方义】

葛根汤方由桂枝汤减轻桂、芍用量，加葛根、麻黄而成。方中葛根为主药，升津液，舒筋脉；桂枝汤减少桂、芍而加麻黄者，一则解肌发表，调和营卫，再则欲其发汗解表，以治恶风无汗之表实。本方既能发汗升津，又无麻黄汤过汗之虞，且方中芍药、生姜、大枣、炙甘草又可补养阴血，助津液升发之源。本方服药后不必啜粥，只需温覆取微汗出。余遵桂枝汤调护之法。

【临证要点】

主症：恶寒（风），发热，头痛，无汗，项背拘急不舒，脉浮紧。

病机：风寒之邪束表，太阳经输不利。

治法：发汗解表，升津舒筋。方用葛根汤。

葛根汤现代应用涉及多个系统、多个病种，包括流行性感冒、急性支气管炎、肺炎、过敏性鼻炎、慢性副鼻窦炎、痢疾、肠炎、胃肠型感冒、颈椎病、肩周炎、周围面神经麻痹、各类神经性疼痛、纤维性肌痛、紧张性头痛、急性腰扭伤、踝关节扭伤、腰肌劳损等。

（2）葛根汤证与葛根加半夏汤证

【原文】

太陽與陽明合病者，必自下利[1]，葛根湯主之。（32）

太陽與陽明合病，不下利但嘔者，葛根加半夏湯主之。（33）

葛根加半夏湯方

葛根四兩　麻黃三兩（去節）　甘草二兩（炙）　芍藥二兩　桂枝二兩（去皮）　生薑二兩（切）　半夏半升（洗）　大棗十二枚（擘）

上八味，以水一斗，先煮葛根、麻黃，減二升，去白沫，内諸藥，煮取三升，去滓，溫服一升。覆取微似汗。

【词解】

[1]必自下利：必，假设连词，作"如果"解。自下利，非经误治而自然发生的下利。

【提要】

论太阳阳明合病下利、呕吐的证治。

【解析】

32条论太阳与阳明合病，但叙证简略。若从葛根汤以方测证，其病当以太阳表证为主，发热恶寒、头身疼痛、无汗、脉浮紧等自是必见脉症。太阳伤寒证，如果同时伴见下利，是病涉阳明胃肠，故曰太阳与阳明合病。也就是说，本条之所以称为太阳与阳明合病，是因为既有发热恶寒等太阳表证，又有"下利"这一病涉阳明胃肠的里证。此处但言"必自下利"而不明说表证症见者，意在突出其与单纯太阳表证的不同，具有强调"自下利"的意义在内。此下利乃外感风寒，束于肌表，不能外解，内迫阳明，致使大肠传导失常所致。这种下利，多为水粪杂下，无恶臭及肛门灼热感。其病虽涉太阳阳明两经，但仍以太阳表证为主，故治疗当以太阳为先，使表解则里自和。况且葛根汤所用主药葛根，既能辛散解表，又能升津止利，故本方对风寒邪气内迫阳明，致使大肠传导过速的下利，具有极好的治疗作用。

本条与 31 条均属葛根汤证，31 条是治太阳病兼太阳经输不利的项背强几几，本条是治太阳病兼阳明大肠传导失职的下利，兼证虽不同，但主症为风寒表实之机理则同，而方中葛根，既可通太阳之经气，又可升清阳以止利，故均以葛根汤为主治之方。

33 条继论风寒束表、内迫阳明的二阳合病的证治。本条与 32 条比较，所同者，都是风寒束表，内迫阳明而为病，所异者，32 条是内迫大肠，传导太过，证见下利，本条是内犯胃腑，胃气上逆，证见呕逆。此处言"不下利，但呕者"，就是强调风寒邪气，内犯于胃的病理机转。此时，治用葛根加半夏汤，以葛根汤发散风寒，加半夏和胃降逆。若胃与大肠俱受其累，则呕利并作，临床亦为常见，其治仍可使用葛根加半夏汤。

【方义】

葛根加半夏汤即葛根汤加半夏而成，以葛根汤外散风寒，发汗解表；加用半夏，合方中的生姜，为小半夏汤，意在和胃降逆。

【临证要点】

主症：发热恶寒，头身疼痛，无汗，下利或呕逆，舌苔白，脉浮或浮紧。

病机：风寒束表，内犯阳明。

治法：发汗解表，升清止利或降逆止呕。治用葛根汤或葛根加半夏汤。

临床常见的急性胃肠炎、胃肠型普通感冒及胃肠型流行性感冒，常出现下利、呕吐、恶心等症状，这些症状有同时出现者，亦有先见恶心、呕吐，随之而来下利者，与本证相似，治疗方法可视呕吐轻重，出现时间不同，选用葛根汤或葛根加半夏汤。

【明经指要】

同为太阳与阳明合病，下利者以葛根汤主之，不下利但呕者以葛根加半夏汤主之，此亦体现了仲景遣方用药随证加减的思想。另外，两条比类而观，可知"必"字并非必然之意。

（3）大青龙汤证

【原文】

太陽中風，脉浮紧，發熱恶寒，身疼痛，不汗出而煩躁者，大青龍湯主之。若脉微弱，汗出恶風者，不可服之。服之則厥逆[1]，筋惕肉瞤[2]，此爲逆也。（38）

大青龍湯方

麻黄六兩（去節）　桂枝二兩（去皮）　甘草二兩（炙）　杏仁四十枚（去皮尖）　生薑三兩（切）　大棗十枚（擘）　石膏如鷄子大（碎）

上七味，以水九升，先煮麻黄，減二升，去上沫，内諸藥，煮取三升，去滓，温服一升，取微似汗。汗出多者，温粉[3]粉之。一服汗者，停後服。若復服，汗多亡陽遂虚，恶風煩躁，不得眠也。

傷寒脉浮緩，身不疼但重，乍有輕時[4]，無少陰證者，大青龍湯發之[5]。（39）

【词解】

[1]厥逆：手足冷。

[2]筋惕（tì替）肉瞤（shùn舜）：惕、瞤义近，皆指抽动。即筋肉不自主的跳动。

[3]温粉：关于温粉的成分，《伤寒论》未明确记载，后世医家的理解也不尽相同。如唐·孙思邈《备急千金要方》记为：煅牡蛎、生黄芪各三钱，粳米粉一两，共研细末，和匀，以稀疏绢包，缓缓扑于肌肤。

[4]乍有轻时：身重忽而有所减轻。

[5]发之：发散解表。

【提要】

论太阳伤寒兼阳郁内热的证治。

【解析】

38条"太阳中风"是病因概念，系指风寒之邪伤人肌表，非太阳中风证。根据脉浮紧、发热恶寒、身疼痛、不汗出分析，证属典型的太阳表实，病机为风寒外束，卫阳被遏，营阴郁滞，与35条无异。然本证除伤寒表实的症状之外又见"烦躁"，故与伤寒表实证有别。条文中云："不汗出而烦躁。""不汗出"既为症状，又成为"烦躁"之因。太阳表实，汗孔闭塞特甚，阳气无从发越，则阳气内郁益甚，郁热内扰心神，则见烦躁。此即本证兼内热扰攘，烦躁不宁之由来。本证和麻黄汤证都是伤寒表实证，病机都有风寒外束，卫阳被遏，营阴郁滞的特点，都可见脉浮紧、发热、恶寒、身疼痛、不汗出等症状。不同之处在于大青龙汤证感寒更重，肌表郁闭更甚，并且郁热内生，邪热扰心，在症状上突出表现在有烦躁一症。

麻黄汤本已是峻汗之剂，大青龙汤又在其基础上倍用麻黄，则辛温发汗之力更猛。若审证不确，不可轻投。所以仲景在文中特别提出"脉微弱，汗出，恶风者，不可服之"。"脉微弱"示其里虚，"汗出恶风者"又为表虚，表里俱虚，则为大青龙汤之禁例。如不慎而误用之，必大汗亡阳损阴，四肢筋脉失于温养，或手足逆冷，筋肉跳动，或恶风，烦躁，失眠，种种变化，不一而足。

39条指出大青龙汤证的非典型脉症。由于感邪有轻重，体质有强弱，临床表现有典型者，也有不典型者，医者临证当注意鉴别。本条首言"伤寒"，并主以"大青龙汤发之"，说明病机同前。上条曰"太阳中风"，本条曰"伤寒"，是互文见义，总属风寒之邪侵袭人体。伤寒表实证本为浮紧之脉，应见身疼痛之症，身疼痛反映了寒为阴邪，其性收敛凝闭的特性。但寒邪闭郁于表，阳气不得发越而郁闭，则阳郁渐趋化热，其脉也必由寒邪收引所致之紧脉而渐渐变为和缓不紧，此即本条脉浮缓之意。实际上，此处之浮缓是与浮紧对比而言，反映了阳气内郁化热之机转。同时，营阴郁滞所致的身疼痛也因阳郁化热，热壅经气不利而变为身重之症。此与第6条"风温为病，脉阴阳俱浮，自汗出身重，多眠睡，鼻息必鼾，语言难出"之身重，机理有相似之处，但程度有别。其身重乍有轻时者，是因邪气有传入之势，进退于表里之间，故身重常见乍有轻时。本条之脉症虽不似上条之典型，但却与上条相互补充，同样反映了表寒郁闭，内有郁热之病机。然而，本条所论毕竟为非典型脉症，因此必须与上条联系理解，即亦应有发热恶寒、无汗烦躁等症，方可确诊。亦只有如此，才可用大青龙汤发散表邪，兼清内热。

"无少阴证者"，是说本条之身重、烦躁应与少阴病之身重、烦躁相鉴别。少阴病身重是由于阴盛阳衰，气血不足所致，故其身重无休止之时，且必伴有脉微细、恶寒肢厥、但欲寐等阴寒之象。而本证之身重，属汗不得出，阳郁化热，热壅经气不利所致，故其身重乍有轻时，且必伴有表实证和内热之象，二者显然有别。少阴病之烦躁，多为正气大虚，阴盛阳衰，阴阳离决所致，故其多伴有一派阴寒内盛，阳气大虚之证，而大青龙汤之烦躁属风寒束表，郁热内扰所致，故必与发热恶寒，无汗等表实并见，且多呈现一派正盛邪实之证，故二者不难区分。

【方义】

大青龙汤由麻黄汤倍用麻黄，减杏仁剂量，加石膏、姜、枣而成。方中麻黄六两，较麻黄汤增一倍，故为发汗重剂。重用麻黄，佐桂枝、生姜辛温发汗，外散风寒，以开祛邪之路；加石膏辛寒，以清郁闭之热，使郁热除则烦躁止；炙甘草、大枣，和中以滋汗源。诸药合之，既能发汗解表，又可清热除烦，为表里双解之剂。药后当以汗出表解而效，犹如龙升雨降，郁热顿除之意，故名为大青龙汤。

由于本方麻黄用量大，为发汗之峻剂，故服用时须注意：①先煮麻黄，去上沫；②温分三次服用。③取微微汗出为佳，切勿过汗伤阳。④因本方发汗力强，不易控制，若汗出过多，可用温粉扑身以止其汗。⑤若一服汗出邪解，即停后服。⑥若复服过汗，乃至亡阳，出现恶风、烦躁、不得眠等变证者，应及时救治。

【临证要点】

主症：恶寒，发热，身痛（或重），无汗，烦躁，脉浮紧（或浮缓）。

病机：风寒外束，兼阳郁内热。

治法：外散风寒，内清郁热。方用大青龙汤。

现代临床主要将大青龙汤应用于流感发热、支气管哮喘、慢性支气管炎合并感染、汗腺闭塞症、荨麻疹、痤疮等疾病，以外有表寒，里有郁热为辨证要点。

【明经指要】

大青龙汤证 38、39 两条分言"太阳中风脉浮紧""伤寒脉浮缓"，语义交互错综，提示风寒之邪，难以凿分，同时体质有强弱，感邪有轻重，而脉象每随各种因素而有变例，临证之时，切不可因循常规而失其大局。错简重订派注家认为此二条是"中风见寒脉，伤寒见风脉"，并提出"风伤卫治用桂枝汤，寒伤营治以麻黄汤，风寒两伤营卫治以大青龙汤"的观点，实属牵强，不可为据。

（4）小青龙汤证

【原文】

傷寒表不解，心下有水氣[1]，乾嘔發熱而欬，或渴，或利，或噎[2]，或小便不利、少腹[3]滿，或喘者，小青龍湯主之。（40）

小青龍湯方

麻黄（去節） 芍藥 細辛 乾薑 甘草（炙） 桂枝各三兩（去皮） 五味子半升 半夏半升（洗）

上八味，以水一斗，先煮麻黄，減二升，去上沫，內諸藥，煮取三升，去滓，溫服一升。若渴，去半夏，加栝樓根三兩；若微利，去麻黄，加蕘花，如一雞子，熬[4]令赤色；若噎者，去麻黄，加附子一枚，炮；若小便不利，少腹滿者，去麻黄，加茯苓四兩；若喘，去麻黄，加杏仁半升，去皮尖。且蕘花不治利，麻黄主喘，今此語反之，疑非仲景意。

臣億等謹按：小青龍湯，大要治水。又按《本草》，蕘花下十二水，若去水，利則止也。又按《千金》，形腫者應內麻黄，乃內杏仁者，以麻黄發其陽故也。以此證之，豈非仲景意也。

傷寒心下有水氣，欬而微喘，發熱不渴。服湯已渴者，此寒去欲解也。小青龍湯主之。（41）

【词解】

[1]心下有水气：心下，即胃脘部。水气，即水饮之邪。

[2]噎（yē 耶）：指咽喉部有气逆梗阻感。

[3]少腹满：指小腹或下腹部胀满。

[4]熬：《说文·火部》："熬，干煎也。"与烘、炒、焙近意。

【提要】

论太阳伤寒兼水饮内停的证治。

【解析】

40 条"伤寒表不解"，除条中所载发热外，应见恶寒、无汗、脉浮紧等；"心下有水气"，是水饮停蓄于心下胃脘部。此处内近肺胃，水饮扰胃，胃气上逆则呕；水寒射肺，肺气失宣则咳。

自"或渴"以下，皆为或然症。由于水饮之邪变动不居，可随三焦气机升降出入，或壅于上，或积于中，或滞于下，故其症状也多有变化。水停为患，一般不渴，但饮停不化，津液不滋，也可口渴，但多渴喜热饮，或饮量不多；水走肠间，清浊不分则下利；水寒滞气，气机不利，故小便不利，甚则少腹胀满；水寒射肺，肺气上逆则喘。诸或然症，并非必然出现，但病机关键为水饮内停。本证外有表寒，内有水饮，故以小青龙汤发汗蠲饮，表里同治。

41条补述太阳伤寒兼水饮内停的证治及药后寒去欲解的表现。"小青龙汤主之"一句，应接在"发热不渴"之后，此属倒装文法。"伤寒，心下有水气"，说明外为表邪未解，内有水饮停留，与上条相同。上条言干呕、发热而咳，本条补述咳而微喘，突出咳喘是小青龙汤证的主症。表不解自有发热，水饮内停，多不见渴。服小青龙汤后，由"不渴"转为"渴"者，表明寒饮已消，是病欲解之佳兆。此因发热之后，温解之余，津液一时不足之故。此时虽渴而不甚，可少少与饮之，令胃气和，水津布则愈。上条渴见于服药之前，是水气不化，津不上承之或然症；本条渴见于服药之后，是寒饮消解的反映，两者机理不同，不可混淆。

【方义】

小青龙汤由麻黄汤、桂枝汤合方去杏仁、生姜，加干姜、细辛、半夏、五味子而成。方中麻黄发汗、平喘、利水，配桂枝则增强通阳宣散之力；芍药与桂枝配伍，调和营卫；干姜大辛、大热，合细辛性温，散寒温肺，化痰涤饮；五味子味酸性温，敛肺止咳；半夏味辛性温，降逆止呕，燥湿去痰；炙甘草调和诸药。本方为解表蠲饮，表里双解之剂。

由于小青龙汤证内有水饮为患，而水饮变动不居，故有多个或然证，针对或然证，小青龙汤也设有5个加减法。若渴属水不化津，故去半夏之辛燥，加瓜蒌根以生津止渴；若微利，是水走肠间，内证为重，故去麻黄之走表，加荛花以利水；若噎者，属水寒滞气，内证为重，故去麻黄之升阳达表，加炮附子以温阳化饮；若小便不利而少腹满，是水停下焦而不化，故去麻黄之发表，加茯苓以利水；若喘，属水寒射肺，肺气不降，故去麻黄之外达，加杏仁以降肺气。宋臣针对原版本中，"且荛花不治利，麻黄主喘，今此语反之，颖非仲景意"之语，提出了反对意见，可参。

【临证要点】

主症：恶寒，发热，咳嗽，气喘，呕恶，脉浮紧（或浮滑），或兼见其他水饮内停的症状。

病机：风寒束表，水饮内停。

治法：辛温解表，温化水饮。方用小青龙汤。

现代临床主要将小青龙汤应用于呼吸系统疾病如慢性气管炎、肺气肿、肺心病、咳嗽变异性哮喘、支气管哮喘、支气管炎、支气管肺炎、大叶性肺炎、结核性胸膜炎、慢性鼻炎，也应用于水邪内停所引起的胃病、肠易激综合征、病态窦房结综合征、类风湿性关节炎、红斑狼疮及其他过敏性疾病。

【明经指要】

大、小青龙汤皆从麻黄汤化裁，均属表里同治之方。但大青龙汤发汗解表，兼清郁热而除烦，以解表为主；小青龙汤发汗解表，内蠲寒饮而治咳喘，重在蠲饮。

（三）表郁轻证

1. 桂枝麻黄各半汤证

【原文】

太陽病，得之八九日，如瘧狀[1]，發熱惡寒，熱多寒少，其人不嘔，清便欲自可[2]，一日二三度發。脉微缓[3]者，爲欲愈也；脉微而恶寒者，此陰陽俱虚[4]，不可更發汗、更下、更吐也；面色反有熱色[5]者，未欲解也，以其不能得小汗出，身必痒，宜桂枝麻黄各半湯。（23）

桂枝麻黄各半湯方

桂枝一兩十六銖（去皮）　芍藥　生薑（切）　甘草（炙）　麻黄各一兩（去節）　大棗四枚（擘）　杏仁二十四枚（湯浸，去皮尖及兩仁者）

上七味，以水五升，先煮麻黄一二沸，去上沫，内諸藥，煮取一升八合，去滓，温服六合。本云桂枝湯三合，麻黄湯三合，并爲六合，頓服。將息如上法。

臣億等謹按：桂枝湯方，桂枝、芍藥、生薑各三兩，甘草二兩，大棗十二枚。麻黄湯方，麻黄三兩，桂枝二兩，甘草一兩，杏仁七十箇。今以算法約之，二湯各取三分之一，即得桂枝一兩十六銖，芍藥、生薑、甘草各一兩，大棗四枚，杏仁二十三箇零三分枚之一，收之得二十四箇，合方。詳此方乃三分之一，非各半也，宜云合半湯。

【词解】

[1]如疟状：指发热恶寒呈阵发性，发无定时，似疟非疟。

[2]清便欲自可：清，同圊，厕所之古名，此处作动词用。欲，同尚字。自可，如常之意。清便欲自可，指大小便尚属正常。

[3]脉微缓：微乃稍微，略微之意。脉微缓，指脉不浮紧，而稍偏和缓。

[4]阴阳俱虚：此处阴阳，指表里而言。阴阳俱虚，即表里皆虚。

[5]热色：即发热时的红色。

【提要】

论太阳病日久不愈的三种转归及表郁轻证的证治。

【解析】

本条分两段理解。第一段自"太阳病"至"一日二三度发"，所述的基本证候具有三方面特点：其一，"太阳病，得之八九日"说明患太阳病时日较久不愈的病史；其二，"如疟状，发热恶寒，热多寒少"，"一日二三度发"，即阵发性恶寒发热同时并见，且发热重恶寒轻；其三，"其人不呕"，外邪未传少阳，"清便欲自可"，大小便尚属正常，邪未传阳明。综上所述，虽患病多日，但病仍在表。然病在太阳，何以寒热一日二三度发？此为病久邪微，正气欲抗邪外出，而邪郁不解，正邪交争较为轻微所致。

第二段自"脉微缓者"至"宜桂枝麻黄各半汤"，太阳病日久不愈，邪郁不解可能出现三种转归：其一，"脉微缓者，为欲愈"，即脉象由浮紧而渐趋和缓，反映了外邪渐退而正气抗邪外出，表里气和，故为欲愈之兆。其二，"脉微而恶寒，此阴阳俱虚，不可更发汗、更下、更吐也"，脉微为正衰里虚，恶寒为表阳不足，表里阳气皆虚，故称"阴阳俱虚"，治当急扶其阳，切不可再用汗吐下之法伤伐正气。其三，若病人见"面色反有热色者，未欲解也""其身必痒"，为当汗失汗或汗出不彻，病邪不解，邪郁日久，不得宣泄之表郁轻证。此虽为转归之一，但内容是遥承第一段而加以补充。由于太阳表邪不解，阳气拂郁不伸，故病人面色发红；邪郁在表，气血周行不利，汗欲出而不得出，故身痒。治当小发其汗，宜桂枝麻黄各半汤。

【方义】

桂枝麻黄各半汤方，为桂枝汤与麻黄汤各取1/3量，按1:1比例合方，或将两方各三合煎液合并。两方为小剂组合，旨在使桂枝汤调和营卫而不留邪，麻黄汤解表发汗而不伤正。刚柔相济，剂量虽小，实为发散邪气，扶助正气，属发汗轻剂。

【临证要点】

主症：表证日久，发热恶寒如疟状，一日二三度发，或伴面红、身痒。

病机：表郁日久，邪轻证轻。

治法：辛温解表，小发其汗。方用桂枝麻黄各半汤。

2. 桂枝二麻黄一汤证

【原文】

服桂枝湯，大汗出，脉洪大者，與桂枝湯如前法。若形似瘧，一日再發[1]者，汗出必解，宜桂枝二麻黄一湯。（25）

桂枝二麻黄一湯方

桂枝一兩十七銖（去皮） 芍藥一兩六銖 麻黄十六銖（去節） 生薑一兩六銖（切） 杏仁十六箇（去皮尖） 甘草一兩二銖（炙） 大棗五枚（擘）

上七味，以水五升，先煮麻黄一二沸，去上沫，内諸藥，煮取二升，去滓，温服一升，日再服。本云：桂枝湯二分[2]，麻黄湯一分，合爲二升，分再服。今合爲一方，將息如前法。

臣億等謹按：桂枝湯方，桂枝、芍藥、生薑各三兩，甘草二兩，大棗十二枚。麻黄湯方，麻黄三兩，桂枝二兩，甘草一兩，杏仁七十箇。今以算法約之，桂枝湯取十二分之五，即得桂枝、芍藥、生薑各一兩六銖，甘草二十銖，大棗五枚。麻黄湯取九分之二，即得麻黄十六銖，桂枝十銖三分銖之二，收之得十一銖，甘草五銖三分銖之一，收之得六銖，杏仁十五箇九分枚之四，收之得十六箇。二湯所取相合，即共得桂枝一兩十七銖，麻黄十六銖，生薑、芍藥各一兩六銖，甘草一兩二銖，大棗五枚，杏仁十六箇，合方。

【词解】

[1]一日再发：一天发作两次。

[2]分：指份。

【提要】

服桂枝汤大汗出后的两种不同转归与治疗。

【解析】

太阳病服桂枝汤，应遵"微似有汗者益佳，不可令如水流漓"之旨，如汗不得法，汗出太过者，则可发生种种变化。本条列举了两种情况。其一，大汗出，脉由浮缓变洪大。此时应鉴别是否邪传阳明。若虽脉洪大，但不见大热、烦渴等里热之象，且恶寒发热、头痛项强仍在，表明邪仍在表，故从太阳论治，可用桂枝汤解肌祛风，调和营卫，且将息调理之法如桂枝汤方后所注。此洪大之脉，实为药后大汗，阳气浮盛于外，正邪交争的反映。此时切不可认为脉洪大为病已转入阳明而误用白虎汤，以免凉遏表邪致病不解，甚至导致它变。其二，病人服桂枝汤后，"形似疟，一日再发"即恶寒发热，一天发作两次。此与前条"如疟状，发热恶寒，热多寒少，一日二三度发"病机相同而略轻，为太阳病发汗后，大邪已去，余邪犹存，属太阳表郁不解之轻证，以桂枝二麻黄一汤，辛温轻剂，微发其汗。

【方义】

桂枝二麻黄一汤为桂枝汤与麻黄汤按2∶1比例组方，与桂枝麻黄各半汤药味相同，但药量更轻，系桂枝汤取原剂量5/12，麻黄汤取原剂量2/9。由于桂枝汤量较桂枝麻黄各半汤的比例增加，麻黄汤用量较之减少，故其发汗力量更小，可称微发其汗。

【临证要点】

主症：恶寒发热如疟状，一日发作两次，或伴汗出、身痒。

病机：表郁日久，证微邪微。

治法：辛温轻剂，微发其汗。方用桂枝二麻黄一汤。

3. 桂枝二越婢一汤证

【原文】

太陽病，發熱惡寒，熱多寒少，脉微弱者，此無陽[1]也，不可發汗。宜桂枝二越婢一湯。（27）

桂枝二越婢一湯方

桂枝（去皮）　芍藥　麻黃　甘草各十八銖（炙）　大棗四枚（擘）　生薑一兩二銖（切）　石膏二十四銖（碎，綿裹）

上七味，以水五升，煮麻黃一二沸，去上沫，内諸藥，煮取二升，去滓，温服一升。本云當裁爲越婢湯、桂枝湯合之，飲一升。今合爲一方，桂枝湯二分，越婢湯一分。

臣億等謹按：桂枝湯方，桂枝、芍藥、生薑各三兩，甘草二兩，大棗十二枚。越婢湯方，麻黃二兩，生薑三兩，甘草二兩，石膏半斤，大棗十五枚。今以算法約之，桂枝湯取四分之一，即得桂枝、芍藥、生薑各十八銖，甘草十二銖，大棗三枚。越婢湯取八分之一，即得麻黃十八銖，生薑九銖，甘草六銖，石膏二十四銖，大棗一枚八分之七，棄之。二湯所取相合，即共得桂枝、芍藥、甘草、麻黃各十八銖，生薑一兩三銖，石膏二十四銖，大棗四枚，合方。舊云，桂枝三，今取四分之一，即當云桂枝二也。越婢湯方，見仲景雜方中，《外臺秘要》一云起脾湯。

【词解】

[1]无阳：指阳气虚。

【提要】

论表郁内热轻证的证治。

【解析】

本条"宜桂枝二越婢一汤"应在"热多寒少"句后，此为倒装文法。由于原文述证甚简，故须以方测证，以明其机理。原文提出"太阳病，发热恶寒，热多寒少"，说明太阳之邪未解，与23、25条表郁轻证相似。从方中用辛寒之石膏分析，本证应有轻度内热之证，如心烦、口微渴等。其病机为表郁内热，与大青龙汤证相似，然程度尚轻。故以桂枝二越婢一汤微发其汗，兼清里热。

"脉微弱者，此无阳也，不可发汗"，是说上证如脉微弱，属阳气不足，故不可发汗，虽发汗轻剂亦不可轻易使用，此与38条"若脉微弱，汗出恶风者，不可服之"，有异曲同工之处。

【方义】

桂枝二越婢一汤为桂枝汤与越婢汤之合方。取桂枝汤原方剂量的1/4，越婢汤原方剂量的1/8而成，两方之比为2:1。越婢汤载于《金匮要略》，由麻黄、石膏、生姜、大枣、炙甘草组成，为辛凉之剂。本方组方之意，系以桂枝汤外散风寒，越婢汤发越郁热。二者合方，量小而力轻，为解表清里之轻剂，属小汗范畴。

【临证要点】

主症：发热恶寒如疟状，发热多，恶寒少，口微渴、心烦。

病机：表郁邪轻，外寒内热。

治法：微发其汗，兼清郁热。方用桂枝二越婢一汤。

现代临床中，主要将桂枝麻黄各半汤、桂枝二麻黄一汤及桂枝二越婢一汤此表郁三方应用于外感病之风寒外感，日久邪微，表郁不解者，也可加减应用于杂病之皮肤瘙痒、荨麻疹、变态反应性微血管炎症性疾病、甲状腺炎、便秘、神经官能症等。其临证应用以《伤寒论》中所述寒热如疟、身痒为辨证要点，以外邪不解、表闭邪轻为病机。抓住这一关键，可灵活运用于各种疾病。

【明经指要】

桂枝麻黄各半汤证、桂枝二麻黄一汤证及桂枝二越婢一汤证均为表郁邪微，症状均有发热恶寒，热多寒少，治用辛温微汗。但桂麻各半汤证为表郁稍重，表现为寒热一日二三度发，治以小发其汗；桂枝二麻黄一汤证，表郁较轻，表现为寒热一日再发，治以微发其汗；桂枝二越婢一汤证，属表郁兼内热，除寒热并见外，尚有轻微里热烦躁，治以辛温小汗，兼清郁热。

桂枝二越婢一汤证与大青龙汤证的病机均为外寒兼内热，均系麻黄汤合桂枝汤加石膏衍化而成。本证为外寒内热之轻症，治以小汗；大青龙汤证为外寒内热之重症，治以峻汗。

表郁轻证三方均为两方相合而成之新方，仲景首创合方，开后世合方应用之先河，将单方衍化为合方，而攻效主治也相应变化，反映了仲景辨证论治、随证用方的精神内涵。合方作为仲景组方的一大特色，对启迪经方现代临床应用的思路具有重要意义。

【原文】

二陽併病[1]，太陽初得病時，發其汗，汗先出不徹，因轉屬陽明，續自微汗出，不惡寒。若太陽病證不罷者，不可下，下之爲逆，如此可小發汗。設面色緣緣正赤[2]者，陽氣怫鬱[3]在表，當解之熏之[4]。若發汗不徹，不足言[5]，陽氣怫鬱不得越，當汗不汗，其人躁煩，不知痛處，乍[6]在腹中，乍在四肢，按之不可得，其人短氣，但坐[7]以汗出不徹故也，更發汗則愈。何以知汗出不徹？以脉濇故知也。（48）

【词解】

[1]二阳并病：太阳病证未罢，又出现阳明病证候。

[2]面色缘缘正赤：缘缘，持续不断之意。正赤，大红色。即满面持续发红。

[3]阳气怫郁：阳气，指卫阳之气。怫，郁也。怫郁，双声同义，郁滞、郁遏之意。阳气怫郁，指阳气为外邪所郁遏。

[4]解之熏之：发汗解表和以药物熏蒸取汗。

[5]不足言：不足以言，不值得一提。

[6]乍：有时，一会儿。

[7]但坐：坐，责，归咎。但坐，只是归咎。

【提要】

论太阳病发汗不彻的转归与证治。

【解析】

本条可分为三段理解。第一段从开始至"续自微汗出，不恶寒"，论述二阳并病的原因及转属阳明的病机与临床表现。太阳病初得病时，本应发汗解表，但若因病重药轻，或药不对证，或服药不如法，以致发汗不彻底，汗出不透，则达不到驱邪外出的目的。表邪不得外泄，阳气怫郁于表，则有化热之机，若太阳表证未罢，而阳明之里热之证已现，则为二阳并病。若病情进一步发展，由太阳表证的无汗变为持续不断地自汗出，由发热恶寒变为不恶寒但发热，则已不是二阳并病，而是已转属阳明，故原文中说："因转属阳明，续自微汗出，不恶寒"。此属第一种转归，即太阳病发汗不彻而转属阳明，当用清下之法以治之。

第二段从"若太阳病证不罢者"至"当解之熏之"，是紧承第一段"太阳初得病时，发其汗，汗先出不彻"，论述太阳、阳明并病的证候和治则。若太阳病发汗不彻，阳明病证候已现，而太阳表证未罢，则为"二阳并病"，其治法宜先表后里，切不可贸然攻下。否则，若下之过早，则易引起表邪内陷，故文中云："不可下，下之为逆。"然此时之解表，宜用小发汗法，因其外邪已有化热入里之势，表邪相对较轻，况且初得病时已用过汗法，故不可大发其汗。若误用大汗伤津，则难免助阳明燥热之弊，故曰："如此可小发汗。""设面色缘缘正赤者，阳气怫郁在表"是补述二阳并病之症状，因太阳表邪未罢，邪气又涉及阳明之经，太阳、阳明经表之邪怫郁不散，故见面色通红，持久不消。当"解之、熏之"是重申此二阳并病之证，当用小汗法治之，不可辛温过汗以助热伤津。本处虽未出方治，但桂枝二越婢一汤当为首选之方。此为第二种转归，即太阳病发汗不彻，形成二阳并病，当以小汗法解之。

第三段从"若发汗不彻"至文末，继第二段补述二阳并病的脉症及病理机转。太阳病初得病时，发汗不彻，汗出太少，谓之"不足言"。汗出不彻，不仅表邪不散，而且导致阳气为外邪郁闭而不得发越。阳郁过甚，郁阳内扰，则其人烦躁；阳气怫郁不解，营卫之气涩滞不利，故有周身不适之感。"不知痛处，乍在腹中，乍在四肢，按之不可得"，是对病人周身不适、似有所苦而难以描述，因而烦躁不安的形象描述。邪郁肌表，内迫于肺，肺气不利则"短气"。以上诸证皆因汗出不彻所致，治疗之法当"更发汗则愈"，以使在表之邪随汗出而解，怫郁之阳气随汗出而发。但此处之发汗，亦即上文"解之熏之"之互文，只宜以小汗法解之，不可辛温过汗而伤津助热。文中最后提出，判断汗出不彻的依据，在于"脉涩"，因为脉涩是外邪闭郁，气血郁滞不畅的反映，故其涩当为涩而有力。《素问·脉要精微论》所说"诸过者切之，涩者阳气有余也……阳气有余，为身热无汗"，正与此合，可供参考。

【明经指要】

此条蕴含三要义：一是以二阳并病为例，揭示"并病"之内涵；二是强调"表证不罢不可妄下"之治则；三是揭示阳气怫郁在表的症状及治法。

二、太阳病腑证

（一）蓄水证

【原文】

太陽病，發汗後，大汗出，胃中乾[1]，煩躁不得眠，欲得飲水者，少少與飲之，令胃氣和則愈。若脉浮，小便不利，微熱消渴[2]者，五苓散主之。（71）

五苓散方

豬苓十八銖（去皮） 澤瀉一兩六銖 白朮十八銖 茯苓十八銖 桂枝半兩（去皮）

上五味，擣爲散，以白飲[3]和服方寸匕[4]，日三服。多飲煖水，汗出愈。如法將息。

發汗已，脉浮數，煩渴者，五苓散主之。（72）

中風發熱，六七日不解而煩，有表裏證[5]，渴欲飲水，水入則吐者，名曰水逆[6]，五苓散主之。（74）

【词解】

[1]胃中干：指胃中津液不足。

[2]消渴：非病名，指口渴而饮水不解的症状。

[3]白饮：即米汤，又作白米饮。

[4]方寸匕：古代量取药末的器具。外形如匕，一寸见方有柄，容量约合今之5毫升。

[5]有表里证：指既有太阳表证，又有蓄水里证。

[6]水逆：是水邪停蓄于膀胱，气不化津，而致口渴引饮，饮入即吐的一种症状，是蓄水重证的表现。

【提要】

论蓄水证的脉症、病机、治法与方药。

【解析】

71条论汗后伤津胃中干与蓄水证的区别及蓄水证的证治。太阳病用汗法，本属正治，但若汗出太多，则属汗不如法。本条文首所说"太阳病，发汗后，大汗出"，便是汗不如法。汗出太多，可产生两种变化。一是汗后外邪虽解，却因汗出太多，损伤津液，出现了"胃中干"。从后文"欲得饮水者，少少与饮之"来看，此证当属一时性的津液不足，胃中干思水滋燥，则必见口渴欲饮之症状。胃乏津液之滋而不和，胃不和则卧不安，故可见烦躁不得眠。此时的救治之法是"欲得饮水者，少少与饮之"，"少少与饮"，即少量频饮，这既是为了滋其胃燥，复其津液，又是为了防止过饮停水，发生他变。二是汗后见脉浮、小便不利、微热、消渴等症。脉浮、微热者，是汗虽大出，但表证未解，另从"微热"可知其证当有所减轻。小便不利、消渴，原非太阳表证的症状，今在汗后见之者，是太阳表邪不解，循经入腑，影响膀胱气化功能，水蓄下焦所致。气化失司，水不下排，则小便不利，由于水停于内，故多兼少腹胀满；水停下焦，津不上承，则见渴欲饮水。但因气化不利，饮水后津液不能布达，口渴不除，因此形成所谓的"消渴"。本证是外有太阳表邪不解，内有膀胱蓄水，故用五苓散化气行水，两解表里。

72条承接前条补述蓄水证的脉证。发汗后，脉见浮数，为表邪不解之象。"烦渴"乃心烦、口渴之谓。因汗后表邪随经入里，膀胱气化失职，下焦蓄水，津液不能上承而致。"烦渴"亦可释作口渴之甚。证属蓄水，故必有小便不利之主症。其治仍以五苓散解表而利水。上条蓄水证言脉浮，本条言脉浮数；上条谓消渴，本条谓烦渴。两者互相补充，揭示同一病机。

74条论蓄水重症而致水逆的证治。此条与前二条比较，不同在于：一是与前两条太阳病发汗后所引起的表邪内传不同，本条"中风发热，六七日不解而烦，有表里证"，即太阳病未经发汗而表邪内传形成既有脉浮、发热，又有心烦、小便不利、渴欲饮水、水入则吐的表里同病之证。二是与前两条消渴或烦渴不同，本条"渴欲饮水，水入则吐"，即口渴能饮，水入则吐，吐后仍渴，再饮再吐。此称为"水逆"，是因气不化津而渴，饮入被拒而吐，其较前述"消渴""烦渴"为重，故属于蓄水之重症。此时，虽饮水不能解其口渴，虽呕吐不能除其水饮，其标虽在于胃，但本在膀胱气化不利，故仍用五苓散化气行水以治。

【方义】

五苓散由猪苓、泽泻、白术、茯苓、桂枝组成，制成散剂旨在取其发散之义。猪苓、茯苓、泽泻，导水下行，通利小便；白术健脾利湿；桂枝辛温，通阳化气以行水，并兼以解表。五味合方，外解表邪，内通水腑，助膀胱气化，使水有出路，对于水湿内停而病证兼表者，可加减使用。五药合用，共奏化气利水、通里达表之功。本方既可作为散剂，也可作为汤剂服用。"以白饮和服"，含有服桂枝汤啜热粥之义；"多饮暖水，汗出愈"，意在助药力且行津液而散表邪。此外，凡病机属膀胱气化不利之蓄水证，不论有无表证，皆可用本方治疗。

【临证要点】

主症：小便不利，少腹硬满，渴欲饮水，饮不解渴，甚则饮入即吐，苔白滑。

病机：水蓄膀胱，气化不利，兼有表证未除。

治法：通阳化气利水，兼以解表。方用五苓散。

五苓散临证主要用于治疗：①泌尿系统疾病，如急性肾炎、肾性高血压、遗尿、输尿管结石、肾盂肾炎属阳虚气化不利，伴见小便不利，口渴欲饮者；②生殖系统疾病，如睾丸鞘膜积液、卵巢囊肿、乳腺小叶增生、闭经、带下辨治属本方证病机者；③神经精神性疾病，用本方加减可以治疗脑积水、顽固性偏头痛、精神性尿频等；④五官科疾病，用本方加减可以治疗中耳炎、过敏性鼻炎、假性近视、中心性视网膜炎等；⑤心血管疾病，如用本方合麻黄附子细辛汤加椒目、石菖蒲、牛膝治疗心包积液有效。

【明经指要】

从五苓散诸条所列之脉症，以及方后注"多饮暖水汗出愈"，可以感悟太阳之表与太阳之腑在生理、病理及治疗上的相互联系。

附：茯苓甘草汤证

【原文】

伤寒汗出而渴者，五苓散主之；不渴者，茯苓甘草汤主之。（73）

茯苓甘草汤方

茯苓二两　桂枝二两（去皮）　甘草一两（炙）　生薑三两（切）

上四味，以水四升，煮取二升，去滓，分温三服。

太陽病，小便利者，以飲水多，必心下悸；小便少者，必苦裏急[1]也。（127）

【词解】

[1] 里急：指小腹部有硬满而急胀不舒的感觉。

【提要】

辨水蓄下焦与水停中焦。

【解析】

73条以对比鉴别的方法，论述水蓄下焦与水停中焦之不同。前半段"伤寒汗出而渴者，五苓散主之"，乃承71、72条论述汗后太阳之气被伤，膀胱气化不利，水蓄下焦，津液不布，故必见口渴、小便不利等症，治以五苓散。后半段"不渴者，茯苓甘草汤主之"，则论述汗后胃阳被伤，胃失腐熟之权，以致水停中焦之证，因其无关于下焦气化，故口不渴而小便自利，治应以茯苓甘草汤温胃化饮。

127条指出，在外感病过程中，若患者饮水过多，可发生水停之证，然有水停中焦与水停下焦之不同。如果膀胱气化功能尚好，小便通利，而脾胃运化机能较差，则饮水过多，每易导致中焦停水，症见心下悸动不安等，当以茯苓甘草汤主治。如果膀胱气化功能低下，小便少而复被水伤，易致下焦蓄水，症见少腹胀满而有急迫感，所谓"必苦里急"也，当以五苓散主治。

73条对茯苓甘草汤证叙述过简，当与127条及356条"伤寒，厥而心下悸，宜先治水，当服茯苓甘草汤"合参，可知此证当有四肢不温，"心下悸"等症。另据临证观察，若点按病人的上腹部，可听到"振水音"者，对本证有特殊的诊断意义。茯苓甘草汤证属于太阳病过程中，发汗不当或饮水过多，损伤胃中阳气，致使水饮不化，停蓄为患，证属胃阳虚，水停中焦。治宜温中化饮，通阳利水，方用茯苓甘草汤。

【方义】

茯苓甘草汤由茯苓、桂枝、甘草、生姜四味药组成。方中茯苓淡渗以利水，桂枝通阳化气，生姜温散胃中水饮，炙甘草和中以补虚，四药合用温阳以行水。

【临证要点】

主症：心下胃脘部悸动不宁，推按之可闻及水声，口不渴，脉弦而舌苔白滑。

病机：胃阳不足，水停中焦。

治法：温胃阳，散水饮。方用茯苓甘草汤。

现代临床主要将茯苓甘草汤用于治疗急性胃肠炎、充血性心力衰竭、心律失常、肺心病、产后尿潴留等疾患，以心下悸、口不渴、手足不温等为辨证要点。

【明经指要】

五苓散证与茯苓甘草汤证均为水饮内停之证，而病位有中、下之别。综合73、127条文内容，水停中焦与水蓄下焦之辨别要点可归纳为以下三个方面：一为口渴与不渴，渴为水停下焦，不渴为水停中焦；二为小便利与不利，小便利为水停中焦，小便量少或不利者为水停下焦；三为疾病部位，症在心下为水停中焦，症在小腹为水停下焦。水停下焦为表邪循经入腑，膀胱气化失职所致，治宜通阳化气利水，方用五苓散；水停中焦为汗后胃阳受伤所致，治宜温胃散饮水，化气蠲饮，方用茯苓甘草汤。

（二）太阳蓄血证

1.桃核承气汤证

【原文】

太陽病不解，熱結膀胱[1]，其人如狂[2]，血自下，下者愈。其外不解者，尚未可攻，當先解其外；外解已，但少腹急結[3]者，乃可攻之，宜桃核承氣湯。（106）

桃核承氣湯方

桃仁五十箇（去皮尖）　大黃四兩　桂枝二兩（去皮）　甘草二兩（炙）　芒消二兩

上五味，以水七升，煮取二升半，去滓，內芒消，更上火，微沸下火，先食[4]溫服五合，日三服，當微利。

【词解】

[1]热结膀胱：膀胱在此代指下焦部位。热结膀胱，指邪热与瘀血结于下焦部位。

[2]如狂：指神志失常，似狂非狂。

[3]少腹急结：指下腹部拘急硬痛。

[4]先食：指饭前空腹之时。

【提要】

论蓄血轻证的证治。

【解析】

本条可分两段理解。第一段自"太阳病不解"至"下者愈"，指出蓄血证的形成及自愈的机转。"太阳病不解，热结膀胱"，既指出太阳蓄血证的病因，又明言其病机。所谓太阳病不解，指发热恶寒头痛等表证尚未解除。热结膀胱者，指邪气不能从外解而化热入里，与血结于下焦。热在血分，扰乱心神，而见躁动不安，如狂非狂。由于血热初结，血结不坚不深，病证尚浅，所以有瘀血自下，邪热随瘀而去，病证自愈的机转出现。

第二段自"其外不解者"至"宜桃核承气汤"，指出蓄血证不能自愈的症状及其治疗方法。太阳蓄血证，由表邪内传形成，而且表里同病。桃仁承气汤证血结轻浅，治疗当遵循先表后里的原则。表证未解者，先行解表，待表证解而蓄血证不除，再予治里。"少腹急结"，指小腹疼痛，胀满，拘急不舒，甚至硬痛拒按，此为瘀热互结于下焦，气血凝滞不通所致，可用桃核承气汤治疗。本条桃核承气汤证的症状，只提到如狂和少腹急结，意在强调热在血分，气血不通，瘀结下焦，上扰心神的病机特点。

桃核承气汤与调胃承气汤均用了大黄、芒硝、炙甘草，但桃核承气汤中芒硝用量仅为调胃承气汤中芒硝用量的1/4，而且加入了桃仁与桂枝。因此，调胃承气汤主要功能为泄热通便，桃核承气汤以泻血热，散血结为主，重在活血祛瘀，二方作用侧重点不同。

【方义】

桃核承气汤由桃仁、桂枝、大黄、芒硝、炙甘草五药组成。方中桃仁活血化瘀为主药；桂枝温通经脉，辛散血结，助桃仁活血；大黄苦寒清泄热邪，祛瘀生新；芒硝咸寒，软坚散结；炙甘草调和诸药，诸药合用为泄热逐瘀轻剂。本方应在空腹时服用，因本证病位在下焦，先服药后进食，有利于药达病所。

关于本方的煎服法，有三点需要注意：一是先煎诸药，后下芒硝；二是饭前服用，即所谓"先食温服"；三是每次五合，每日三次，其每次服用量仅为每次煎出量的五分之一，可谓是小量服用。

【临证要点】

主症：少腹急结，小便自利，其人如狂，或发热，以午后或夜间为甚，舌红苔黄或有瘀斑，脉沉涩。

病机：血热互结于下焦。

治法：泻下瘀热。方用桃核承气汤。

现代临床用本方治疗周期性精神分裂症、脑外伤后遗症、缺血性脑中风、慢性肾炎、慢性盆腔炎、糖尿病、高脂血症、前列腺炎等，以少腹急结、神志改变、小便自利、舌质紫黯或有瘀斑为辨证要点。

【明经指要】

关于"热结膀胱"血蓄部位，历代医家争议较大，如沈芊绿主张血蓄膀胱，钱天来主张血蓄于回肠，柯韵伯主张血蓄于少腹，唐容川主张血蓄血室，近代人也有血蓄子宫、血蓄消化道或血蓄肠间之争。从临床上看，蓄血证尿血者有之，大便下血者有之，阴道下血者有之，故可以"血蓄下焦"笼统概之。

桃核承气汤中在诸寒凉药中用桂枝，其意不在解表，而在理气通阳，通阳即可行阴，理气则能行血，血行结散则病自解。在寒凉药中酌加温热药，在血分药中酌加气分药，确实有其妙用。

2. 抵当汤证

【原文】

太陽病六七日，表證仍在，脉微而沉，反不結胸[1]，其人發狂者，以熱在下焦，少腹當鞕滿，小便自利者，下血乃愈。所以然者，以太陽隨經，瘀熱在裏[2]故也，抵當湯主之。（124）

抵當湯方

水蛭（熬）　䗪蟲各三十箇（去翅足，熬）　桃仁二十箇（去皮尖）　大黄三兩（酒洗）

上四味，以水五升，煮取三升，去滓，温服一升。不下更服。

太陽病身黄，脉沉結，少腹鞕，小便不利者，爲無血[3]也。小便自利，其人如狂者，血證諦[4]也，抵當湯主之。（125）

【词解】

[1]结胸：病证名。指痰水等实邪结于胸膈脘腹，以疼痛为主要临床表现的一种病证。

[2]太阳随经瘀热在里：指太阳之邪在表不解而化热，随经脉入里，深入下焦血分，与瘀血结滞在里。

[3]无血：无蓄血证候。

[4]谛（dì 帝）：确实无误的意思。

【提要】

论蓄血重证的辨证治疗及蓄血证和蓄水证的异同。

【解析】

124 条运用了倒装文法，"抵当汤主之"一句，应接在"下血乃愈"之后。"所以然者，以太阳随经，瘀热在里故也"为作者的自注句，指出太阳蓄血形成的病因病机。太阳病六七日，为表邪入里之期，即使表证仍在，也要注意脉象，若脉不浮而转为沉者，是外邪已经开始内陷入里。内陷之邪，若结于胸，则可形成结胸证；若不结胸，邪陷不在中上二焦，而是陷入下焦血分，血热互结则形成太阳蓄血证。仲景在文中明确指出："以热在下焦"，"以太阳随经，瘀热在里故也"。若此时表证仍在，且血蓄下焦，证属表里同病，则治疗常法为先表后里，如前证 106 条所谓："其外不解者，尚未可攻，当先解其外。"本条不言先解表，直接使用攻逐之法，此为表里同病治疗的变法，即里急者当先治里，说明此处太阳蓄血证病势较急，病情较重。

125 条进一步补述蓄血重症的脉症，并论述蓄血发黄与蓄血发黄的鉴别要点。太阳病，指其发病来路。外感病中，始自太阳，如出现身黄，脉沉结，少腹硬满，可由湿热与蓄血两种病机所引发。由于二者有临床表现有相似之处，但病机治法迥然有别，故应仔细鉴别。湿热发黄，多先由太阳表邪，随经入里，影响膀胱气化而蓄水，水湿合邪，郁蒸化热而发。湿热合邪，蕴蒸肝胆，故而发黄，其发黄的特点是黄色鲜明如橘皮，面目皆黄；因其内有水湿内停，故见少腹硬满；湿热交蒸，如油入面，故不便不利，且尿黄色赤；湿热内蕴，阻碍气机，故脉来沉而结滞。并可伴有心烦懊憹，但头汗出、齐颈而还等症。此症虽与蓄血发黄有相似之处，但其小便不利，且无如狂发黄等情志症状，故云："为无血也。"而蓄血发黄，主要为瘀血停滞，荣气不能敷布所致，故其黄色晦暗无泽，且身面黄而目不黄；因其瘀血阻于下焦膀胱之分野，故亦见少腹硬满，病在血分，不碍气化，故小便自利；血热互结，故见如狂或发狂；瘀血内阻，血脉运行不利，故脉沉结。在身黄、脉沉结、少腹硬的基础上，更见小便自利，其人如狂，则蓄血证已确定无疑，故曰"血证谛也"。

综合 124 条、125 条原文内容，太阳蓄血重症的主要临床表现有：脉微而沉，即脉象沉而略有滞涩，此处之微并非主虚证的微弱脉象，可以结合 125 条"脉沉结"理解。由于血蓄于里，瘀阻络道，脉道不利，所以脉沉而滞，甚则沉结。其人发狂，病人表现为典型的狂躁症状，如奔跑呼叫、打人毁物等症，其症较桃核承气汤证"如狂"者严重，说明热在血分，瘀热直接上攻于心，心神被扰，神志错乱。少腹硬满，"硬"是客观体征，触按时有坚硬抵触的感觉；"满"为自觉症状，指患者自觉胀满不舒，此由瘀血与邪热结于下焦所致。小便自利，提示病在下焦血分，膀胱气化功能未受影响。此外，蓄血重症的病机为瘀热相结，荣气不布，因此临床还可能出现发黄一症。发黄虽非蓄血主症，但要注意与湿郁发黄证鉴别。蓄血发黄，病在血分，血热相结，所以精神异常，而小便自利；湿郁发黄，病在气分，湿热相合，湿无出路，小便不利，神志正常。所以 125 条强调："小便不利，为无血也。""其人如狂，血证谛也。"

本证瘀热互结，为蓄血的急重症，治疗以破瘀结、泻血热为法则，故曰："下血乃愈。"即使表证未解，也应急救其里，方用抵当汤。

【方义】

抵当汤由水蛭、虻虫、大黄、桃仁四药组成。大黄、桃仁为植物药，大黄入血分，泄热逐瘀，推陈致新；桃仁活血化瘀。水蛭、虻虫为虫类药，药性峻猛，善于破瘀积恶血。四药相合为破血逐瘀之峻剂。

【临证要点】

主症：少腹硬满，其人如狂，小便自利，脉沉涩或沉结，舌质紫或有瘀斑。
病机：瘀热互结下焦。

治法：破血逐瘀，泄热除实。方用抵当汤。

现代临床抵当汤可以用于治疗缺血性中风、中风后遗症、脉管炎、子宫肌瘤、急性尿潴留、精神分裂症、脑外伤后遗症、血管性痴呆等病。

【明经指要】

将抵当汤证124条"太阳随经，瘀热在里故也"与桃核承气汤证106条"热结膀胱"结合参看，可知蓄血证与蓄水证皆由太阳表邪随经入腑而成，由是可知太阳病本证有经证与腑证之分。

太阳病腑证中蓄水与蓄血当明确分辨。蓄水证病在气分，为膀胱气化不利，见口渴、小便不利等症，治宜通阳化气利水，方用五苓散；蓄血证病入血分，为热与血结，可见如狂发狂，小便自利，治宜泄热逐瘀，方用桃核承气汤或抵当汤。蓄水、蓄血对举而论，意义深远。

125条提示了湿热发黄与瘀血发黄的脉症表现与病因病机、治法方药不同，亦需注意鉴别。湿热发黄由湿热郁蒸所致，其色黄而鲜明如橘子色，伴小便不利、心烦，但无发狂。瘀血发黄则由血瘀停滞、荣气不能敷布所致，故其色黄而晦暗无泽，伴小便自利，如狂或发狂。其辨别要点一在于黄色之明暗，一在于小便自利及如狂与否。

3. 抵当丸证

【原文】

伤寒有热，少腹满，应小便不利，今反利者，为有血也，当下之，不可余药[1]，宜抵当丸。（126）

抵当丸方

水蛭二十箇（熬）　虻虫二十箇（去翅足，熬）　桃仁二十五箇（去皮尖）　大黄三两

上四味，擣分四丸，以水一升，煮一丸，取七合服之，晬时[2]当下血，若不下者，更服。

【词解】

[1]不可余药：不可用其他的药剂。从抵当丸服法看，亦可解释为不可剩余药渣，即连汤带渣一并服下。

[2]晬（zuì醉）时：即周时，一昼夜24小时。

【提要】

论蓄血证病势较缓的证治。

【解析】

本条讨论了蓄血证病势较缓的证治。病起于发热，接着出现少腹满，说明病邪已深入下焦之里。太阳表证入里，病在下焦，有蓄水和蓄血之分。若少腹满而见小便不利者属蓄水证；若少腹满，小便"反利者"，是血瘀下焦，正如条文所言"为有血也"。此处再一次强调辨小便通利与否，是辨太阳蓄水证和太阳蓄血证的重要依据之一。本证从证候表现上只有少腹满，没有急结、硬痛之象，也没有如狂、发狂等证候，治疗上虽以攻下为治则，但使用药力和缓之丸剂，说明证情较缓，为蓄血之缓证。

抵当丸证为血热互结于下焦，病势较缓之证。治宜攻逐瘀热，峻药缓图。

【方义】

抵当丸的药物组成与抵当汤完全相同，只是减少了水蛭、虻虫的用量，加重了桃仁的用量，且将汤剂改成丸剂，其攻逐瘀血的作用较抵当汤缓和，为逐瘀泄热的和缓之剂。本方服法为以水煮丸，取药汁及药渣一并服下，意在取其药力轻缓而绵长。"晬时当下血，若不下者，更服"，意在强调祛邪之方，中病即止，不可过剂伤正。不效者，方可再次服用，体现了仲景审慎用药的治疗思想。

【临证要点】

主症：少腹满，小便自利，或有发热，舌紫黯，脉沉涩或沉结。

病机：瘀热内结，病势较缓。

治法：泄热逐瘀，峻药缓图。方用抵当丸。

【明经指要】

桃核承气汤证、抵当汤证、抵当丸证可概括为"蓄血三方证"。三者病机均为热与血结于下焦，但有轻重缓急之别。就蓄血证热与瘀结的病机而言，桃核承气汤证为热重于瘀，血热初结，治疗宜先解表后攻里，泄热逐瘀；抵当汤证，瘀重于热，病势较急，即使表里同病，也急当治里，破血逐瘀；抵当丸证，瘀热俱轻，病势较缓，故取攻逐瘀热，峻药缓图之法。

第四节　太阳病变证

一、变证治则及辨证要点

（一）变证治则

【原文】

太陽病三日，已發汗，若吐、若下、若溫針[1]，仍不解者，此爲壞病[2]，桂枝[3]不中[4]與之也。觀其脉證，知犯何逆，隨證治之。（16上）

【词解】

[1]温针：是针刺与艾灸合用的一种方法。操作时，针刺一定穴位，将艾绒缠于针柄上点燃，以使热气透入穴位。

[2]坏病：即变证。此指因误治而致病情发生变化，且不按六经规律传变，产生复杂证情的病证。

[3]桂枝：此处指桂枝汤。

[4]不中：不可，不宜。

【提要】

论太阳病坏病的概念及治则。

【解析】

本条可分两段理解。从"太阳病三日"至"桂枝不中与之也"为一段，申明坏病的概念。从"观其脉证"至"随证治之"为另一段，论述坏病的治则。

太阳病，治法自应汗解。若汗不如法，或发汗太过，则疾病未解，转而或妄用吐下，或误与火法，致病情发生变化，不按六经规律传变，产生复杂证情，名之曰："坏病。"此时病由表入里，或损及脏腑，桂枝汤证已不复存在，不可再用桂枝汤解表，而应根据疾病的现实征象，采取适当的治法，故曰："观其脉证，知犯何逆，随证治之。"

坏病的主要特征有三：一是其原始证候已发生了变化，不复存在；二是不按六经规律传变，变化多端；三是证候复杂，辨治有一定难度。此条所论坏病，是与误治有关，但从临床观察，坏病亦有因失治或体质及病邪等因素产生者。

所谓"观其脉证"，是说要四诊合参，脉证并举，全面完整地搜集病情资料，仔细进行观察分析，以供准确地分析判断病机之用。"知犯何逆"，是在"观其脉证"的基础上进行分析判断，找出疾病的症结所在，明确具体病因、病机，做出可靠的诊断。"随证治之"，是根据正确诊断，运用理法方药的知识，针对疾病的病因病机，确定治法方药。此十二字治疗原则，是《伤寒论》辨证论治的主要精神所在，不仅适合证候复杂、变化多端的坏病，对于一切疾病的辨治皆具有重要的指导意义。

【明经指要】

本条指出坏病的治疗原则系"观其脉证，知犯何逆，随证治之"，即详察脉证，四诊合参，通过以常衡变，明确治疗之顺逆，以及具体病因、病机和诊断，进而确立治法，依法处方用药。此即辨证论治之精髓，故而不仅是坏病的治疗原则，也是临证辨治一切疾病的指导原则。

（二）辨寒热真假

【原文】

病人身太热，反欲得衣者，热在皮膚[1]，寒在骨髓[2]也；身大寒，反不欲近衣者，寒在皮膚，熱在骨髓也。（11）

【词解】

[1]皮肤：指浅表部位，即在外。

[2]骨髓：指深层部位，即在里。

【提要】

举例说明辨别寒热真假的要点。

【解析】

本条从病人的喜恶，辨别真寒假热。发热、恶寒是外感病的常见表现，对于辨别病证的表里、寒热和寒热的真假，具有一定意义。当病情出现真假疑似之惑时，必须透过现象，探求病证的本质。条文中皮肤是指外在的、表浅的，骨髓是指内在的、深层的。皮肤与骨髓分别代表表象与实质。病人身大热，而反怕冷，想要穿衣者，此是阴寒之邪凝聚于内，虚阳浮越于外所致。其身大热为热在皮肤，外有假热；欲近衣者为寒在骨髓，内有真寒。若身大寒，而反不怕冷，不欲近衣被者，是邪热壅遏于内，阳气不能透达于外所致。其身大寒是寒在皮肤，外有假寒；不欲近衣是热在骨髓，内有真热。前者为真寒假热证，后者为真热假寒证。医者切不可见发热即断为热证，见恶寒即断为寒证，而要善于透过现象看本质，方不致被表面假象所迷惑。程应旄说："寒热之在皮肤者，属标属假；寒热之在骨髓者，属本属真。本真不可得而见，而标假易惑我以形，固直从欲不欲处断之……情则无假。"真正的寒热，人所易分；真假寒热，病在疑似之间，则辨之颇难。临证除抓住寒热浅深的要点外，还须综合全部脉证，细心审辨，方不致误。

【明经指要】

本条以皮肤、骨髓代表表里病位，并举寒热真假之例，以强调诊察疾病，一定要透过现象看本质，而不要为表面现象所迷惑。而临证时全面诊察、分析病情资料，是真正把握疾病本质，正确辨证施治的前提与基础。

【原文】

太陽病，當惡寒發熱，今自汗出，反不惡寒發熱，關上脉細數者，以醫吐之過[1]也。一二日吐之者，腹中飢，口不能食；三四日吐之者，不喜糜粥，欲食冷食，朝食暮吐。以醫吐之所致也，此爲小逆[2]。（120）

病人脉數，數爲熱，當消穀引食[3]，而反吐者，此以發汗，令陽氣微，膈氣[4]虚，脉乃數也。數爲客熱[5]，不能消穀，以胃中虚冷，故吐也。（122）

【词解】

[1] 过：过错。即误治的过错。

[2] 小逆：较轻的误治，尚未造成严重的变证。

[3] 消谷引食：消谷，指消化食物；引食，指要求进食。即易饥多食。

[4] 膈气：指膈间阳气。

[5] 客热：此处作假热解。

【提要】

论述发汗所致胃中虚冷变证的证治以及汗后胃寒吐逆的假热证。

【解析】

120 条论太阳病误吐后脾胃受伤，胃阳虚燥的变证，可分为两段理解。第一段从开始至"以医吐之过也"，论太阳病误吐后表解但脾胃受伤的变证。恶寒发热是太阳表证的主要临床表现，治宜发汗解表，得汗出表和，则寒热除而病解。今患者自汗出、不恶寒发热，关上脉细数，是表解而里未和，说明太阳病误治后发生了变化。关脉以候脾胃，脉见关上细数，为误吐后脾胃受伤，故原文说："以医吐之过也。"数脉多热，若数而有力，多为实热；数而细，按之少力，则为虚热。结合下文"腹中饥，口不能食，不喜糜粥，欲食冷食，朝食暮吐"的临床表现，可知关上脉细数是中焦脾胃阳气为误吐所伤。第二段从"一二日吐之者"至"此为小逆"，补充说明太阳病误吐所引起的两种不同程度的脾胃阳虚证及其症状。若得病一二日而误用吐法，由于病情轻浅，正气不虚，虽误吐而脾胃损伤较轻，吐后胃中空虚，故腹中饥，因胃虚运化失职，则虽饥但不能食。若得病三四日，病情相对深重，正气已显不足，误吐后对正气的损伤也较为严重，可使脾胃中气大伤，胃中虚冷，以致出现"不喜糜粥，欲食冷食，朝食暮吐"的症状，此为胃阳不足，虚阳浮躁所致。以上变证，皆由于太阳病误吐而成，然误吐之后，太阳表邪已解，只是使中焦脾胃之气受损，且不甚严重，因此称之为"小逆"。

122 条再论汗后胃寒吐逆，寒热真假的辨证。病人脉数，数主热。若胃中有热，本应消谷易饥而多食，今反见呕吐，这是由于发汗不当致胃阳受伤，胸膈阳气亦虚的缘故。一般来讲，胃阳不足，膈气虚弱，其脉当见迟弱，而今其脉反数，这属于脉证不符的假热之象。原文称"阳气微，膈气虚，脉乃数也"，清楚地说明了此处数脉所主的病机。此种数脉，必按之无力，才能反映胃中虚冷的本质。"数为客热"，明确指出了此为虚热、假热而并非实热。胃中虚冷所生之"客热"，不能消化水谷，加之中焦阳气虚，胃中虚寒，胃失和降，故生呕吐。本条未出治方，根据"胃中虚冷"病机，可斟酌选用小建中汤、吴茱萸汤或理中汤加丁香、吴萸。在临床上，如果呕吐而见数脉，应鉴别胃家实热与胃家虚寒。一般而言，胃寒者，其脉必数而无力，并伴有不欲饮食，呕吐物清冷，口不渴，苔白且滑；胃热者，脉必数而有力，多伴消谷引食，食入即吐，呕吐物多腐臭，口干且渴，舌苔黄而干。

（三）辨虚证实证

【原文】

發汗後惡寒者，虛故也。不惡寒，但熱者，實也，當和胃氣，與調胃承氣湯。（70）

【提要】

论汗后虚证与实证的不同表现和实证的治法方药。

【解析】

本条论发汗后虚实不同的两种转归。"发汗后恶寒者，虚故也"，为承 68 条"发汗，病不解，反恶寒者，虚故也，芍药甘草附子汤主之"而来，是知本证汗后不仅肾阳虚，而且阴液亦不足，其证恶寒，一般没有发热，伴脉沉微或微细，口中和而不燥渴等。在阳旺之人，若发汗过多，则易化燥伤津，转为阳明实证。本条后半段"不恶寒，但热者，实也，当和胃气，与调胃承气汤"，即是发汗后热归阳明之腑，燥热成实。因表证已罢，故不恶寒而仅见发热。此与阳明病篇182条"身热，汗自出，不恶寒，反恶热也"，以及248条"太阳病三日，发汗不解，蒸蒸发热者，属胃也，调胃承气汤主之"文义相通，可以互参。所谓"当和胃气"，是本证胃实燥结，用调胃承气汤，则胃实得下，结热可消，胃气自和之意，"和"者，泻胃以和胃也，非"和解"之谓。

【明经指要】

《伤寒论》中，太阳表证汗后的变化大致有三种情况：一是体质较强，发汗得法者，可汗之而愈；二是素体阳旺，因汗不如法，外邪入里化热，而成热证，或为阳明，或为少阳证；三是体虚之人，汗后易于伤阳损阴，或为阳虚，或为阴虚，或为阴阳两虚。其虚实的转化，总与体质因素密切相关。

【原文】

下之後，復發汗，必振寒[1]，脉微細。所以然者，以內外俱虛[2]故也。（60）

【词解】

[1]振寒：畏寒怕冷而身体颤抖。

[2]内外俱虚：此指表里阳气俱虚。

【提要】

下后复汗致阴阳两虚的变证。

【解析】

先下后汗之治法，适宜于里证已急，表证尚轻之表里同病之证，用之得法则邪去病解，用之不当则易伤阳损阴。本条下之后阴液伤，而虚其里，里既虚而复用发汗，则阳气伤而虚其表，至此则阴阳俱虚。脉微细，微主阳气虚衰，无力鼓动血脉运行；细主阴液不足，不能充盈脉道。阳主温煦，阴主濡润，阳气虚不能温煦肌表，阴液伤不得濡养筋脉，故振慄而恶寒。

本证因下后复汗致阳亡阴伤，治宜阴阳双补。但临证之时，尚须分辨阴阳损伤之孰轻孰重，而有所侧重。若阳虚为重者，则主以救阳之法，而兼顾阴液；若阴虚为重者，则主以救阴之法，而兼顾阳气；若两者之虚相对均衡时，则以扶阳益阴为宜矣。本条脉证，偏于振寒脉微阳虚一面，振寒脉微也是虚寒变证的主要脉证。

【原文】

未持脉時，病人手叉自冒心[1]，師因教試令欬，而不欬者，此必兩耳聾無聞也。所以然者，以重發汗，虛故如此。發汗後，飲水多必喘，以水灌之[2]亦喘。（75）

【词解】

[1]手叉自冒心：两手交叉按压于心胸部位。冒，覆盖、按压之意。

[2]以水灌之：即用冷水洗浴。灌，浇洗。

【提要】

论重发汗致心肾阳虚精亏耳聋及水寒伤肺致喘证。

【解析】

未诊脉时，病人双手交叉，覆按在自己的心胸部位，医师试叫病人咳嗽，而患者不咳嗽，此必是两耳已聋，听不到声音的缘故。盖汗为心之液，液能载气，心又主血，且心肾精血同源，气损可及阳，今重发汗病人叉手自冒心，是不独心液虚，而心阳心血亦虚，心空虚无主，故叉手自冒，以安心悸。心阳虚损，不能下暖肾阳，则肾阳不能温养耳窍，且心血不足，则肾精亦亏，耳窍失于充养，故两耳聋无所闻也。如此则比 64 条"发汗过多，其人叉手自冒心，心下悸欲得按者"之单纯心下悸为严重，非桂枝甘草汤所能救治。当急用心肾并治、阴阳双补之法，如参附并用，较为适宜。

"发汗后饮水多必喘，以水灌之亦喘"，是谓汗后津液不足，当有口渴欲饮之症，此时可与少量汤水，频频呷服，如 71 条"太阳病，发汗后，大汗出，胃中干……欲得饮水者，少少与饮之，令胃气和则愈"，而不可狂喝暴饮。因汗后伤阳损阴，运化不力，饮水过多，则水饮停聚，水寒射肺，肺失肃降，必作喘逆。再者汗后肌腠空疏，而不可以水浴身，否则水寒之气浸渍皮毛，入侵于肺，肺气失宣，亦作喘也。此喘，前者为"饮冷"，后者为"外寒"，但皆起于汗后调摄失当，肺气失宣所致。治法可于太阳病治喘诸方中求之。

耳聋一证，有虚有实。本条的耳聋，为心肾不足，精气不能上通，其耳虽聋，而无胀痛，多伴有心悸，叉手自冒心等，是属虚证。实证耳聋，如 264 条，"少阳中风，两耳无所闻"，其耳聋因风火上扰，壅阻清窍，故耳聋的同时，多伴堵塞闭胀，甚或疼痛，或有目赤、胸满心烦等，以此为辨。

【明经指要】

本条颇有深意。其一，用重发汗致心肾阳虚精亏之耳聋的鲜活案例说明汗与血、精、阳气同源的关系及保护肾之阳气的重要性；其二，以汗后"饮水多"和"以水灌之"，说明汗后调摄应恰当有度，以强调生活调养对疾病康复的重要意义；其三，重发汗致心肾阳虚精亏之耳聋与汗后调摄不当致水寒伤肺致喘同条论述，说明伤寒汗后之变证有虚实两端，临证当仔细辨析；其四，饮水多必喘，以水灌之亦喘，与《黄帝内经》"形寒饮冷则伤肺"文不同而义同，充分体现了《伤寒论》与《黄帝内经》一脉相承之关系。

（四）辨汗下先后

【原文】

本發汗，而復下之，此爲逆也；若先發汗，治不爲逆。本先下之，而反汗之，爲逆；若先下之，治不爲逆。（90）

【提要】

论汗下先后的治疗原则。

【解析】

大凡外感病的审治，必先辨别表里。若是表证，当用汗法，使邪从汗解；若是阳明里实热证，当用清热泻实之法，使邪从内消；若表里同病者，里证不急不重，表证相对明显时，应先解表后治里，以上为常法。临床还有不能循常法的情况，或先里后表，或表里同治，称为变法，由表里证候的轻重缓急而定。"本发汗而复下之"，是表里同病时，里证不急不重，当循先表后里之常法，即所谓"若先发汗，治不为逆"。若反其道而行之，用先里后表（先下后汗）的治法，则为逆治。"本先下之而反汗之"，是说表里同病时，若里证急重，则当先救其里，用先里后表的变法，即所谓"若先下之，治不为逆"。若反用先表后里（先汗后下）之法，则亦为逆治。

例如 106 条蓄血轻症兼表，里证较轻，则当"先解其外"，后治其里。若蓄血重症兼表如 124 条，"瘀热在里"，重而且急，则不待表解，而直用破血逐瘀攻里之法。此乃汗下先后运用之实例。

【原文】

伤寒，不大便六七日，头痛有热者，与承气汤。其小便清者，知不在里，仍在表也，当须发汗。若头痛者，必衄。宜桂枝汤。（56）

【提要】

论根据小便清否辨别表里的方法。

【解析】

本条根据小便清否辨表里证治，亦是辨桂枝汤与承气汤辨治。伤寒不大便六七日，头痛、身热既可见于表寒，亦可见于里热，其辨证之要点，在于验其小便清否。若小便黄赤，自是阳明热实证确据。因燥实内结，故以不大便为主症；浊热上冲，故头痛身热，宜以承气汤类通腑泄热。反之，若小便色清，则是邪仍在表，因风寒外束于皮毛，肺气失于肃降，则大肠传导失常，故不大便。邪郁太阳之经，故有头痛；正邪交争，则有发热，可用桂枝汤以调和营卫，表解而里自和。

"若头痛者必衄"句，属于倒装文法，当在服桂枝汤后。其意为太阳表病，若头痛较剧，阳郁日久，不能一汗而解，则可能损伤阳络，而致衄血，使病从衄解。此与服麻黄汤后而衄解（参46条）之机理，大致相同。

【明经指要】

本条以"小便清否"辨"不大便六七日，头痛有热"表里之证，一则揭示了辨小便在表里诊断中的价值，另一方面也说明了去粗取精在辨证中的重要意义。

（五）辨标本缓急

【原文】

伤寒，医下之，续得下利，清谷[1]不止，身疼痛者，急当救里；后身疼痛，清便自调者[2]，急当救表。救里宜四逆汤，救表宜桂枝汤。（91）

病发热头痛，脉反沉，若不差，身体疼痛，当救其里[3]，宜四逆汤。（92）

【词解】

[1]清谷：清，同圊，指厕所，此活用作动词。清谷，即泻下未消化的食物。

[2]清便自调：指大便已恢复正常。

[3]当救其里：救，治疗。当救其里，应当治疗其里虚证。

【提要】

论伤寒表里缓急的治则。

【解析】

91条说明，伤寒表证，误下之后，不仅脾阳衰急，运化无权，而且累及下焦肾中真阳，火不生土，已成阳衰阴盛之危证，则有"续得下利，清谷不止"。此时虽有身疼痛的表证，亦无暇顾及，因脾肾阳衰，若再强行解表，必致虚脱之变证也。故必须急救其里，用四逆汤回阳救逆。服汤后如大便恢复正常，是里阳已复，阳回利止，而身疼痛仍在，为表证未罢，则又当急与桂枝汤，调和营卫，以和其表，此乃先里后表的实例。

92条紧承91条而来，91条是详其证，"下利，清谷不止"，本条是辨其脉，"脉反沉"，此属互文见义笔法。"脉反沉"者，以所用之方"四逆汤"测之，当为沉细而无力，因见发热头痛之太阳表证，脉不浮而沉，故曰"反"。再结合301条"少阴病，始得之，反发热，脉沉者，麻黄附子细辛汤主之"，可以测知本证是太阳与少阴两感证之表里同病。如无汗用麻附细辛、麻附甘草二方，以温阳发表；有汗用桂枝新加汤，以益气和营、通阳和表。若服之不效，则是里虚之证重而且急，虽有身疼痛等表证，亦当先救其里，用四逆汤，以温里壮阳，固其根本。此处虽未言治表，实寓解表法于回阳救逆之中，待阳回寒散，则不用解表而表自解也。

91条为表病误下，邪陷少阴，太少同病；92条则未经误治，起始即为太少两感证，两者皆属表里同病，阳虚寒盛，里急且重，故治法皆取先救其里。阳复以后，是否再用解表，则又当以表证能否自解而取舍之。若从先病者为本、后病者为标之说来看，又是急则治其标、缓则治其本之治法。由此可见，标本学说与表里先后治则，立论角度虽有不同，然其精神实质却是一致的。

【明经指要】

此两条与90条表里汗下先后精神实质一脉相承，重点在于强调临证必须明辨表里的轻重缓急，或先表后里，或先里后表，或表里同治。急则治其标，缓则治其本，是确立标本缓急的大法，然而标与本从不同角度看亦并非一致。如以先病者为本，后病者为标，则91条表证身疼为本、里证下利清谷为标；但若从脏腑关系言之，则少阴下利清谷为本，太阳身疼为标。急救其里者，从先后病者看是急则治其标，从脏腑看，是急亦治其本。

二、证候分类

（一）热证

1. 栀子豉汤类证

（1）栀子豉汤证、栀子甘草豉汤证、栀子生姜豉汤证

【原文】

發汗後，水藥不得入口爲逆，若更發汗，必吐下不止。發汗吐下後，虛煩[1]不得眠，若劇者，必反覆顛倒，心中懊憹[2]，栀子豉湯主之；若少氣[3]者，栀子甘草豉湯主之；若嘔者，栀子生薑豉湯主之。（76）

栀子豉湯方

栀子十四箇（擘）　香豉四合（綿裹）

上二味，以水四升，先煮栀子，得二升半，内豉，煮取一升半，去滓，分爲二服，溫進一服，得吐者，止後服。

栀子甘草豉湯方

栀子十四箇（擘）　甘草二兩（炙）　香豉四合（綿裹）

上三味，以水四升，先煮栀子、甘草，取二升半，内豉，煮取一升半，去滓，分二服，溫進一服，得吐者，止後服。

栀子生薑豉湯方

栀子十四箇（擘）　生薑五兩（切）　香豉四合（綿裹）

上三味，以水四升，先煮栀子、生薑，取二升半，内豉，煮取一升半，去滓，分二服，溫進一服，得吐者，止後服。

發汗若下之，而煩熱胸中窒[4]者，栀子豉湯主之。（77）

傷寒五六日，大下之後，身熱不去，心中結痛[5]者，未欲解也，栀子豉湯主之。（78）

【词解】

[1]虚烦：虚，是与有形之实邪相对而言；烦，心烦。虚烦，指心烦由无形邪热所致。

［2］心中懊恼（ào náo 奥蛲）：心中烦闷殊甚，莫可名状。

［3］少气：即气少不足以息。

［4］胸中窒：窒，塞也。即胸中有堵塞不适之感。

［5］心中结痛：心中因热邪郁结而疼痛。

【提要】

论热扰胸膈的成因与证治。

【解析】

76 条论热扰胸膈的成因及证治。本条可分两段理解，从"发汗后"到"必吐下不止"为第一段，辨汗后胃虚吐逆的证候。太阳病，自当发汗，然若发汗不当，令胃阳虚弱，致水药不得入口，即为误治的逆证，应随证治之，以温中和脾、健胃止呕为法。若误认为此属伤寒呕逆，更发其汗，则更伤中阳，致中阳衰败，脾胃升降升职，而吐利不止。自"发汗吐下后"至文末为第二段，辨汗吐下后热扰胸膈的证候。伤寒表证，已经过汗、吐、攻下，一般来说，既已发汗，则表邪已去；既已吐、下，则在里之有形实邪也可能从上下被排出体外。但经过汗、吐、下治疗，疾病并未痊愈，病人自感心胸之中热闷无奈，莫可名状，因此烦躁不宁，甚至辗转反侧，坐卧不安，这是因为汗、吐、下后，余热未尽，留扰胸膈，故有烦躁懊恼。既然无实邪内阻，其烦躁仅仅是由无形邪热内扰胸膈所致，故仲景称之为"虚烦"。此一"虚"字并非正气虚弱之意，而是指胸膈、脘腹中没有宿食、痰饮、燥屎等有形实邪。"虚"字在此具有鉴别诊断、区分病情的意义，它把热郁胸膈之烦与水热互结之烦、燥实阻滞肠道之烦区别开来。栀子豉汤类方的主症为虚烦，而不是实烦，治实烦者要以硝黄等物攻下实邪。本证热扰胸膈，心神不宁，故烦躁不得卧寐，治之当用栀子豉汤清宣郁热。如果心烦而兼见少气症状，这是因为误治损伤了正气，而内郁之热亦可损伤正气，故加用甘草以益气。如果心烦而兼见呕吐，这是由于胸膈之热下干胃气，致胃失和降，故加用生姜降逆和胃止呕。

77 条辨热郁胸膈胸中窒塞的证治。发汗，或用泻下，热邪不为汗下所解，而留扰胸膈，气机阻滞，故身热而心烦，胸中窒闷不舒。本条所言"胸中窒"，较上条"心中懊恼"为重，仍为余热留扰胸膈，程度稍重，非实邪结聚，故仍用栀子豉汤。

78 条辨热郁胸膈心中结痛的证治。伤寒五六日，表证未罢，仍应从表解。若误用大下之剂，引外邪入里化热，郁结于胸膈之间，则不惟身热不去，又见心中结痛。"心中结痛"较"胸中窒"热郁程度更甚，但仍属郁热所致，故亦用栀子豉汤治之。心烦、心中懊恼、胸中窒、心中结痛，是栀子豉汤证四种不同程度的表现，其病机总为无形邪热郁于胸膈。

通观以上栀子豉汤证三条，皆有一误治过程，可见，栀子豉汤证之成因，可由误治后邪热留扰胸膈而成。但本证也有不经误治，而因外邪入里，或热病后期，余邪未尽，邪热留扰胸膈所致者。临证之时，审其因不可或缺，但明其病机更为关键。

【方义】

栀子豉汤由栀子、香豉组成。栀子苦寒，清透郁热，解郁除烦；香豉气味轻薄，既能解表宣热，载栀子于上，又能和降胃气于中。二药相伍，清中有宣，宣中有降，为清宣胸中郁热，治虚烦懊恼之良方。若在栀子豉汤证基础上，兼中气不足而短气者，则加炙甘草以益气和中，即为栀子甘草豉汤；若兼热扰于胃而呕吐者，则加生姜以降逆止呕，即为栀子生姜豉汤。应指出的是，以上三方煎法中，皆是香豉后下，取其气味轻薄，更能发挥其轻浮宣散之效。

关于方后注"得吐者，止后服"一语，后世争议颇大，有认为得吐病解或减轻，也有认为与临床实际不符以之为衍文的，有待进一步研究。

【临证要点】

主症：心烦不得眠，心中懊憹，反复颠倒，或胸中窒，或心中结痛。

病机：热郁胸膈。

治法：清宣郁热。方用栀子豉汤。兼中气不足而短气用栀子甘草豉汤；兼热扰于胃而呕吐者用栀子生姜豉汤。

现代临床主要将栀子豉汤应用于内科之自主神经功能紊乱、神经官能症、胃炎、肝炎、胆囊炎、肠伤寒、副伤寒、病毒性心肌炎等；外科之痤疮；妇科之经前鼻衄、妊娠恶阻；儿科之夜啼等，辨证属于热扰胸膈，或余热未清，热势不甚，以心烦不寐、心中懊憹为主症者。

【明经指要】

此三条揭示，根据热扰胸膈证程度不同，可出现心烦、心中懊憹、胸中窒、心中结痛等不同表现，尽管表现有一定的差别，但只要病机相同，则可用同样的治法方药，此乃异病同证同治之法；若有其他次要病机存在，亦可稍事加减，如正虚少气加甘草，胃失和降加生姜，充分说明临证时既要抓住主证主方，又要明了随证化裁之法，如此方能适应疾病之变化。

（2）栀子厚朴汤证

【原文】

傷寒下後，心煩腹滿，臥起不安者，栀子厚朴湯主之。（79）

栀子厚朴湯方

栀子十四箇（擘） 厚朴四兩（炙，去皮） 枳實四枚（水浸，炙令黃）

上三味，以水三升半，煮取一升半，去滓，分二服，溫進一服，得吐者，止後服。

【提要】

论热扰胸膈腹满的证治。

【解析】

本条论伤寒下后心烦腹满的证治。伤寒下后，燥实已去，余热未尽，留扰于胸膈，故心烦；浊气壅滞于腹部，故腹满；烦满太甚，则卧起不安。此乃余热留扰，兼中焦气滞，治疗不仅要清宣余热，还需宽中除满，宜用栀子厚朴汤。

【方义】

栀子厚朴汤，方中栀子苦寒，清热除烦；厚朴苦温，行气除满；枳实苦寒，破结消痞。其取栀子清热除烦，而不用豆豉者，是本证邪热较栀子豉汤为甚，非豆豉之宣透所能及。又因未至阳明腑实，则无须大黄之攻下，然毕竟已入里及腹，故用厚朴、枳实以利气除满。

【临证要点】

主症：心烦，腹满，卧起不安。

病机：邪热留扰胸膈，气机阻滞于腹。

治法：清热除烦，宽中消满。方用栀子厚朴汤。

栀子厚朴汤现代应用于杂病食积化热、急性胃肠炎、消化不良、肝胆疾病等疾病，凡栀子豉汤下所列诸证，病位偏下，界于脘腹之间者，可用本方治之。

【明经指要】

栀子厚朴汤证邪热郁结较栀子豉汤证为重，但其腹满并未伴有疼痛拒按、大便不通等症，故其证仍为无形邪热之郁结，而非阳明可下之证，故治以栀子厚朴汤清热除烦，宽中消满。栀子厚朴汤与小承气汤仅一味之差，虽都治腹满，但本方所主病位偏上，小承气汤所治病位偏下。另此方可视为栀子豉汤与小承气汤合方加减化裁而成，此正如柯韵伯所云："有栀子以除烦，佐枳朴以泄满，此两解心腹之妙，是小承气之变局也。"

（3）栀子干姜汤证

【原文】

伤寒，医以丸药[1]大下之，身热不去，微烦者，栀子乾薑湯主之。（80）

栀子乾薑汤方

栀子十四个（擘）　乾薑二两

上二味，以水三升半，煮取一升半，去滓，分二服，温進一服，得吐者，止後服。

【词解】

[1]丸药：指当时流行的一种具有剧烈泻下作用的成药。王肯堂曰："丸药，所谓神丹、甘遂之类也。"

【提要】

论热扰胸膈兼中寒下利的证治。

【解析】

太阳伤寒，理当汗解，医以丸药大下之，势必损伤脾胃之阳，而致中焦虚寒，又下后外邪乘机内陷，留扰胸膈，形成上焦有热、中焦有寒之证。上焦热郁，则身热不去，微烦。中焦有寒之证，原文未曾明言，但大下之后，脾胃受损，又用干姜温中散寒，则可有腹痛、下利、食少等症。本证亦有不因误下而成者，如素来脾胃虚弱之人，感受外邪，热扰胸膈，寒留中焦，也可使用本方治疗。

【方义】

方中栀子苦寒，清热除烦，以清在上之热；干姜辛热，温脾散寒，以祛在中之寒。二药寒温并用，清上温中既不使栀子伤中，又不令干姜增热，相反相成，分建其功。

【临证要点】

主症：身热不去，微有心烦，或有腹满时痛，食少下利等。

病机：胸膈有热，中焦有寒。

治法：清上热，温中寒。方用栀子干姜汤。

现代临床主要将栀子干姜汤应用于消化系统疾病如胃肠炎、菌痢、肝炎、胆囊炎、口腔溃疡属上热中寒者。

【明经指要】

本条以"身热不去，微烦"点出上焦有无形之邪热郁滞，举"医以丸药大下之"说明有脾胃虚寒之可能。再以方测证，可知本证既有心烦懊恼之上热证，又有下利便溏之下寒证。由本条可知，临床辨证不仅要仔细诊察症候表现，还要详细询问诊治经过，如此方能知病源明病机，为正确立法处方奠定基础。

（4）栀子汤禁例

【原文】

凡用栀子湯，病人舊微溏[1]者，不可與服之。（81）

【词解】

[1]旧微溏：病人平素大便偏于稀溏。

【提要】

论栀子豉汤类方禁例。

【解析】

本条论虚寒便溏者当慎用栀子豉汤。凡用栀子豉汤，当总括上列栀子豉汤类证。栀子豉汤是治疗热郁胸膈的有效方剂，然栀子毕竟为苦寒之品，寒证不宜。若素来脾胃虚弱，大便经常稀溏者，则应慎用或禁用。不惟栀子如此，其他方中如有苦寒之品，如黄芩、黄连、大黄等，亦可仿此类推。否则，服后必致中阳更衰，泻利更甚，故戒之曰"不可与服之"。

本条中焦有寒者，不可用栀子汤，上条则为上焦有热、中焦有寒者，可用栀子干姜汤。前后互参，可知其所谓不可用者，系指不可单纯用栀子汤，若其病属寒热错杂，则亦可仿栀子干姜汤之例，随症加减，寒温并投。

【明经指要】

本条以"病人旧微溏"说明素有脾胃虚寒的患者即使有热郁胸膈之栀子豉汤证病机存在，也要慎用栀子等苦寒之品，此足见对患者体质及宿疾辨识的重要性。本条与80条并无矛盾，本条是强调临证保护脾胃的重要性，彼条是强调方随证变的灵活性。临床上若出现寒热错杂的情况，仍可参80条寒温并用之法。

2. 麻黄杏仁甘草石膏汤证

【原文】

發汗後，不可更行[1]桂枝湯，汗出而喘，無大熱者，可與麻黃杏仁甘草石膏湯。（63）

麻黃杏仁甘草石膏湯方

麻黃四兩（去節）　杏仁五十箇（去皮尖）　甘草二兩（炙）　石膏半斤（碎，綿裹）

上四味，以水七升，煮麻黃，減二升，去上沫，內諸藥，煮取二升，去滓，溫服一升。本云黃耳杯[2]。

下後不可更行桂枝湯，若汗出而喘，無大熱者，可與麻黃杏子甘草石膏湯。（162）

【词解】

①更行：更，再也；行，用也。更行即是再用之意。

②黄耳杯（pēi，音胚）：《千金翼》卷十作"杯"，162条原方后亦作杯。耳杯，为古代饮器，亦称羽觞，椭圆形，多为铜制，故名，实容一升。

【解析】

文中"不可更行桂枝汤"，应接在"无大热"之后，属倒装文法。太阳病，汗下后，若表证未去，宜再用桂枝汤解表。然63、162条开宗明义地指出汗下后不可再用桂枝汤，究其原因，则在下文"汗出而喘，无大热者"句。盖肺主气而司呼吸，邪热壅肺，宣降失司，故见喘逆；肺合皮毛，热壅于肺，热迫津泄，则有汗出。其"无大热者"，是谓表无大热，而里热壅盛，并非热势不甚。此证尚可伴有咳嗽、口渴、苔黄、脉数等。

"汗出而喘，无大热者"，"不可更行桂枝汤"，意在与太阳病汗下后若表证未去，宜再用桂枝汤解外诸条对照，以说明临证关键还在于抓主症，审病机。若汗下后，表证仍在，邪未化热入里，则仍用桂枝汤解表，若已"汗出而喘，（表）无大热者"，则系邪已入里化热，肺热壅盛而喘，宜用麻杏甘石汤清肺热而定喘。此亦一源二流之不同。

【方义】

麻杏甘石汤为麻黄汤去桂枝加石膏，是变辛温发表之法，而为辛凉宣透之方。方中麻黄辛温宣肺定喘，石膏辛寒直清里热。麻黄配石膏，清宣肺中郁热而定喘逆，而且石膏用量倍于麻黄，故可借石膏辛凉之性，以制麻黄辛温发散之力，又能外透肌表，使邪无复留。杏仁宣肺降气而治咳喘，协同麻黄更增平喘之效。甘草和中缓急，调和诸药。四药相伍，宣肺清热、降逆平喘。

【临证要点】

主症：汗出而喘，身热或高或低而不恶寒，尚有口渴、苔黄、脉数等。

病机：邪热壅肺。

治法：清热宣肺，降气平喘。方用麻杏甘石汤。

现代临床主要将麻杏甘石汤应用于呼吸系统疾病如肺炎、急性支气管炎、慢性支气管炎合并感染、上呼吸道感染、支气管哮喘、喘息性支气管炎、肺脓肿、非典型性肺炎；皮肤科疾病如急性荨麻疹、玫瑰糠疹、风疹、接触性皮炎、银屑病，以及鼻窦炎等。

【明经指要】

麻黄汤证、桂枝加厚朴杏子汤证、小青龙汤证与本证皆有喘，然而病机、主症、治法各不相同。麻黄汤证之重点在表，伤寒表实而致肺气上逆，故无汗而喘，治以发汗解表，宣肺平喘；桂枝加厚朴杏子汤证为外感风寒引发宿疾而喘，无里热，而有发热不渴、恶寒、汗出、脉浮缓等表证，治以解肌祛风，降气平喘；小青龙汤证为太阳伤寒表实兼内有水饮致喘，见无汗有内饮，治以辛温解表、温化水饮；麻杏甘石汤证重点在肺，肺热壅盛，则蒸迫津液而外泄，故汗出而喘，兼有口渴、苔黄、脉数等，无表证，治以清宣肺热。

3. 葛根黄芩黄连汤证

【原文】

太陽病，桂枝證，醫反下之，利遂不止，脉促者，表未解也；喘而汗出者，葛根黄芩黄連湯主之。（34）

葛根黄芩黄連湯方

葛根半斤　甘草二兩（炙）　黄芩三兩　黄連三兩

上四味，以水八升，先煮葛根，減二升，内諸藥，煮取二升，去滓，分温再服。

【提要】

论里热夹表邪下利的证治。

【解析】

原文可分两段来读。从"太阳病"至"表未解也"为一段，言其下利仍以表证为主。太阳病，桂枝证，当用汗解，若用攻下，是属误治，故以"反"字标示之。医反下之，必伤及胃肠，因而下利不止。此时判断下利之属表属里，尚须根据脉证以凭之。若脉来急促或短促，知胃肠虽伤，但正气仍能抗邪，病机并不因下而内陷，仍欲还表而外出，如疾病重在表证未解，外邪内迫肠道而下利，则宜以解表为主，表解而利自止，如桂枝加葛根汤，可以取用。

自"喘而汗出者"以下为另一段，说明表病误下后，病邪入里化热，其下利以里证为主。邪束于表，热传入里，下迫大肠，故利遂不止。里热壅盛，影响肺胃之气，不得清肃下降，则上逆而喘；外蒸于体表，则有汗出。由此可知肺与大肠相为表里之说信而有征。治宜解表清里，和中止利，方用葛根黄芩黄连汤。

【方义】

葛根芩连汤为表里双解之剂。方用葛根轻清升发，升津止利，又可透邪；黄芩、黄连苦寒清热，厚肠胃，坚阴止利；炙甘草甘缓和中，调和诸药。四药配伍，清热止利，坚阴厚肠，兼以透表。故无论有无表证，均可用之。

【临证要点】

主症：下利不止，利下臭恶稠黏，肛门灼热，小便黄赤，喘而汗出，或兼表证。舌红、苔黄，脉数。

病机：热迫大肠，兼表证不解。

治法：清热止利，兼以解表。方用葛根芩连汤。

现代临床主要将葛根芩连汤应用于急性消化道感染如急性胃肠炎、菌痢、非特异性溃疡性结肠炎、出血性肠炎、轮状病毒性肠炎、婴幼儿秋季腹泻、食物中毒；多种病毒性疾病如流感、流脑、病毒性脑炎、乙脑、流行性腮腺炎、麻疹合并肺炎；某些细菌性疾病如支气管肺炎、大叶性肺炎、肺脓疡。还有将本方加减应用于消渴、淋证、口疮、鼻窦炎等。

【明经指要】

本条是辨"桂枝证"误下后"利遂不止"的不同证治。"桂枝证"误下后症见"利遂不止"，根据伴见脉象及症状不同，而病机与治法各异。其一为伴脉来急促，此乃下后表邪未陷而表证仍在而脾胃受损，治当再进桂枝汤解表；其二为伴见"喘而汗出"，此乃表邪入里化热，里热夹表邪而利，当治以葛根芩连汤清热止利，兼以解表。此外，在临证时不仅要抓住诸如"脉促""喘而汗出"等具有鉴别意义的症状体征，更应四诊合参，方可切中病机，这也是仲景辨证论治的核心思想所在。

（二）虚证

1. 心阳虚证

（1）桂枝甘草汤证

【原文】

發汗過多，其人叉手自冒心，心下悸，欲得按者，桂枝甘草湯主之。（64）

桂枝甘草湯方

桂枝四兩（去皮） 甘草二兩（炙）

上二味，以水三升，煮取一升，去滓，頓服。

【提要】

论发汗过多，损伤心阳而致心悸的证治。

【解析】

本条论述发汗过多，损伤心阳而致心悸的证治。发汗之法，原为祛除表邪而设，即使表证用汗法，亦贵在适度。发汗不及，病重药轻，病邪不解；发汗过多，病轻药重，易损伤人体正气。汗为心液，由阳气蒸化而成，过汗则心阳随汗外泄，心阳受损，尤其心阳素虚者更易出现。心阳一虚，心脏失去阳气的鼓动，则空虚无主，故见心中悸动不安。因阳虚而悸，虚则喜实，内不足者求助于外，故病人两手交叉，按压心胸部位，如此则心悸稍减，故曰："心下悸，欲得按。"本证除心悸外，常伴见胸闷、短气、乏力等心阳气虚之表现。纵观本证以心阳不足为主机，故宜桂枝甘草汤温通心阳。

【方义】

桂枝甘草汤方由桂枝与甘草配伍而成。方中桂枝辛甘性温，入心助阳；炙甘草甘温，补中益气。桂、甘相伍，辛甘合化，温通心阳，心阳得复，则心悸自平。本方为治疗心阳虚之祖方，适用于心阳虚轻证，临证时治疗心阳虚之重症，可随证加味，以适应病情的需要。本方浓煎，顿服，意在使药物快捷取效。

【临证要点】

主症：心悸，喜按。

病机：心阳不足，心失所养。

治法：温通心阳。方用桂枝甘草汤。

现代临床常用桂枝甘草汤治疗窦性心律失常，既能兴奋窦房结，治疗窦性心动过缓，又能抑制窦房结的冲动，治疗窦性心动过速。另外可用于二尖瓣脱垂综合征、原发性低血压、心脏神经官能症、失眠、胸痹、房室传导阻滞、心源性哮喘、充血性心力衰竭等属心阳虚者。

（2）桂枝甘草龙骨牡蛎汤证

【原文】

火逆[1]下之，因烧针[2]烦躁者，桂枝甘草龍骨牡蠣湯主之。（118）

桂枝甘草龍骨牡蠣湯方

桂枝一兩（去皮） 甘草二兩（炙） 牡蠣二兩（熬） 龍骨二兩

上四味，以水五升，煮取二升半，去滓，温服八合，日三服。

【词解】

[1]火逆：误用烧针、艾灸、熏、熨等火法治疗而产生的变证。

[2]烧针：将针体在火上加热后刺入人体的一种治疗方法。

【提要】

论心阳虚烦躁的证治。

【解析】

"火逆下之，因烧针烦躁者"之"烧针"系指火逆而言，并非火逆后又另用烧针。太阳病，病在表，当用汗法，但汗法之施，只可以辛温辛凉发汗解表，不可以火法取汗，否则，烧针劫汗，迫津外泄，心阳必耗，加之火邪内迫，津液受创，心神被扰，可产生类似阳明里热之证。医者不察，又妄投攻下之剂，盖已因火疗致逆，又行攻下之法，一误再误，必使心阳受伤。心阳虚损，心神不但失于温养，且又不能潜敛于心，故致心神浮越于外，而生烦躁之症。烧针发汗，损伤心阳，其机理与桂枝甘草证相似，病人可见心悸。烦躁因于心阳虚，心神不敛，非热邪所为，病人还当见舌淡、苔白等。治宜温通心阳，潜镇安神，方以桂枝甘草龙骨牡蛎汤。

【方义】

桂枝甘草龙骨牡蛎汤由小剂量的桂枝甘草汤加龙骨、牡蛎组成。方中桂枝甘草汤温补心阳，桂枝仅用一两，而甘草倍于桂枝，以心神浮动，用药宜甘缓，不宜过于辛散之故也；龙骨、牡蛎镇敛心神以治烦躁。全方相配，标本同治，则可达安神除烦之效。

【临证要点】

主症：心悸，烦躁，舌淡，苔白。

病机：心阳虚弱，心神不敛。

治法：温补心阳，潜镇安神。方用桂枝甘草龙骨牡蛎汤。

现代临床主要将桂枝甘草龙骨牡蛎汤应用于心律失常、精神分裂症、神经衰弱、癔症、眩晕、心脏神经官能症、不寐、震颤、雷诺病、遗尿症、前列腺炎，以及儿科之常见病汗证、心悸、夜啼、尿频、过敏性鼻炎等，均取得了较为满意的效果，但其取效的关键仍在于抓住心阳虚弱之病机。

【明经指要】

桂枝甘草汤桂枝用四两，一次顿服，而桂枝甘草龙骨牡蛎中桂枝仅用一两，分三次服；桂枝甘草汤桂枝倍于甘草，但本方甘草倍于桂枝。其配伍变化的原因在于，桂枝甘草汤证心阳受损，是由峻汗所致，其势较急，但程度较轻，其用药宜急，故用大量桂枝顿服，以峻补心阳；桂枝甘草龙骨牡蛎证是由火逆复加误下，一误再误所致，其势较缓，其证既有心阳受伤，又有心神浮越，程度较前证为重，若仍以大量桂枝峻补心阳，恐有大虚不耐峻补，反有促其已浮越之心阳外散之虞，故用药宜缓，所以不仅桂枝用量较少，且甘草倍于桂枝，并另加牡蛎、龙骨潜镇安神。

两方相较，可见仲景立法组方的精妙之处。

（3）桂枝去芍药加蜀漆牡蛎龙骨救逆汤证

【原文】

伤寒脉浮，醫以火迫劫之[1]，亡陽[2]必驚狂，臥起不安者，桂枝去芍藥加蜀漆牡蠣龍骨救逆湯主之。（112）

桂枝去芍藥加蜀漆牡蠣龍骨救逆湯方

桂枝三兩（去皮）甘草二兩（炙）生薑三兩（切）大棗十二枚（擘）牡蠣五兩（熬）蜀漆三兩（洗，去腥）龍骨四兩

上七味，以水一斗二升，先煮蜀漆，減二升，內諸藥，煮取三升，去滓，溫服一升。本云桂枝湯今去芍藥加蜀漆、牡蠣、龍骨。

【词解】

[1]以火迫劫之：劫者，劫迫也。以火迫劫之，指用温针、艾灸、熏、熨等法强迫发汗。

[2]亡阳：亡心阳。

【提要】

论心阳虚惊狂的证治。

【解析】

伤寒脉浮，病为在表，治宜据证如法微汗解之，断不可以火劫汗。今医者不察，以烧针等火法强取其汗，必致大汗淋漓。汗为心之液，大量汗出，必致心阳随汗亡失，故曰："亡阳。"《素问·生气通天论》云："阳气者，精则养神。"今心阳受创，心失所养，心神不得敛养，加之心胸阳气不足，易致水饮痰浊之邪乘虚扰心，心神失守，故见惊狂、卧起不安等症。

由于桂枝去芍药加蜀漆牡蛎龙骨救逆汤证为心阳虚，心神不敛，复被痰扰所致，故宜温通心阳，潜镇安神，兼以涤痰。

【方义】

桂枝去芍药加蜀漆牡蛎龙骨救逆汤，由桂枝汤去芍药加蜀漆和大剂量牡蛎、龙骨组成。之所以去芍药，是因其为阴柔之品，不利于阳气的恢复和痰浊的消散。方中桂枝甘草温通心阳；生姜、大枣补益中焦而调和营卫，并能助桂枝甘草温复阳气；蜀漆涤痰散邪；龙骨、牡蛎重镇潜敛以安浮越之心神。方中蜀漆（常山苗）难求，现多以常山代之。

【临证要点】

主症：惊狂，卧起不安，心悸。

病机：心阳亏虚，心神不敛，复被痰扰。

治法：温通心阳，潜镇安神，兼以涤痰。方用桂枝去芍药加蜀漆龙骨牡蛎救逆汤。

现代临床主要应用本方治疗精神分裂症、神经衰弱、精神抑郁症、风湿性心脏病、脑病、高血压、大动脉瘤等，症见烦躁而属心阳虚，心神不敛，复被痰扰者。

【明经指要】

桂枝甘草汤证、桂枝甘草龙骨牡蛎汤证和本证，皆为心阳虚之证，但证情有轻重兼夹之不同。桂枝甘草汤证以心悸、欲得按为主症，属单纯心阳虚且轻者；桂枝甘草龙骨牡蛎汤证以烦躁为主症，属心阳虚且有心神浮动者；而本证以惊狂、卧起不安为主症，心神浮越的程度更重，并兼有痰浊扰心。

（4）桂枝加桂汤证

【原文】

燒針令其汗，針處被寒，核起而赤[1]者，必發奔豚[2]。氣從少腹上衝心者，灸其核上各一壯，與桂枝加桂湯更加桂二兩也。（117）

桂枝加桂湯方

桂枝五兩（去皮） 芍藥三兩 生薑三兩（切） 甘草二兩（炙） 大棗十二枚（擘）

上五味，以水七升，煮取三升，去滓，溫服一升。本云桂枝湯今加桂滿五兩。所以加桂者，以能泄奔豚氣也。

【词解】

[1]核起而赤：针处因寒闭阳郁而见局部红肿如核。

[2]奔豚：证候名。豚即猪。奔豚即以豚之奔来形容患者自觉有气从少腹上冲胸咽之证，该证时发时止，发时痛苦异常，止时若无病痛。

【提要】

论心阳虚奔豚的证治。

【解析】

本条论述心阳虚奔豚的证治。用烧针强令发汗，汗出则腠理开，外寒从针处内入，则致气血凝涩，卫阳郁结，故局部出现"核起而赤"；强责发汗，损伤心阳，阳虚阴乘，下焦水寒之气乘虚上犯心胸，发为奔豚之证。对其证候，《金匮要略》记载"奔豚病，从少腹起，上冲咽喉，发作欲死，复还止"，即气从少腹上冲胸咽，烦闷欲死，片刻冲逆平息而复常。从用桂枝加桂汤来看，是证当伴有心慌心悸、胸闷气短等阳气不足之证。

由于本条所述之证系内外为患，外为寒闭阳郁而见"核起而赤"；内为心阳虚致下焦水寒之气上冲而发为奔豚。故外宜温灸散寒；内宜温通心阳，平冲降逆，方用桂枝加桂汤。

【方义】

桂枝加桂汤由桂枝汤重用桂枝而成。方中重用桂枝通心阳而平冲逆，配以甘草，更佐姜、枣辛甘合化，温通心阳，强壮君火，以镇下焦水寒之气而降冲逆，即方后注所言"能泄奔豚气"；芍药破阴结，利小便，去水气。诸药合用，共奏温通心阳、平冲降逆之功。

【临证要点】

主症：阵发性气从少腹上冲心胸，伴心悸等。

病机：心阳亏虚，下焦阴寒，乘虚上逆。

治法：温通心阳，平冲降逆。方用桂枝加桂汤。

现代临床主要将桂枝加桂汤应用于外感、充血性心力衰竭、高血压、房室传导阻滞、心脏神经官能症、梅尼埃病、血管神经性头痛、偏头痛、坐骨神经痛、眩晕、腹痛、奔豚症、头晕耳鸣、神经官能症、膈肌痉挛等，辨证属于心阳虚者。

【明经指要】

《神农本草经》载桂枝可解"上气咳逆""结气喉痹"，并可"补中益气"，此三个功效在本方中皆有体现。①桂枝有平冲降逆下气之用，结合15条"太阳病，下之后，其气上冲者与桂枝汤"，凡是咳嗽、心悸、心慌、奔豚等气从下向上冲逆诸症，皆可使用桂枝；②本证奔豚气病机有肝失疏泄的一面，用桂枝可通阳破结行气；③桂枝补中益气，本方以桂枝汤补益脾胃为基础，重用桂枝合甘草则可益心气、通心阳。三效相合，奔豚得除。

2. 阳虚兼水气证

（1）茯苓桂枝甘草大枣汤证

【原文】

發汗後，其人臍下悸者，欲作奔豚，茯苓桂枝甘草大棗湯主之。（65）

茯苓桂枝甘草大棗湯方

茯苓半斤　桂枝四兩（去皮）　甘草二兩（炙）　大棗十五枚（擘）

上四味，以甘爛[1]水一斗，先煮茯苓，減二升，内諸藥，煮取三升，去滓，溫服一升，日三服。

作甘爛水法：取水二斗，置大盆内，以杓揚之，水上有珠子五六千顆相逐，取用之。

【词解】

[1]爛：通瀾。甘爛水即指甘瀾水。

【提要】

论心阳虚欲作奔豚的证治。

【解析】

正常情况下心阳下蛰于肾，使肾水温暖，且能蒸腾化气，水气上升，以调心火，则心火不亢，故为水火既济。今汗后见"脐下悸"，是为过汗损伤心阳，致心火不能下蛰以暖肾，肾水无以蒸化而停于下，复因上虚而欲乘之，故见脐下筑筑然跳动而如奔豚之将作，故曰："欲作奔豚。"

本条致病因素，除心阳虚外，下焦原有水气内停也是原因之一，故必见小便不利。其病机为心阳不足，下焦寒饮欲动，故宜温通心阳，化气行水，方用茯苓桂枝甘草大枣汤。

【方义】

茯苓桂枝甘草大枣汤由桂枝甘草汤加大枣和大剂量茯苓组成。方中重用茯苓至半斤，为《伤寒论》群方之最，取其利小便、伐肾邪而宁心，与桂枝相配，则通阳化气利水，使寒水之气从下而利，以防水邪上逆，而欲作奔豚之势；桂枝甘草相合，辛甘化阳以温通心阳，心阳一复，下蛰于肾，蒸腾化气，自无下焦寒水之患，且桂枝降逆平冲，可防奔豚于未然；大枣伍甘草，培土健脾以利于水气的运化。全方合用，共奏补心阳、利水气、平冲降逆之功，使奔豚止于萌动阶段。本方以甘澜水煎煮，前人有甘澜水"去其水性，以不助肾邪"之说。茯苓先煎，用量独重，意在加强利水排邪之力。

【临证要点】

主症：脐下悸，欲作奔豚，小便不利。

病机：上焦心阳不足，下焦寒饮欲动。

治法：温通心阳，化气利水。方用苓桂甘枣汤。

【明经指要】

本证与桂枝加桂汤证一为奔豚欲作而未发，一为已发奔豚而上冲；一属水饮欲动，一属水气上冲。本方重在利水，故重用茯苓；彼方重在平降已上冲的水寒之气，故重用桂枝。

（2）茯苓桂枝白术甘草汤证

【原文】

傷寒若吐、若下後，心下逆滿[1]，氣上衝胸，起則頭眩，脉沉緊，發汗則動經[2]，身爲振振搖[3]者，茯苓桂枝白尤甘草湯主之（67）

茯苓桂枝白尤甘草湯方

茯苓四兩　桂枝三兩（去皮）　白尤　甘草各二兩（炙）

上四味，以水六升，煮取三升，去滓，分温三服。

【词解】

[1]心下逆满：指胃脘部因气上逆而感觉胀闷不舒。

[2]动经：伤动经脉。

[3]身为振振摇：身体震颤，动摇不定。

【提要】

论脾虚水停的证治及治疗禁忌。

【解析】

条文中"茯苓桂枝白术甘草汤主之"当接在脉沉紧之后，属倒装文法。太阳伤寒，法当发汗解表，医者不察，反用吐下之法，显为误治。吐下致损伤脾胃，中阳不足，运化无力，水饮内停，逆而上冲，故见心下逆满，气上冲胸。阳虚清气不升，水饮反而上蒙，故起则头眩。脉沉主水，脉紧主寒，沉紧之脉为里有水寒之患。病本为中阳不运，水饮内停，治当温化水饮，健运中土，方用茯苓桂枝白术甘草汤。本证脾阳虚水气上冲，若再误用发汗之法，更伤阳气，经脉失却温养，加之寒饮浸渍，必致身体震颤摇动而不能自持，此时，已由脾阳虚中焦水停证转为肾阳虚水气泛溢证，则属真武汤所主之范畴。

【方义】

苓桂术甘汤方中茯苓健脾养心，利水渗湿；桂枝温阳化水，降逆平冲；白术、甘草补脾益中，培土强源；且茯苓、白术相配，又能增加健脾利水之力，桂枝、甘草相伍，更可发挥温通阳气之功。全方充分体现了仲景"病痰饮者，当以温药和之"的思想。

【临证要点】

主症：心下逆满，气上冲胸，心悸头眩，脉沉紧。

病机：脾虚水停，水气冲逆。

治法：温阳健脾，利水降冲。方用苓桂术甘汤。

苓桂术甘汤现代临床可使用于充血性心力衰竭、小儿哮喘、慢性支气管炎、胆汁返流性胃炎、胃脘痛、肠易激综合征、胃下垂、尿路结石、慢性肾小球肾炎、肾病综合征、梅尼埃病、脑积水、椎–基底动脉缺血性眩晕、老年单纯收缩期高血压、盆腔积液、急性羊水过多等属脾阳虚水气内停者。

【明经指要】

苓桂术甘汤是仲景"苓桂剂"的代表方。仲景常以桂枝茯苓相配通阳化气利水，再配伍其他药物，以疗水气内停诸证，后世以"茯桂剂"名之。常见苓桂剂除苓桂术甘汤外，还有五苓散、茯苓甘草汤（苓桂姜甘汤）、苓桂甘枣汤、苓桂味甘汤等。

苓桂术甘汤证与茯苓甘草汤证、苓桂甘枣汤证均为阳虚停水，所用药物除茯苓、桂枝、甘草外仅一味药之别，但病机证候有别。本证为脾阳虚，水停中焦，见心下逆满，起则头眩，故治以白术健脾利水；茯苓甘草汤证为胃阳虚，水停中焦，见不渴而胃中有振水声，故治以生姜温中散饮；苓桂甘枣汤证为心阳虚，下焦寒水欲上冲为患，见脐下悸动而奔豚欲作，故治以大枣补脾益气，培土制水，并重用苓桂以利水平冲。

（3）桂枝去桂加茯苓白术汤证

【原文】

服桂枝湯，或下之，仍頭項強痛，翕翕發熱，無汗，心下滿微痛，小便不利者，桂枝去桂加茯苓白尤湯主之。（28）

桂枝去桂加茯苓白朮湯方

芍藥三兩　甘草二兩（炙）　生薑（切）　白朮　茯苓各三兩　大棗十二枚（擘）

上六味，以水八升，煮取三升，去滓，温服一升，小便利則愈。本云桂枝湯今去桂枝加茯苓、白朮。

【提要】

论水气内停致太阳经气不利的证治。

【解析】

本条开言即曰"服桂枝汤，或下之"，可知前医认为"头项强痛，翕翕发热"为桂枝汤可汗证，而或以"心下满，微痛"为可下证。然汗下后，前述诸证仍在，其故为何？"小便不利"是本证的辨证关键。因小便不利，反映了机体气化不利，水饮内停之病机。水饮内停，变生之证甚多，导致太阳腑气不利，气化失司，故见小便不利。水饮内停，凝结心下，壅阻气机，故见心下满、微痛，此似里实而非里实证。水饮内停，阻遏太阳经气不利，营卫郁遏，故见发热，无汗，头项强痛，此似表而非表证。综合分析，本证虽经误汗误下，前述诸证仍在，并未发生变化，病机仍属水饮内停。水饮为患，法当通利，水饮一利，里气和畅，则经脉自通，诸症悉除。治以健脾利水通阳之法，方以桂枝去桂加茯苓白术汤。

【方义】

桂枝去桂加茯苓白术汤乃桂枝汤去桂枝加茯苓、白术而成。本方为桂枝汤唯一去了桂枝仍以桂枝汤命名的方剂，去桂枝者，是恐桂枝之辛散，进一步引水饮外散于太阳经脉；留芍药者，是取芍药酸寒而利小便。方以茯苓、白术健脾利水，使水饮从小便而出。生姜、大枣、甘草和中健脾，可助苓、术、芍药利水之功。诸药合用，化饮通阳使内停之水饮尽从下去，故仲景曰"小便利则愈"。

【临证要点】

主症：心下满微痛，小便不利，翕翕发热，无汗，头项强痛。

病机：水饮内停，在内影响气机升降，在外阻遏太阳经气。

治法：健脾益阴，利水通阳。方用桂枝去桂加茯苓白术汤。

现代临床主要用本方治疗水饮内停的癫痫、胃肠型感冒、胃脘痛、妊娠水肿、妊娠癃闭等疾病，辨证属于脾虚津伤水饮内停者。

【明经指要】

桂枝去桂加茯苓白术汤证与五苓散证应相互参看。五苓散证是太阳之气不外达，故用桂枝以宣太阳之气，使气外达则水自下行，而小便通利；桂枝去桂加茯苓白术汤证则是太阳之水不下行，故去桂枝，重加苓术以行太阳之水，水下行则气外达，而头痛发热等证自然解散，无汗者必微汗而愈。五苓散重在桂枝以发汗，其发汗则所以利水也；桂枝去桂加茯苓白术汤重在苓术以利水，其利水即所以发汗也。

3. 脾虚证

（1）厚朴生姜半夏甘草人参汤证

【原文】

發汗後，腹脹滿者，厚朴生薑半夏甘草人參湯主之。（66）

厚朴生薑半夏甘草人參湯方

厚朴半斤（炙，去皮）　生薑半斤（切）　半夏半升（洗）　甘草二兩　人參一兩

上五味，以水一斗，煮取三升，去滓，温服一升，日三服。

【提要】

论汗后脾气虚痰湿阻滞腹胀的证治。

【解析】

发汗不当，既可损阳又可伤津，每因体质阴阳差异而所伤不同。今发汗后即见腹胀满，当属素体脾阳虚弱之人，复因汗后脾阳受损所致。脾气虚弱则运化无力，运化无力则痰湿内生，痰湿内生则脾气壅滞，故出现腹胀满症状。本证以脾气虚弱为本，气机不利、痰湿阻滞为标。因虚实夹杂，治之宜攻补兼施，健脾除湿，宽中消满，用厚朴生姜半夏甘草人参汤。

【方义】

方中厚朴苦温，下气除湿，消胀除满；半夏、生姜辛散和胃，降逆化浊；朴、夏、姜合用辛开苦降，宣通气机；人参、甘草，补益脾胃，以助运化。诸药相伍，补而不滞，泻而不伤，补泻兼施，标本同治。本证因气滞较重，故行滞除满之药大于益气补脾之品；临床应用，可据脾虚与气滞轻重不同，灵活调整用量。

【临证要点】

主症：腹胀满，午后为甚，食入则剧，食消则减，喜温不喜按，舌淡苔白腻。

病机：脾虚失运，气机阻滞。

治法：温运健脾，消胀除满。方用厚朴生姜半夏甘草人参汤。

本方临床多应用于具有腹胀的一些疾病，如肝硬化或肝癌的腹胀，肝炎后、肠梗阻术后、食物中毒后腹胀，胃肠神经功能紊乱和慢性肠炎腹胀等属脾虚气滞湿阻者；对充血性心肌病、妇科的顽固性带下属于本证者也可应用。

【明经指要】

腹胀满一症有虚实之分，寒热之别。其实者，多见于阳明腑实证，为燥实内结证，其腹满特征为腹满持续不减，按之不濡，多伴有大便燥结，腹痛，苔厚脉实等特征，治之宜用承气辈泄热通腑。其虚者，多见于太阴寒湿证，其腹满特征为腹满时减，喜温喜按，按之濡软，并伴有下利，口淡不渴，舌淡苔白等征象，治之宜用四逆辈温中散寒。然本证既非阳明实证，又非太阴纯虚证，而属于虚中夹实，虚实夹杂证，其虚为汗伤脾阳，脾阳虚弱，实为气机阻滞或兼痰湿不运，其腹满的特点是腹满时减，减而不显，少时复作，喜温而不喜按，伴见大便黏滞不爽，舌苔白而厚腻，脉滑而按之无力。

（2）小建中汤证

【原文】

伤寒二三日，心中悸而烦者，小建中汤主之。（102）

小建中汤方

桂枝三兩（去皮） 甘草二兩（炙） 大棗十二枚（擘） 芍藥六兩 生薑三兩（切） 膠飴一升

上六味，以水七升，煮取三升，去滓，内飴，更上微火消解，温服一升，日三服。嘔家不可用建中湯，以甜故也。

【提要】

论里虚伤寒而见心悸而烦的证治。

【解析】

伤寒二三日，未经误治，应该有发热恶寒等表证，却见心悸而烦，宜当明辨。该证一未见热郁胸膈，二未见少阳邪扰，三未见阳明燥实内结，四未见水气凌心，必是里气先虚，气血不足，复被邪扰所致。而气血之生在于脾胃，脾胃不足，气血生化无源，气虚心无所主则悸，血虚神无所敛则烦。此证治法不可攻邪，当建立中气，调补气血，故以小建中汤主之。俾正气恢复，则邪去而正安。此安内攘外之法，有表里兼顾之义。

【方义】

小建中汤为桂枝汤倍芍药加饴糖而成。方中重用饴糖，甘温补中；配以甘草、大枣则补益脾胃，培育生化之源；倍芍药以养阴和营，芍、草相配又能酸甘化阴，缓急止痛；桂枝、生姜温中散寒。诸药配伍，共奏建立中气、补益气血、调和阴阳、缓急止痛之功。因饴糖味甘，甘能助湿碍胃，不利胃之降浊，故经常呕吐者不宜使用。

【临证要点】

主症：心中悸而烦，腹中急痛，喜温喜按，或伴轻微恶寒发热。

病机：中焦虚寒，气血亏虚，复被邪扰。

治法：建中补虚，调养气血。方用小建中汤。

小建中汤临床应用非常广泛，如胃炎、消化性溃疡、慢性非特异性结肠炎、慢性乙型肝炎、血管神经性腹痛、病毒性心肌炎、咳嗽、痛经、崩漏、产后癫狂、恶露不尽、先兆流产、产后和术后腹痛、小儿腹痛、便秘、失眠、男性不育、贫血、皮肤科之荨麻疹等属于中焦阳虚者。

【明经指要】

本条进一步说明了"保胃气，存津液"为《伤寒论》最重要的治疗原则，也再次证明了"虚人伤寒建其中"的不二之法。

（3）桂枝人参汤证

【原文】

太陽病，外證未除，而數下之，遂協熱而利，利下不止，心下痞鞕，表裏不解者，桂枝人參湯主之。（163）

桂枝人參湯方

桂枝四兩（別切）　甘草四兩（炙）　白朮三兩　人參三兩　乾薑三兩

上五味，以水九升，先煮四味，取五升，内桂，更煮取三升，去滓，温服一升，日再夜一服。

【提要】

太阳病误下伤脾，脾虚下利而表邪不解的证治。

【解析】

太阳病不解，自当以发汗解表为法，然医生屡误用下法，致中阳损伤，脾失运化，清阳不升而精微下趋，故利下不止；中焦气机运转不及，则心下痞硬。虽反复使用下法，但因表邪仍在，故以桂枝人参汤表里同治。本条重在说明表证不可攻下，否则会发生许多变证；其次示人表里同病时，若里证不急或里虚不甚，可以采用表里双解之法。

【方义】

桂枝人参汤为理中汤加桂枝而成。方中以理中汤温中焦之虚，而散寒止利；桂枝解肌表之邪，并助理中以散寒。共成表里双解之剂。本方理中汤先煎，意在发挥其温中散寒补益脾胃的作用；桂枝后下，意在使其气锐而解表。

【临证要点】

主症：下利不止，心下痞硬，兼发热恶寒。

病机：脾阳不足，兼有表邪。

治法：温中解表。方用桂枝人参汤。

桂枝人参汤现代临床主要应用于消化系统疾病，如小儿秋季腹泻、消化性溃疡、慢性萎缩性伴浅表性胃炎、贲门失弛缓症、胃食管反流、慢性阑尾炎、慢性胃肠炎、食管癌术后呕吐等。对化疗引起的胃肠道毒副反应也可辨证使用。

【明经指要】

本方证与葛根芩连汤证被后世注家称为"协热下利"证。两证虽均见下利，但病机迥异。葛根芩连汤证系热迫大肠而兼表不解的"协热利"，症见发热恶寒，喘而汗出，下利臭秽，肛门灼热，舌红苔黄，尿赤脉数；本证乃脾胃虚寒而兼表不解的"协热利"，症见恶寒发热，心下痞硬，下利稀溏，舌淡苔白，尿清脉弱。前者属表里俱热的实热证，后者为表里俱寒的虚寒证。前者当清热止利，辛凉解表，方用葛根芩连汤；后者当温阳止利，辛温解表，方用桂枝人参汤。

4. 肾阳虚证

（1）干姜附子汤证

【原文】

下之後，復發汗，晝日煩躁不得眠，夜而安靜，不嘔，不渴，無表證，脉沉微，身無大熱者，乾薑附子湯主之。（61）

乾薑附子湯方

乾薑一兩　附子一枚（生用，去皮，切八片）

上二味，以水三升，煮取一升，去滓，頓服。

【提要】

论肾阳虚烦躁的证治。

【解析】

此本太阳病，医者先下后汗，治疗失序，继而出现烦躁、发热，究属何证？难以断定。察患者不呕则非少阳，不渴则非阳明，无表证则非太阳，说明本证不属三阳病证，从而排除了阳热实证烦躁之可能。究其因乃汗下阳气暴虚，阴寒内盛所为。盖白天阳气旺，虚阳得天气之阳助与阴寒抗争，故"昼日烦躁不得眠"；夜间阴气盛，虚阳无力与阴寒相争，故"夜而安静"。此处之安静是与烦躁相对而言，实为阳气不能养神，精神疲惫的表现，与恬然入睡之安静迥别。虚阳外越于表，故身热不甚。阳虚无力鼓动则脉见沉微。证属阳气暴虚，阴寒内盛，故治以干姜附子汤以急救回阳。

【方义】

干姜附子汤组成为干姜、附子，即四逆汤去炙甘草而成。干姜、附子为大辛大热之品，急救回阳。因为阳气暴亡，病势较急，将脱之阳宜当速救，故去甘缓之甘草，并急煎顿服，取其单刀直入，药精效专之意，回阳取效也捷。

【临证要点】

主症：昼日烦躁不得眠，夜而安静，脉沉微，身无大热。

病机：阳气暴虚，阴寒内盛。

治法：急救回阳。方用干姜附子汤。

现代临床主要应用于各种疾病后期的虚脱者，也可用于心衰水肿、肝硬化腹水、肾炎浮肿、感染性休克而有肾阳虚者。

【明经指要】

"不呕、不渴、无表证"，是为鉴别诊断而设，此为仲景所创的排除诊断法。烦躁一症，即可见之于三阳，也可见之于太阴、厥阴，仲景特以"不呕、不渴、无表证"来说明本证不属三阳，再结合沉微之脉，则知本证属肾阳衰微、阴寒内盛，阴阳相争之烦。这种排除诊断法对于临床具有重要的借鉴意义。

（2）茯苓四逆汤证

【原文】

發汗，若下之，病仍不解，煩躁者，茯苓四逆湯主之。（69）

茯苓四逆湯方

茯苓四兩　人参一兩　附子一枚（生用，去皮，破八片）　甘草二兩（炙）　乾薑一兩半

上五味，以水五升，煮取三升，去滓，温服七合，日二服。

【提要】

论汗下后阴阳两虚烦躁的证治。

【解析】

汗下之法本为祛邪而设，但若使用不当，常可损人正气。如发汗太过，则外虚其阳；攻下太过，或不当下而下，则内耗其阴。今先汗不解，转而用下，必致阴阳两伤，反增烦躁。病未痊愈，故曰："病仍不解。"此处"不解"非指表证仍在，而是病转少阴。本条述证较简，以方测证，当为阴阳两虚，并以阳虚为主。阴虚神无所依，阳虚神气失养，故见烦躁不宁。除烦躁外，本证当有四肢厥逆、恶寒、脉微细等症状。

【方义】

茯苓四逆汤由四逆汤加人参、茯苓而成。方中干姜、附子回阳以救逆；人参益气养阴，安神定志；姜附与人参相伍，回阳中有养阴之效，益阴中具助阳之功；茯苓健脾益气，宁心安神；炙甘草益气补中，调和诸药。诸药共成回阳益阴之剂。本方煎取三升，每服七合，每日二次，是分两日服完，其服法与干姜附子汤煮取一升，顿服不同。前者为单捷小剂，顿服是取其速效，本方为复方大剂，小量缓服是取其慢慢建功。

【临证要点】

主症：烦躁，肢厥，恶寒，脉微细。

病机：少阴阳虚，阴液不足。

治法：回阳益阴。方用茯苓四逆汤。

茯苓四逆汤现在临床主要用于心力衰竭、心肌病、冠心病、风湿性心脏病、难治性雷诺病、血栓闭塞性脉管炎、急性单纯性胃炎、即刻型倾倒综合征、肠道易激综合征、慢性腹泻、肾盂肾炎；也有报道使用本方治疗急性脑血管病、交通事故后遗症、肺心病、震颤性麻痹、急性胆囊炎、癫痫、尿路结石等，均取得满意疗效。

【明经指要】

本方证与干姜附子汤证、桂枝甘草龙骨牡蛎汤证均有烦躁。本方证为阴阳两虚，故见昼夜皆烦；干姜附子汤证为阳虚阴盛，故见昼烦夜静；桂甘龙牡汤证为心阳虚而心神不敛，故烦躁兼见心悸不安。前两者均有少阴肾阳不足，后者却为心阳虚损。

（3）真武汤证

【原文】

太陽病發汗，汗出不解，其人仍發熱，心下悸，頭眩，身瞤動，振振欲擗地[1]者，真武湯主之。（82）

真武湯方

茯苓　芍藥　生薑各三兩（切）　白朮二兩　附子一枚（炮，去皮，破八片）

上五味，以水八升，煮取三升，去滓，温服七合，日三服。

【词解】

[1]振振欲擗地：擗同仆，跌倒。振振欲擗地，指肢体颤动欲扑倒于地。

【提要】

论阳虚水泛的证治。

【解析】

太阳病本应汗解，若表证不因汗解，究其因或为汗不得法，过汗伤阳；或为素体阳虚，汗后阳损更甚。因太阳少阴相表里，故发汗伤阳，太阳表邪不去，常会伤及少阴，肾阳被伤，虚阳外越，所以其人仍发热。少阴肾阳不足，不能化气行水，可见水气泛溢。水气上凌于心则心下悸，上干清阳则头眩，水饮浸渍，筋骨肌肉失养则身瞤动而振振欲擗地。证属阳虚水泛，故治以真武汤温阳利水。

【方义】

真武汤中炮附子辛热，温补肾阳，使水有所主；白术甘温，健脾燥湿，使水有所制；生姜辛温，宣发肺气，使水有所散；茯苓淡渗，走膀胱，佐白术健脾，是于制水中有利水之用；芍药活血脉，利小便，是于制水之中有利水之法，且芍药有敛阴和营之用，可制姜附的刚燥之性。全方从三脏二腑着眼，尤以芍药利肌里腠间水气为妙，既能活血以利水，又能开痹以泄络，如此三焦上下脏腑之水，肌腠表里内外之水，皆可一役而去。

【临证要点】

主症：心悸，头眩，身瞤动，振振欲擗地，或水肿，小便不利，苔白，脉沉。

病机：肾阳虚弱，水邪泛溢。

治法：温阳利水。方用真武汤。

真武汤临床应用见"辨少阴病脉证并治"。

【明经指要】

真武汤证与五苓散证均属下焦水邪为患。五苓散证为太阳表邪不解，随经入腑，邪与水结，膀胱气化失职，水蓄膀胱之腑，证以小便不利、口渴欲饮、少腹里急为主，治宜化气行水，兼以解表。真武汤证由肾阳虚衰，不能制水，水邪泛溢而成，症以下利、腹痛、四肢沉重疼痛、小便不利为主，兼见阳虚寒盛之象，治当温阳化气以行水。

真武汤证与苓桂术甘汤证皆属阳虚水停为患，但二者病变部位与疾病程度不同。苓桂术甘汤证以心脾阳虚为主，水饮停聚中焦，故见心下逆满，气上冲胸，起则头眩，其病为轻；真武汤证以肾阳虚为主，水寒之气泛溢周身上下，症见心下悸、头眩、身瞤动、振振欲擗地、腹痛、小便不利、四肢沉重疼痛、自下利，或咳，或小便利，或下利，或呕等，其病为重。在治法上也有温肾利水与温脾化饮之别。两方虽同用茯苓、白术，但苓桂术甘汤用桂枝甘草温补心脾之阳，而真武汤用附子温补肾阳，并用生姜散水通阳，用芍药利水敛阴和营。另从67条看，苓桂术甘汤证若误用发汗，再伤其阳，也会发展为真武汤证。

5.阴阳两虚证

（1）甘草干姜汤证、芍药甘草汤证

【原文】

伤寒脉浮，自汗出，小便数，心烦，微恶寒，脚挛急[1]，反与桂枝欲攻其表，此误也。得之便厥[2]，咽中乾，烦躁，吐逆者，作甘草乾薑湯與之，以復其陽；若厥愈足温者，更作芍藥甘草湯與之，其脚即伸；若胃氣不和，讝語[3]者，少與調胃承氣湯；若重發汗，復加燒針者，四

逆湯主之。（29）

　　甘草乾姜湯方

　　甘草四兩（炙）　乾薑二兩

　　上二味，以水三升，煮取一升五合，去滓，分溫再服。

　　芍藥甘草湯方

　　白芍藥　甘草各四兩（炙）

　　上二味，以水三升，煮取一升五合，去滓，分溫再服。

　　調胃承氣湯方

　　大黃四兩（去皮，清酒洗）　甘草二兩（炙）　芒消半升

　　上三味，以水三升，煮取一升，去滓，內芒消，更上火微煮令沸，少少溫服之。

【词解】

[1]脚挛急：脚者，胫也，指小腿。脚挛急就是小腿拘挛抽筋。

[2]厥：此指手足逆冷，又称厥逆。

[3]谵语：神志不清，胡言乱语，多声音高亢。

【提要】

伤寒兼阴阳两虚误汗的变证及随证施治之法。

【解析】

本条可分三段理解。第一段从"伤寒脉浮"至"此误也"，说明原发证及其误治。伤寒脉浮、自汗出、微恶寒，为太阳表虚证，按理当用桂枝汤以治之。但兼见小便数、心烦、脚挛急等，则显然不是单纯的太阳中风表虚证。小便数是因阳虚不能固摄津液，心烦乃阴虚虚火扰心，小腿挛急为阴液不足失于濡养，治当温阳益阴以解表。若单与桂枝汤治之，必将生变，故曰："反与桂枝欲攻其表，此误也。"

　　第二段从"得之便厥"至"其脚即伸"，说明上证误治后的变证及救治之法。桂枝汤毕竟为温散之品，误用之后，汗出则阳气更虚，四末失于温煦，故见厥逆；汗出阴伤更甚，津液不能上承则咽中干燥；阴阳两虚，心神失养则烦躁；阴寒犯胃，胃寒气逆则呕逆。对此阴阳两虚复杂之证，当辨先后缓急以治之。阴虚难于骤生，阳虚宜当速固，阳固则阴存，阳生则阴长。故先予甘草干姜汤以复阳，阳气来复，则厥回足温，然后再予芍药甘草汤，酸甘化阴，柔筋缓急，其脚自伸。

　　第三段从"若胃气不和"至文末，说明阴阳两虚若救治不当，仍可生变的随证治法。"若胃气不和，谵语者，少与调胃承气汤"，是言误汗伤津，邪从燥化，形成阳明实证，出现谵语、腹胀、便闭等症。因里虚误治，虽有热结，攻下亦当慎重，故以调胃承气汤"少少与"，中病即止，不可过用。"若重发汗，复加烧针者，四逆汤主之"，是言用桂枝汤误治之后，又用烧针，一误再误，此必致阳随汗亡，病传少阴，阳衰阴盛，出现四肢厥逆，下利清谷，恶寒脉微等。此时之治，非甘草干姜汤所能胜任，当以四逆汤急救回阳。

【方义】

甘草干姜汤由甘草、干姜组成，甘草味甘而补中气，干姜味辛而温中阳。二药相配，辛甘化阳，以恢复中焦阳气。本方为理中汤之半，炙甘草用量为干姜一倍，是甘胜于辛，意在避免过用干姜辛散太过，加重已有之阴津不足，守中复阳。

　　芍药甘草汤由芍药、甘草组成，芍药养血敛阴，柔筋止痛；甘草甘缓补中。二药相伍，酸甘化阴，滋阴养血，缓急止痛。如此则阴液得复，筋脉得养，挛急自除。

【临证要点】

①甘草干姜汤证

主症：肢厥，烦躁，吐逆。

病机：阳气不足。

治法：温中复阳。方用甘草干姜汤。

②芍药甘草汤证

主症：脚挛急或经脉挛急。

病机：阴液不足，筋脉失养。

治法：酸甘化阴，柔筋缓急。方用芍药甘草汤。

现代临床将甘草干姜汤应用于遗尿、肺寒咳嗽、晚期肺癌咯血、过敏性鼻炎、肺炎重症、胃中虚冷所致之泛酸、寒性胃脘痛、顽固性口中多涎唾、眩晕、虚寒性崩漏、内耳眩晕症。也可以治疗花粉症、鹅口疮、慢性咽痛等属于中阳不足者。

现代临床将芍药甘草汤广泛应用于支气管哮喘、百日咳；溃疡性结肠炎、中老年慢性结肠炎、慢性萎缩性胃炎、胃及十二指肠溃疡、气血虚弱型便秘、胆囊炎、急腹症、胃脘痛；尿毒症末梢神经病变、糖尿病神经病变所致疼痛麻木、脑血管意外后遗症所致疼痛麻木，肝病腿痛、顽固性膈肌痉挛、足跟痛、急性腰扭伤、筋膜病；泌尿系结石、肾绞痛、小儿遗尿症；痛经、黄体囊肿；初发劳力性心绞痛等。对皮肤科、骨伤科、妇科之多种疼痛、拘挛等，证属阴血不足，筋脉失养拘急者皆可应用。

【明经指要】

本条以法御证，一步一法，方随法立，环环相扣，充分体现了仲景"观其脉证，知犯何逆，随证治之"的辨证论治思想。

甘草干姜汤与桂枝甘草汤皆属炙甘草与辛温热药配合成方，均属辛甘化阳之用，但二方作用不同。甘草干姜汤炙甘草倍于干姜，是甘草为主，重在温补中阳；桂枝甘草汤桂枝倍于甘草，是以桂枝为主，重在温通心阳。

（2）芍药甘草附子汤证

【原文】

發汗，病不解，反惡寒者，虛故也，芍藥甘草附子湯主之。（68）

芍藥甘草附子湯方

芍藥　甘草各三兩（炙）　附子一枚（炮，去皮，破八片）

上三味，以水五升，煮取一升五合，去滓，分溫三服。疑非仲景方。

【提要】

论汗后阴阳两虚的证治。

【解析】

本条用发汗治疗，可知当有表证，发汗为正确的治法。若汗之得当，其病当愈，即令未愈，亦应有所减轻。但本条所论则是汗后"反恶寒"，即恶寒较前更重。从"虚故也"及治以芍药甘草附子汤来看，此处之"病不解"，为疾病之未愈，非表证之不去。究其因乃过汗损阳，身体失于温煦，故恶寒不唯不解反而转甚，是太阳表病变成了阴阳两虚的里虚证。本证除了恶寒之外，当有小腿挛急、脉微细等症。治以芍药甘草附子汤以扶阳益阴（参见第29、60条）。

【方义】

芍药甘草附子汤由芍药甘草汤加附子而成。其中以芍药甘草汤酸甘敛阴，缓急止痛；附子大辛大热，补火助阳，通经实卫，得甘草之甘，辛甘化阳，通经止痛；且附子性猛，得甘草而缓；芍药性寒，得附子而和。三药相配，奏阴阳双补之功。

【临证要点】

主症：恶寒，脚挛急，脉微细。

病机：阴阳两伤，肌肤失温，筋脉失养。

治法：复阳益阴。方用芍药甘草附子汤。

现代临床将芍药甘草附子汤主要用于阳虚外感汗多恶寒、风寒湿痹阳气虚之关节疼痛、周身恶寒汗出者；亦可用于汗后亡阳、腰痛、偏头痛、痛经、肠痉挛、腓肠肌痉挛等见本方证者。

（3）炙甘草汤证

【原文】

伤寒脉结代[1]，心動悸[2]，炙甘草湯主之。（177）

炙甘草湯方

甘草四兩（炙）　生薑三兩（切）　人參二兩　生地黃一斤　桂枝三兩（去皮）　阿膠二兩　麥門冬半升（去心）　麻仁半升　大棗三十枚（擘）

上九味，以清酒[3]七升，水八升，先煮八味取三升，去滓，内膠烊消盡，温服一升，日三服。一名復脉湯。

【词解】

[1]脉结代：是结脉和代脉的并称。两种脉都是"脉来动而中止"，其中止无定数，无规律的为结脉；止有定数，有规律的为代脉。

[2]心动悸：形容心跳动得很厉害。

[3]清酒：《周礼·天官酒正》："辨酒之物：一曰事酒，二曰昔酒，三曰清酒。"注：……清酒，祭祀之酒。指清纯上好的米酒。

【提要】

论心阴阳两虚的证治。

【解析】

本条冠以"伤寒"，当有恶寒、发热等表证。今不见发热恶寒，脉不浮而结代，并见心动悸，说明病始外感而渐内累于心，外邪已罢，仅存里虚之证。因太阳与少阴相表里，若心主素虚，复感外邪，则病邪每每深入少阴，使心脏受邪。心主血脉，赖阳气之温煦，阴血之滋养。心之阴阳气血不足，则见心动悸；心阳虚鼓动无力，心阴虚脉道不充，则有结代之脉。治宜炙甘草汤补阴阳、调气血以复脉。

【方义】

炙甘草汤由炙甘草、生姜、人参、生地黄、桂枝、阿胶、麦门冬、麻仁、大枣、清酒组成。方中重用炙甘草补中益气，以充气血生化之源，合人参、大枣补中气，滋化源，气足血生，以复脉之本；生地黄、麦冬、阿胶、麻仁养心阴，补心血，以充血脉；然阴无阳则无以化，故用桂枝、生姜宣阳化阴，且桂枝甘草相合辛甘化阳，以温通心阳，加清酒振奋阳气，温通血脉。诸药合用，阳生阴长，阴阳并补，共奏通阳复脉、滋阴养血之功。

【临证要点】

主症：心动悸，脉结代。

病机：心阴阳两虚。

治法：通阳复脉，滋阴养血。方用炙甘草汤。

现代临床主要将炙甘草汤应用于各种心律失常、病毒性心肌炎、扩张型心肌病、萎缩性胃炎、小儿秋季迁延性腹泻、复发性口疮、白塞病、小儿汗证、白细胞减少症、季节性低血压、特发性血小板减少性紫癜、更年期综合征、妇科出血、妇科崩漏等，辨证属于心阴阳气血不足者。

【明经指要】

炙甘草汤方中生地黄、大枣用量皆重。方中所用生地黄重用至一斤，大枣则重用至三十枚，再配以阿胶、麦冬等，可知本方乃峻补其阴以生血；同时用桂枝、生姜、人参，并以清酒与水同煎，意在通阳行脉以缩摄微阴，全方阴阳双补，通经脉、利血气，挽真气于将绝之候，而避中寒于脉弱之时。

【原文】

脉按之來緩，時一止復來者，名曰結。又脉來動[1]而中止，更來小數[2]，中有還者反動[3]，名曰結，陰也。脉來動而中止，不能自還，因而復動者，名曰代，陰也。得此脉者必難治。（178）

【词解】

[1]动：指脉搏跳动。

[2]小数：略为快一些。

[3]反动：反，复、又之意。反动即复动。

【提要】

本条文承上条描述结脉、代脉的性状和预后。

【解析】

本条紧承上条，补充结代脉的具体形态。结代脉均属于间歇脉，以脉在跳动中有停止为特点。因两种脉象都是缓而有中止，所以为阴脉。其中复动后第一动与第二动间歇时间稍短者，更来时稍微快一点的为结脉；复动后第一动与第二动间歇时间如停止前一致的为代脉。两种脉多由心阴阳气血不足，无力鼓动和充养血脉所致，病情较重，故曰难治。临床上，结脉除了正气不足外，尚有气血痰湿瘀阻的情况；代脉则主要为机体阴阳气血的衰疲不足。结脉可见于某些健康人，代脉则多为器质性疾病所致。故"得此脉者，必难治"一说，还应活看。

【明经指要】

结脉、代脉皆属脉律不齐的脉象，但二者有所不同。结脉是在间歇之后紧接着出现一二次较快的搏动，好像存在补偿性脉动；代脉则不会出现补偿性脉动。读此条，一方面可知仲景辨脉之精细；另一方面可见仲景所云结代脉与后世所论有所不同。

（三）结胸证

1.结胸辨证

【原文】

問曰：病有結胸，有藏結[1]，其狀何如？答曰：按之痛，寸脉浮，關脉沉，名曰結胸也。（128）

病發於陽，而反下之，熱入因作結胸；病發於陰，而反下之，因作痞[2]也。所以成結胸者，以下之太早故也。（131上）

【词解】

[1]脏结：病证名，是因脏气虚衰，阴寒凝结而致的一种病证。其主症与结胸证有相似之处，但病变性质不同。

[2]痞：病证名，是无形之邪气痞塞于心下胃脘部，以心下痞塞不舒，按之柔软不痛为主症的一种病证。

【提要】

论结胸证的证候特点与成因，以及与脏结、痞证的区别。

【解析】

128条指出结胸的证候特点及与脏结证的鉴别。结胸与脏结虽然在病位与症状上有相似之处，都以胸胁脘腹部疼痛拒按为临床主症，但二者病机却完全不同。脏结证是因脏气虚衰，阴寒凝结，其证属虚。结胸证是无形之寒热与有形的痰水相结，病邪内盛，其证为实。寸以候上，寸脉浮，说明阳热之邪在上并提示病邪由表邪内陷而成。关以候中，关脉沉，是痰水之邪凝结于中焦的表现。寸脉浮、关脉沉，既反映了结胸证的脉象特点，也揭示了邪热与痰水相结的病变本质。

131条（上）指出结胸证与痞证的成因。结胸证的成因是"病发于阳而反下之"，而痞证则是"病发于阴而反下之"，二者皆由误下所致，但又有所不同。"病发于阳"是指病发于表，其性属阳。病发于表，治当发汗，若医者反用攻下，便可能使表邪内陷，入里化热。如果病人体内素有痰水等有形实邪，或攻下导致脾胃功能失调，运化失职，痰水内生，则无形邪热与有形痰水会互结于胸膈而形成结胸。"病发于阴"是指病发于里，其性属阴。病虽发于里，若非阳明腑实证，亦不可攻下。如误用下法必然损伤脾胃之气，使其升降功能失常，气机无力斡旋而阻于心下，则会形成心下痞证。本条论结胸证言其"热入"，是指误下后表热内陷；论痞证不言"热入"，是因为既为里证，则无外邪，自然无邪入之变。"所以成结胸者，以下之太早故也"一句，是强调表证有可能化热入里形成可下之证，但里未成实者，决不可下之太早。

必须指出，误下虽然是导致结胸的重要因素，但《伤寒论》中亦有不因误下而形成结胸的情况。另外，痞证虽多由病在里误用攻下所致，但临床上亦不乏不因误下，或病在表误下而成者。故临证时对于结胸与痞证的成因与诊断不可拘泥于误下与否，以及原发病在表还是在里，而当以脉症为凭。

2. 热实结胸证

（1）大陷胸汤证

【原文】

太陽病，脉浮而動數，浮則爲風，數則爲熱，動則爲痛，數則爲虚，頭痛發熱，微盜汗出，而反惡寒者，表未解也。醫反下之，動數變遲，膈内拒痛。胃中空虚，客氣[1]動膈，短氣躁煩，心中懊憹，陽氣[2]内陷，心下因鞕，則爲結胸，大陷胸湯主之。若不結胸，但頭汗出，餘處無汗，劑頸而還[3]，小便不利，身必發黄。（134）

大陷胸湯方

大黄六兩（去皮）　芒消一升　甘遂一錢匕

上三味，以水六升，先煮大黄取二升，去滓，内芒消，煮一兩沸，内甘遂末，温服一升，得快利，止後服。

傷寒六七日，結胸熱實，脉沉而緊，心下痛，按之石鞕者，大陷胸湯主之。（135）

【词解】

[1]客气：外来之邪气，因邪从外来，故称客气。此处是指内陷之热邪。

[2]阳气：属阳之表邪、热邪。

[3]剂颈而还：剂，通齐。剂颈而还，指头部汗出，到颈部而止，颈部以下无汗。

【提要】

论大结胸的病因、病机、证治。

【解析】

第 134 条论大陷胸汤证的形成及表证误下形成热实结胸与发黄的证治。全文宜分三段理解。

第一段，从"太阳病"至"表未解也"，以脉述证分析太阳表邪未解、有化热之势之病证。"脉浮而动数"，指脉象浮而数急躁动，是邪在太阳之表而将内传的反映。"浮则为风，数则为热"，浮主风邪在表，数指邪热为患，身体发热。邪盛于表，身体必有所疼痛，故云："动则为痛。""数则为虚"，此处"虚"是指无实邪而言，并非正气虚弱，指此时病证虽然阳热较盛，但病位仍在表，尚未与体内有形之实邪相结。"头痛，发热"，属于表证，"微盗汗出"，则反映阳热之邪较盛，且有入里的趋势。由于寐则卫气行于阴，阴者里也，卫气行于里而使里热外蒸，故见微盗汗出。"微盗汗出，而反恶寒，表未解也"不仅强调前述脉症虽有化热之势而太阳表邪却尚未解除，更为下文埋下了伏笔。

第二段，从"医反下之"至"大陷胸汤主之"，承上文论表证未解而误用下法形成热实结胸的大陷胸汤证证治。表证误下，邪气内陷，与有形实邪结于胸膈，所以动数之脉变为迟缓。脉迟是邪气凝结，血行不利的反应。无形邪热与有形痰水结于胸膈，气机不利，故"膈内拒痛"。病变部位不在胃中，是为"胃中空虚"，部位在胸膈，所以表现为胸膈处疼痛拒按。邪阻气机而短气，热扰胸膈故烦躁，甚至心中懊恼。本段提出的"心下因硬"和"膈内拒痛"是结胸辨证的关键，其病机特点是阳热之邪内陷与有形之邪相结，治疗上当以大陷胸汤泄热逐水。

第三段，从"若不结胸"至"身必发黄"，论误下后没有形成结胸证而形成湿热发黄证，并与结胸做鉴别。"但头汗出，余处无汗，剂颈而还"，是热被湿郁不能外越的反映。热本为阳邪，欲发越从汗出，但因湿性黏腻而汗出不能通透，仅能上蒸于头，故仅头部有汗，余处无汗。湿为阴邪，欲下泄从小便出，又因热邪相郁而不得下行，故小便不利。热不得越，湿不得泄，湿热郁蒸，势必导致发黄。

135 条论典型的大结胸证临证要点。"脉沉而紧，心下痛，按之石硬"被称为"结胸三证"，对辨识大结胸证有特别的意义。伤寒六七日，是太阳病行其经尽之期，此处提示此时太阳表邪未经误下而发生传变。内传之邪与体内痰水相结于胸膈，导致"结胸热实"。结胸是言病位，热实即言病性，概括了本病的病因病机。"脉沉而紧"是热实结胸的典型脉象，脉沉主候里，又主水；脉紧主邪实，又主痛，说明本证为水饮内结而有疼痛之证。结胸证邪结部位偏高，其疼痛以胸膈心下部位为主，水热之邪互结于心下，气血阻结不通，心下疼痛，按之坚硬如石。所以称之为"石硬"，即腹痛拒按，腹肌高度紧张，甚则坚硬如石，反映了有形之水与热邪相结之深，病情呈危急之势，治疗当泄热逐水，方用大陷胸汤。

【明经指要】

134 条前半部分则较详细地论述了太阳表证误用下法形成结胸的病机与症状表现，以及治法，此乃言其常；而 134 条后半部分，则论述湿热发黄证，此乃言其变。由此可见，同为表证误下，却因体质差异，热邪或与体内有形之痰水互结形成结胸证，或与无形之湿相合，形成湿热发黄证，前后对举，是示人以"知常而达变"之法，具有重要指导意义。

【原文】

傷寒十餘日，熱結在裏，復往來寒熱者，與大柴胡湯；但結胸，無大熱者，此爲水結在胸脇也，但頭微汗出者，大陷胸湯主之。（136）

太陽病，重發汗而復下之，不大便五六日，舌上燥而渴，日晡所[1]小有潮熱[2]，從心下至少腹鞕滿而痛不可近[3]者，大陷胸湯主之。（137）

【词解】

[1] 日晡所：午后申时左右，即下午 3～5 时。

[2] 潮热：一种热型，发热如潮水一样，定时而发，至时而降。

[3] 痛不可近：疼痛甚剧，不可近前触按。

【提要】

136 条论大陷胸汤证与大柴胡汤证的鉴别。伤寒经过十余日而不愈，表邪化热入里有两种变化，其一为大柴胡汤证，其二为大陷胸汤证，二者须鉴别。就病机而言，大柴胡汤证为"热结在里"，属热结少阳阳明，而大陷胸汤证为"水结在胸胁"，属水热互结于胸胁。就主症而言，大柴胡汤证当见往来寒热之邪结少阳、枢机不利的表现和腹满痛、大便不通等为燥实内阻肠道之症，以及呕逆、胸胁满闷、郁郁心烦、心下痞满疼痛等兼证；大陷胸汤证可见心下硬满疼痛特甚而延及两侧胁肋的水热结于胸胁之证，以及热被水遏而不能向外透发，而向上蒸腾。向上蒸腾的但头微汗出、余处无汗之症。"但结胸，无大热"，此强调结胸证虽属实热，但因水邪郁遏而里热不得蒸腾，故外反不见蒸蒸大热之势，此更与少阳证之往来寒热不同。治宜大陷胸汤峻下逐水。

137 条论大结胸病兼阳明腑实的证治。重发汗复又攻下之，津液耗伤，邪气化热内陷，与水饮相结于胸膈，并影响全腹，腑气不通，故五六日不大便，潮热见于日晡之时，且舌上燥而渴，可见本证确与阳明腑实有关。然单纯的阳明腑实证当为腹满痛或绕脐痛，此条所论却是"从心下至少腹硬满而痛不可近"，可见本证又非单纯性阳明腑实。此证亦非单纯性结胸，而是两种病变的叠加与合并，即大结胸兼阳明腑实。由于水热互结于胸膈，影响及于全腹，且兼阳明腑实，故"从心下至少腹硬满而痛不可近"较"心下痛，按之石硬"更进一层。其舌上燥而渴，既因津伤胃燥，又由于水热互结、津不上承；而其之所以已见"不大便五六日，舌上燥而渴"等阳明腑实已成之症，却只是"日晡所小有潮热"，亦系因水热互结，其热不易外越所致。总之，本证仍以大结胸证为主，故治当用大陷胸汤泄热逐水，兼攻其腑实。

【方义】

大陷胸汤由大黄、芒硝、甘遂三味药物组成。方中甘遂性峻而泻水逐饮，尤长于泻逐胸腹积水；大黄泻热导下，荡涤实邪；芒硝软坚破结。三药相合，共奏泄热逐水破结之效。本方必须注意各药煎煮顺序：先煮大黄，去滓后，纳芒硝，最后入甘遂末。甘遂用量一般以 2～3g 为宜，因其有效成分难溶于水，只有以末冲服，在胃肠吸收，才能充分发挥药效。本方泻下峻猛，服药后水热从大便而出，应注意中病即止，以免过服伤正，故方后云："得快利，止后服。"

【临证要点】

主症：心下硬痛拒按，甚则从心下至少腹硬满而痛不可近手，可伴见心烦，口渴，潮热，头汗出，不大便等，脉沉紧。

病机：水热互结于心下胸胁。

治法：泄热逐水，峻下破结。方用大陷胸汤。

现代临床主要将大陷胸汤应用于急性腹膜炎、急性胰腺炎、急性胆囊炎、急性胆管炎、急性肠梗阻、溃疡病穿孔、继发胰腺炎、结核性渗出性胸膜炎等，辨证属于水热互结者。

【明经指要】

131 条指出结胸证的成因是"病发于阳而反下之，热入而作结胸"。136 条则较详细地论述了太阳表证误用下法形成结胸的病机与症状表现，此乃言其常；而 137 条，则论述了不经误下，表邪化热内陷，水热结滞成实的结胸证，此乃言其变。两条对举，是示人以"知常而达变"之法，具有重要指导意义。

　　大结胸证的形成，水与热二者缺一不可，热入是水结之因，水结是结胸之本，而大陷胸汤则属水热邪气内结胸腹的正治之方。另外，以上数条还体现出张仲景对腹诊的重视，文中"心下因硬""心下痛按之石硬""从心下至少腹硬满而痛不可近"等皆由腹诊而知，这是中医传统诊察病证的方法，临证意义重大，不可忽视。

　　（2）大陷胸丸证

【原文】

　　結胸者，項亦强，如柔痓[1]狀，下之則和，宜大陷胸丸。（131下）

　　大陷胸丸方

　　大黄半斤　葶藶子半升（熬）　芒消半升　杏仁半升（去皮尖，熬黑）

　　上四味，擣篩二味，内杏仁、芒消，合研如脂，和散，取如彈丸一枚，别擣甘遂末一錢匕，白蜜二合，水二升，煮取一升，温頓服之，一宿乃下，如不下，更服，取下爲效。禁如藥法。

【词解】

　　[1] 柔痓（zhì 至）：痓，今义同痉。痉病的主要临床表现为颈项强直，甚至角弓反张。伴有汗出者名柔痉，无汗者名刚痉。

【提要】

　　论热实结胸病位偏上的证治。

【解析】

　　本条首言结胸，说明本证具备了结胸的主要症状——心下硬满疼痛，但同时又见有"项亦强，如柔痉状"，则提示本条所论当为结胸的又一证型。病人除热实结胸的基本症状外，突出"项亦强，如柔痉状"，即指患者颈项部拘急不舒，俯仰不能自如，同时伴有发热汗出，有如柔痉病的症状。究其原因是水热互结而病位偏上所致。邪结偏上，使颈项部经气运行受阻，津液凝聚不布，经脉失去濡润而转动不利；依据热实结胸特点，应有身热汗出，应当是身热不扬，无大热，汗出不透或头部汗出；邪热壅滞于胸，肺气不利，还应有胸满较甚，伴有短气，倚息不得卧等兼证。既然是水热互结之结胸证，治疗应当峻下逐水，但是病位偏上，恐大陷胸汤力峻而速，药力直达下焦而不能驱在上之邪，故治用大陷胸丸峻药缓图，以达到驱逐在上之水邪的目的。本方可逐水泄热，开水热之结，使津液通达，水津四布，如此则项部经脉筋肉得以濡养，心下硬痛和项强等症自除，故原文曰："下之则和。"

【方义】

　　大陷胸丸由大陷胸汤加杏仁、葶苈子、白蜜而成。方中大黄、芒硝泄热破结，甘遂攻逐水饮，治与大陷胸汤同。葶苈子、杏仁泻肺行水，使肺气宣达而水之上源通畅，则凝结于高位之邪必将随之而下。本方药物作用虽猛，但改汤为丸，取煮丸之法，又取白蜜之甘缓，且小制其剂，使其攻逐之力缓缓而行，既可针对在上的病邪，又不至于过猛伤正，是峻药缓用，以攻为和。因本方力缓，服药后并不速下，故方后云"一宿乃下"；若未达泻下效果，可再服 1 剂，直至见效。

【临证要点】

　　主症：胸膈心下硬满疼痛，颈项强，头汗出，发热，短气，脉沉紧。

　　病机：水热互结，病位偏上。

　　治法：泄热逐水，破结缓下。方用大陷胸丸。

　　现代临床主要将大陷胸丸应用于渗出性胸膜炎、支气管肺炎及心衰、肺水肿、急性呼吸窘迫综合征等，以胸痛、短气、汗出、项部拘紧不柔和为主要临床表现者。

【明经指要】

大陷胸丸与大陷胸汤均治大结胸证，临证当注意掌握其临证要点：二者皆有心下硬满疼痛、按之石硬的症状，病性皆属热属实，但病位有上、中、下之不同。其病位偏上者，邪结之位高，可兼见项强等症状，是大陷胸丸证；病位居中者，为典型之大结胸，其症状见于心下，范围比较局限，是大陷胸汤证；病位涉下者，为邪结范围广泛且内涉于阳明，症见"从心下至少腹硬满而痛不可近"，是大结胸兼阳明腑实之重证，也治用大陷胸汤。

（3）小陷胸汤证

【原文】

小結胸病，正在心下，按之則痛，脉浮滑者，小陷胸湯主之。（138）

小陷胸湯方

黄連一兩　半夏半升（洗）　栝樓實大者一枚

上三味，以水六升，先煮栝樓，取三升，去滓，内諸藥，煮取二升，去滓，分温三服。

【提要】

论小结胸病的证治。

【解析】

小结胸病成因与大结胸类似，多为伤寒表邪入里，或表证误下，邪热内陷与痰互结而成。其病变部位局限，正在心下，提示痞硬胀满仅在心下胃脘部。按之则痛，指疼痛发生在触按之后，即触按则痛，不按则不痛，或不按无显著疼痛，绝不会出现石硬拒按、手不可近的状况。脉浮主热，也示病位较浅；脉滑主痰，也主热。脉浮滑既是小结胸病的主脉，又提示其主要病机是痰热相结。本证病变范围局限，病情轻浅，病势较缓，故称之为"小结胸病"。此外，本证还可伴有胸膈满闷、咳吐黄痰、恶心呕吐等痰热在上气逆不降的症状。治用小陷胸汤清热化痰开结。

【方义】

小陷胸汤由黄连、半夏、栝楼实三味药组成。黄连苦寒，清泄心下之热结；半夏辛温，化痰涤饮，消痞散结；栝楼实甘寒清润，既能助黄连清热泻火，又能助半夏化痰开结，同时还有润便导下的作用。三药配合，辛开苦降，痰热各自分消；宽胸散结，以祛结滞之患。

【临证要点】

主症：心下硬满，按之疼痛，苔黄腻，脉浮滑。

病机：痰热互结，正在心下。

治法：清热涤痰开结。方用小陷胸汤。

现代临床主要将小陷胸汤加减应用于急慢性胃炎、急性胆囊炎或慢性胆囊炎急性发作、食道炎、胃食管反流病、慢性肝炎、急慢性支气管炎、肺气肿、肺心病缓解期，以及胸膜粘连、肋间神经痛、流行性出血热初期等，辨证属于痰热郁结于中上焦者。

【明经指要】

小结胸证与大结胸证皆为热实结胸，但二者邪结程度有深浅之别，病变部位有广狭之异，症状有轻重之不同，病势有缓急之区分，治疗有峻下与缓消之别。大结胸证为水热互结，病位以心下为主，可以旁及两胁，下至少腹，上涉胸肺颈项；其临床表现可见心下硬满疼痛，不可触近，其脉沉紧；症重势急，所以治当泄热逐水，用大陷胸汤。小结胸证为痰热互结，病位较局限，正在心下，按之则痛，不按不痛，其脉浮滑；症轻势缓，所以治之当清热化痰开结，用小陷胸汤。此亦说明邪有微甚，则药有缓峻；症有轻重，则方有大小。

3. 寒实结胸证

【原文】

寒實結胸，無熱證者，與三物小白散[1]。（141下）

白散方

桔梗三分 巴豆一分（去皮心，熬黑，研如脂） 貝母三分

上三味爲散，内巴豆，更於白中杵之，以白飲和服，强人半錢匕，羸者減之。病在膈上必吐，在膈下必利。不利，進熱粥一杯；利過不止，進冷粥一杯。

【词解】

[1]三物小白散：本条文原为"寒实结胸，无热证者，与三物小陷胸汤，白散亦可服"。考《金匮玉函经》《千金翼方》均无"陷胸汤"及"亦可服"六字，文义合理，故据此校正。

【提要】

论寒实结胸的证治。

【解析】

寒实结胸是结胸的一个证型，它是与热实结胸相对而言。实，是有形之邪盛于里；寒，指寒痰水饮等阴性病邪。寒实结胸，就是寒邪与痰水等有形之邪相结于胸膈脘腹。寒实结胸与热实结胸虽然病邪性质不同，然结胸一旦已成，二者疼痛程度则相差无几，都可见到心下硬满疼痛或膈下拒痛。不同之处在于，热实结胸往往伴有发热、口渴、心烦、面赤、舌红、苔黄等热证。而寒实结胸，"无热证者"，意在强调没有上述热象，相反却因寒痰凝结往往伴随咳喘满闷等胸阳不振，或大便秘结等寒闭腑气不通的症状，以及畏寒喜暖、口不渴、苔白滑、脉沉弦等寒证。针对寒水痰饮内结，气机阻滞的病机，应当温下寒实，攻逐水饮，涤痰散结，选用三物小白散治疗。

【方义】

白散方由桔梗、巴豆、贝母组成。由于方中三味药物其色皆白，又为散剂，故名。巴豆辛热峻下，长于攻痰逐水，泻下寒积；桔梗载药上行，祛痰开结；佐以贝母，长于化痰开结。三药合用，组成温下寒实，涤痰开结的方剂。因其药性峻猛，故用白饮（米汤）和服，既能保养胃气，又能监制巴豆之毒性。巴豆不仅有强烈的泻下作用，还有一定的催吐作用。服药后，病在膈上的，实邪可上越而吐；病在膈下的，实邪可下泄而利。目前临床使用常取巴豆霜，用量每次0.3g，若不效再以每次0.1g渐增。根据巴豆得冷性缓，得热性速的特性，如需加强其泻下作用，可进服热粥；如果下利太过，则可进冷粥以抑制其泻下作用。

【临证要点】

主症：胸胁心下硬满疼痛，无热证，脉沉实。

病机：寒水痰实，结于胸膈。

治法：温下寒实，涤痰破结。方用三物小白散。

现代临床主要将三物小白散应用于呼吸系统疾病如支气管炎、支气管哮喘、肺炎及肺痈、喉痹，辨证属于寒实内结者。此外，对于冷痰蕴伏所致的痫病狂乱或寒实性胃痛、肠梗阻、腹水肿胀等，亦可用本方加减治疗。

【明经指要】

结胸以热实者居多，属常，但亦有寒实之证，此示人知常达变之法，亦示人阴阳寒热对举之要。

三物小白散与三物备急丸都用巴豆泻下寒结，但由于配伍药物不同，功效也有较大的区别。本方配桔梗是治在胸，彼方配大黄是治在肠；而本方配贝母，意在化痰开结，彼方配干姜，一则

助巴豆攻下寒积之功，二则调大黄寒凉之性，以防其影响巴豆热泻之功。二方相较，可以很好地体味仲景组方化裁之深意。

4. 结胸证治禁与预后

【原文】

結胸證，其脉浮大者，不可下，下之則死。（132）

結胸證悉具，煩躁者亦死。（133）

【提要】

辨结胸证治及其预后。

【解析】

第132条论述了结胸证的治禁。结胸证是邪结于里，无论是热实结胸还是寒实结胸，脉沉紧是其主脉。若脉浮大者，可见于两种情况：其一，若脉浮大有力者，是邪气内结，而表证未罢，若下之过早，则脏腑之气受伤而表邪内陷，病情加重而预后不良；其二，若脉浮大无力者，是邪气盛而正气伤，治疗应当先补后攻，或攻补兼施，若一味峻下，必然导致正气虚脱，危及生命。

第133条论述结胸证的预后。"结胸证悉具，烦躁者亦死"，是指结胸证心下痛，按之石硬，脉沉紧等主症完全具备，病人若此时出现烦躁症状，或见烦躁加重，是邪盛正溃，正不胜邪，预后多凶险，故曰"亦死"。

前述134条之大陷胸证亦有烦躁，而不曰死，是因其症只有心下硬，膈内拒痛，并非结胸证悉具，况烦躁与其他症状同时出现，此乃正邪相争，热扰心神所致，并非正气虚弱，故可用大陷胸汤攻下。本条则为结胸证悉具之后，又出现烦躁，属邪实正虚，阴阳有离决之势，故预后不良。

【明经指要】

此二条对举，说明结胸重证之治，既不能失之于孟浪而妄行攻下，也不可失之于姑息而养虎遗患。

（四）脏结证

1. 脏结辨证

【原文】

何謂藏結？答曰：如結胸狀，飲食如故，時時下利，寸脉浮，關脉小細沉緊，名曰藏結。舌上白胎滑者，難治。（129）

【提要】

论脏结的脉症与预后。

【解析】

脏结证顾名思义是邪结在脏，由脏气虚衰，阴寒凝结，气血阻滞而成。脏为阴，所以脏结证应属于三阴病变。将脏结证附于结胸证之后，意在将二者作比较鉴别。二者有寒热虚实的不同。在病机上，结胸证多为无形热邪与有形痰水相搏，结于胸膈；脏结是脏气大虚，阴寒凝结在脏。在症状上，结胸多见心下硬满，疼痛拒按，不能食，大便燥结；脏结虽然亦见心下硬满疼痛，但饮食如故，时时下利；结胸寸脉浮、关脉沉，舌苔燥黄；脏结寸脉亦浮，但浮而无力，关脉小细沉紧，舌苔白滑。

2. 脏结证治禁及危候

【原文】

藏結無陽證，不往來寒熱，其人反靜，舌上胎滑者，不可攻也。（130）

病脇下素有痞[1]，连在脐傍，痛引少腹，入陰筋[2]者，此名藏结，死。（167）

【词解】

[1]痞：痞块，包块。

[2]阴筋：外生殖器。

【提要】

论脏结的治禁及危候。

【解析】

130条补述脏结的证候及治禁。脏结邪结在阴分，故无发热、心烦、口渴、汗出等阳热证候；虽有心下、胁腹部位疼痛，但病人相对安静无躁动之象，这是邪结在阴分，正气内虚，无力与邪相争的表现。不往来寒热，提示虽可见胸胁满痛，却不是少阳病。既然邪不在三阳而里无热实，说明脏结证病位不在六腑而在五脏，属脏气虚衰，阴寒凝结之证。脏虚不耐攻伐，故曰："不可攻也。"

对于脏结证，前条言"难治"，本条言"不可攻"，均未出治法。但难治不等于不治，不可攻不等于不能用其他方法治疗。根据脏结的病因病机，可以采用温脏散结之法，如柯韵伯在《伤寒来苏集》中提出用"理中、四逆辈温之"，可作参考。

167条重点论述脏结危候的证候表现与预后。其证候特征有二：①"病胁下素有痞，连在脐旁"，是指病人在相当长一段时期里，胁下存在痞块，连及脐旁。此由脏结日久、气血郁滞、络脉闭阻所致，此系久病之痼疾。②"痛引少腹入阴筋"，是说不仅胁下至脐旁的痞块疼痛，且牵引至少腹，甚至牵引到外生殖器，此系新发之症。病至于此，则已涉及肝、脾、肾三脏。肝、脾、肾三脏阳气俱衰，不能温化，阴寒凝结，病势危重，预后不良，故断为"死"证。

（五）痞证

1.痞证的成因及证候特点

【原文】

脉浮而紧，而复下之，紧反入裏，则作痞，按之自濡[1]，但氣痞[2]耳。（151）

【词解】

[1]濡：同软。

[2]气痞：相对痞硬而言，按之濡软，指无形之邪结滞为病。

【提要】

论痞证的成因与证候特点。

【解析】

"脉浮而紧"，脉浮主表，脉紧主寒，是太阳伤寒的脉象。太阳伤寒，本应辛温发汗，使邪从汗解。若误用下法，则正气受挫，表邪乘虚内陷，导致气机痞塞，则"紧反入里"，而形成痞证。误下先虚其里，使脾胃之气受伤，而邪气由表入里，影响脾胃升降功能，致心下气机无力斡旋而窒塞不通，遂成痞证。痞证的特点，是患者自觉心下堵闷不舒，然按之却柔软无物，说明此属无形邪气壅滞心下，故云"但气痞耳"。

【明经指要】

痞证与结胸证均因误下后，邪陷于里而成，都以心下为主要病变部位。"按之自濡，但气痞耳"，不仅描述了痞证的临床特点，点明了痞证的基本病机，同时也指出了痞证区别于结胸的关键。两者的区别是，结胸证以心下胸胁硬满疼痛为特点，治宜攻下破结之法；痞证以心下痞，按之濡，不硬不痛为特点，治以理气消痞为主。不过，痞证"按之自濡"而不痛，这只是相对结胸证疼痛拒按而言，不是说痞证毫无疼痛。临床观察表明，痞证若兼夹水饮、食滞血瘀之病机，亦可见伴心下疼痛，只是其痛较轻；痞证心下多软，但亦可见心下硬满的病例。

2. 热痞证

（1）大黄黄连泻心汤证

【原文】

心下痞，按之濡，其脉關上浮者，大黄黄連瀉心湯主之。（154）

大黄黄連瀉心湯方

大黄二兩　黄連一兩

上二味，以麻沸湯[1]二升，漬之須臾，絞去滓，分溫再服。

臣億等看詳大黄黄連瀉心湯，諸本皆二味，又後附子瀉心湯，用大黄、黄連、黄芩、附子，恐是前方中亦有黄芩，後但加附子也，故後云附子瀉心湯，本云加附子也。

【词解】

[1]麻沸汤：沸水。

【提要】

论热痞的证治。

【解析】

154 条论热痞之证治。心下为胃脘部，心下痞，按之濡，指胃脘部有堵闷窒塞之感，但按之却柔软，而不坚硬疼痛，此属无形邪气壅滞之气痞，而非痰水实邪结聚。关脉以候中焦，浮脉又主阳热，其脉关上浮，说明本证系无形邪热壅聚心下，致气机痞塞，乃热痞之证。由于本证病机为邪热内聚，故尚可见心烦口渴，小便短赤，舌红苔黄，脉数，甚至吐衄等症，治宜大黄黄连泻心汤泄热消痞。

【方义】

大黄黄连泻心汤是治疗火热邪气壅滞心下致痞的基本方。大黄泄热和胃，黄连泻心胃之火，苦则泻心消痞，寒则清泄邪热，二药合用，邪热得除，则痞闷自消。本方运用之妙，在于煎法。不取煎煮而以麻沸汤浸渍少顷，去滓温服，以取其气之轻扬，薄其味之重浊，使之利于清心下热邪而消痞，而不在于泻下燥结以荡实。

《伤寒论》载本方仅大黄、黄连二味药，林亿在方后注中认为"亦有黄芩"。又《千金翼方》注云："此方本有黄芩。"再结合临床实际来看，本方以有黄芩为妥。

【临证要点】

主症：心下痞，按之濡，心烦，口渴，舌红苔黄，关脉浮。

病机：无形邪热，痞塞心下。

治法：泄热消痞。方用大黄黄连泻心汤。

现代临床主要将大黄黄连泻心汤应用于急慢性胃肠炎、细菌性痢疾、胆囊炎、高血压病、高脂血症、肺炎、急性支气管炎、肺性脑病，以及某些五官科疾患如口鼻生疮、针眼、眼痛、鼻衄、齿衄、唇肿、牙痛，辨证属于无形邪热壅聚者。

【明经指要】

《伤寒论》对方药煎服法极其考究，大黄黄连泻心汤采用麻沸汤法，去其味存其性，此法别出心裁，特点鲜明，临床按法用之确有效验。

【原文】

伤寒大下后，復發汗，心下痞，惡寒者，表未解也，不可攻痞，當先解表，表解乃可攻痞。解表宜桂枝湯，攻痞宜大黄黄連瀉心湯。（164）

【提要】

论痞证兼表的治疗原则。

【解析】

164条论热痞兼表的治法。外感表证误用下法，后虽经发汗，但属于汗下失序，易致表邪化热内陷，结于心下，形成热痞兼表证。若表邪尽陷于里，则恶寒罢，表证解，今仍见恶寒者，是表邪未解。此证里有痞证，外有表证，为表里同病，治法当遵循表里先后之常法，先解表，表解乃可攻痞。若先行攻痞，不仅有郁遏表邪之弊，亦易引邪深入，致生变证。因已经汗下，故治表不可峻汗，宜与桂枝汤。表解后，复与大黄黄连泻心汤治热痞。

【明经指要】

热痞兼表仍治用桂枝汤，一则印证先表后里之治则，另则进一步证明桂枝汤证治范围之广。

（2）附子泻心汤证

【原文】

心下痞，而復惡寒汗出者，附子瀉心湯主之。（155）

附子瀉心湯方

大黄二兩　黄連一兩　黄芩一兩　附子一枚（炮，去皮，破，別煮取汁）

上四味，切三味，以麻沸湯二升漬之，須臾，絞去滓，内附子汁，分温再服。

【提要】

论热痞兼表阳虚的证治。

【解析】

本条承接154条言心下痞，当为热痞。复见恶寒汗出之症，若属太阳中风证，则必有发热脉浮等表证，今不见发热，又不曰"表未解"，说明并非164条所论热痞兼表证。且从附子泻心汤看，为大黄黄连泻心汤加附子而成，以方测证，其恶寒汗出，当是表阳虚，卫外不固所致。本证寒热并见，虚实互呈，单与泄热消痞，则阳虚难复，纯与扶阳固表，则痞结难消，故治以附子泻心汤泄热消痞，兼以扶阳固表。

【临证要点】

主症：心下痞，恶寒汗出。

病机：无形邪热，痞塞心下，兼卫阳不足。

治法：泄热消痞，扶阳固表。方用附子泻心汤。

现代临床主要将附子泻心汤应用于胃及十二指肠溃疡病、结肠炎、胃脘痛、下利、热厥、慢性痢疾、便秘、高血压病、脑血管意外（中风）、慢性肾功能衰竭（尿毒症）等，辨证属于中焦热邪内盛兼阳气不足者。

【方义】

附子泻心汤中以大黄、黄连、黄芩泄热消痞，清泻上部之邪热，以附子之辛热以温经复阳固表。本方之煎服法为三黄以开水浸渍少顷取汁，取气之轻清以泻心消痞；而附子一味另煎取汁，取其辛热厚味以扶助阳气，再将两种药汁混合，分2次温服，其意深远。正如尤在泾《伤寒贯珠集》所说："方以麻沸汤渍寒药，别煮附子取汁，合和与服，则寒热异其气，生熟异其性，药虽同行而功则各奏，乃先圣之妙用也。"

【明经指要】

本方是仲景寒热并用的代表方，迭用大黄、黄芩、黄连以清热，单用炮附子以扶阳固表。为了达到寒热药同服而功效各奏的目的，独创了特殊的煎服法，足见仲景用心之良苦及立法之巧妙。

3. 寒热错杂痞证

（1）半夏泻心汤证

【原文】

傷寒五六日，嘔而發熱者，柴胡湯證具，而以他藥下之，柴胡證仍在者，復與柴胡湯。此雖已下之，不爲逆，必蒸蒸而振[1]，卻發熱汗出而解。若心下滿而鞕痛者，此爲結胸也，大陷胸湯主之。但滿而不痛者，此爲痞，柴胡不中與之，宜半夏瀉心湯。（149）

半夏瀉心湯方

半夏半升（洗）　黃芩　乾薑　人參　甘草（炙）各三兩　黃連一兩　大棗十二枚（擘）

上七味，以水一斗，煮取六升，去滓，再煎[2]取三升，溫服一升，日三服。

【词解】

[1]蒸蒸而振：蒸蒸，这里指正气由内向外之势。振，指周身振动，即战汗的具体表现。

[2]煎：将液体加热浓缩的过程。西汉·扬雄《方言》云："凡有汁而干谓之煎。"

【提要】

辨柴胡证误下后的三种转归及治法。

【解析】

本条从少阳误下后的三种转归，并且从与小柴胡汤证、结胸证对比的角度，论述痞证的辨治。伤寒五六日，出现"呕而发热"者，是外邪已入少阳，医者不识，以他药误下，可出现三种转归：①柴胡证仍在，说明未因误下而变生他证，故曰"此虽已下之，不为逆"，仍可与柴胡汤。服柴胡汤后，正气得药力之助而奋起抗邪，可出现"蒸蒸而振，却发热汗出而解"的战汗。②误下后邪热内陷，与水饮互结，则形成心下满而硬痛的大结胸证。③误下后损伤脾胃之气，邪气乘机内陷，致寒热错杂于中，脾胃升降失常，气机痞塞，形成心下痞，治当辛开苦降，和胃消痞，宜半夏泻心汤。

"但满而不痛"，是痞证的辨证要点。由于本条之心下痞是由寒热之邪痞塞中焦，脾胃升降失和所致，故当兼见恶心、呕吐等胃气不降之证，及肠鸣、下利等脾气不升之证。《金匮要略·呕吐哕下利病》谓："呕而肠鸣，心下痞者，半夏泻心汤主之。"是对本条痞证的补充。

【方义】

半夏泻心汤由半夏、干姜、黄连、黄芩、人参、甘草、大枣七味药组成。以半夏为君，化痰和胃，降逆消痞，合干姜之辛温，温中散寒，消结；黄连、黄芩苦寒泄降，清热和胃，泄其满；佐以人参、甘草、大枣甘温调补，补脾胃之虚以复其升降之职。诸药相合，辛开苦降，寒温并用，阴阳并调，俾寒热去，脾胃健，中焦气机调畅，痞气自消。本方要求"去滓再煎"，意在使寒热药性和合，作用协调，并行不悖，而利于和解。

【临证要点】

主症：心下痞满，呕恶，肠鸣下利，舌红苔腻。

病机：寒热错杂，中焦痞塞。

治法：和中降逆，消痞散结。方用半夏泻心汤。

现代临床主要将半夏泻心汤应用于急性胃炎、慢性胃炎、功能性消化不良、肠易激综合征、小儿暑泻、小儿消化不良、慢性胆囊炎、高血压病、病毒性心肌炎、心律失常、妊娠恶阻、梅尼埃病、肾病综合征或肾功能衰竭等，辨证属于中焦寒热错杂，升降失职者。

【明经指要】

本条除了阐释半夏泻心汤证外，更从同一误治之后三种不同的转归，说明病证传变与人之体质关系密切。①正气强者，不易传变，即使误治，也可不成坏病；正气虚者，易于传变，误治后往往变生他证。②体质有阳热与阴寒之不同，决定了病邪从阳而化形成实证，还是从阴而化形成虚证。③宿疾之有无，也会影响疾病的发展趋向，如素有旧疾，再加新感，往往会引动痼疾，导致病证复杂化。

（2）生姜泻心汤证

【原文】

伤寒汗出解之後，胃中不和，心下痞鞕，乾噫食臭[1]，脇下有水氣，腹中雷鳴[2]，下利者，生薑瀉心湯主之。（157）

生薑瀉心湯方

生薑四兩（切）　甘草三兩（炙）　人參三兩　乾薑一兩　黃芩三兩　半夏半升（洗）　黃連一兩　大棗十二枚（擘）

上八味，以水一斗，煮取六升，去滓，再煎取三升，溫服一升，日三服。附子瀉心湯，本云加附子。半夏瀉心湯，甘草瀉心湯，同體別名耳。生薑瀉心湯，本云理中人參黃芩湯，去桂枝、尤，加黃連並瀉肝法。

【词解】

[1]干噫食臭：噫，同嗳。干噫食臭，即嗳气带有伤食气味。

[2]腹中雷鸣：即肠鸣，形容腹中有辘辘作响的声音。

【提要】

论胃虚不化水气致痞的证治。

【解析】

伤寒表证，通过发汗治疗，其表虽解，但"胃中不和"，究其原因，或因患者素体脾胃气弱，或是汗不如法损伤脾胃之气，以致邪气乘机内陷，寒热错杂于中，气机痞塞不通，脾胃升降失常，形成痞证。一般而言，心下痞应但满而不痛，按之柔软，此言"心下痞硬"，是谓按之心下有紧张感，说明本证除无形之气痞塞之外，还夹杂有水饮、食滞的有形之邪。然虽心下痞硬，却按之不痛，故仍属痞证而非结胸。"胁下有水气"，既言病机，提示本证有水饮内停中焦；又言症状，即胃脘两侧之胁下有水气相搏之辘辘作响。脾虚不运，胃气上逆，水食停滞于胃，故干噫食臭；水气流于胁下，或走于肠间，则肠鸣下利。治以生姜泻心汤和胃降逆，散水消痞。

【方义】

生姜泻心汤由半夏泻心汤减干姜二两，加生姜四两所组成。二方组方原则基本相同，皆属辛开苦降甘调之法。因本证胃虚食滞，兼有水饮内停，故本方重用生姜为君，以和胃降逆，宣散水饮；姜夏与芩连为伍，辛开苦降，以开泄寒热痞塞之结滞；佐人参、甘草、大枣健脾益胃，以复中焦升降之职。本方与半夏泻心汤同，均取去滓再煎之法。

【临证要点】

主症：心下痞硬，干噫食嗅，胁下有水气，腹中雷鸣，下利。

病机：寒热错杂，中焦痞塞，兼水饮食滞。

治法：消食和胃，散水消痞。方用生姜泻心汤。

生姜泻心汤的临床应用范围与半夏泻心汤相似，若其病证病机属于寒热错杂，中焦痞塞，而兼水饮食滞者，考虑使用生姜泻心汤。

【明经指要】

本证与半夏泻心汤证相比，同中有异。所同者，二者均为中焦寒热错杂，脾胃升降失常，气机痞塞不通，均见痞满，呕逆，下利等症状。所异者，本证兼有水饮食滞，在临床表现上，本证心下痞满而硬，此外还有肠鸣辘辘，胁下有水气，干噫食臭等症状。生姜泻心汤中减干姜而重用生姜用量，可见生姜散水化饮之用。

（3）甘草泻心汤证

【原文】

傷寒中風，醫反下之，其人下利日數十行，穀不化，腹中雷鳴，心下痞鞕而滿，乾嘔心煩不得安。醫見心下痞，謂病不盡，復下之，其痞益甚，此非結熱，但以胃中虛，客氣上逆[1]，故使鞕也。甘草瀉心湯主之。（158）

甘草瀉心湯方

甘草四兩（炙）　黃芩三兩　乾薑三兩　半夏半升（洗）　大棗十二枚（擘）　黃連一兩

上六味，以水一斗，煮取六升，去滓，再煎取三升，溫服一升，日三服。

臣億等謹按：上生薑瀉心湯法，本云理中人參黃芩湯。今詳瀉心以療痞，痞氣因發陰而生，是半夏、生薑、甘草瀉心三方，皆本於理中也。其方必各有人參，今甘草瀉心中無者，脫落之也。又按《千金》并《外臺秘要》，治傷寒䘌食用此方皆有人參，知脫落無疑。

【词解】

[1]客气上逆：客气，指邪气。客气上逆，即胃虚气逆。

【提要】

论脾胃气虚痞利俱甚的证治。

【解析】

伤寒或中风，为病在表，本当汗解，若用下法则误也，故曰："反。"下后损伤中气，外邪乘虚内陷，以致寒热错杂于中焦，脾胃气机升降失常，遂成痞证。脾胃气虚，运化失职，饮食不得腐熟而下注，故其人腹中雷鸣有声，下利日数十行而"谷不化"；胃虚气逆则干呕、心烦不得安。此为寒热错杂于中，脾胃虚弱较甚，水谷不化之证，治当用甘草泻心汤。如果医者见心下痞硬满，心下之实邪未尽，复以下之，以致脾胃之气更虚，中焦升降愈复逆乱，浊气因虚上逆更剧，故心下痞硬更加严重。"此非结热，但以胃中虚，客气上逆，故使硬也"，是自注之文，说明"其痞益甚"之因，其并非肠胃实热阻滞，而是脾胃气虚，虚气上逆所致。此时仍当用甘草泻心汤补中消痞止利。

【方义】

甘草泻心汤即半夏泻心汤加重炙甘草一两而成。重用炙甘草，并以之名方，取其甘温补中，健脾和胃，为方中主药；佐人参、大枣，更增其补中之力；干姜、半夏温中散寒；黄芩、黄连清热消痞，合而使脾胃健而中州得复，阴阳调而升降协和，则痞利干呕诸症除。本方煎服法同半夏泻心汤。

本方无人参，参考林亿考证结果及《金匮》同名方，当属传抄脱漏。

【临证要点】

主症：心下痞硬而满，干呕，心烦不得安，谷不化，下利日数十行。

病机：寒热错杂，中焦痞塞，脾胃虚甚。

治法：补中和胃消痞。方用甘草泻心汤。

甘草泻心汤的临床应用范围也基本同于半夏泻心汤，但由于重用炙甘草补中，故其更适宜于脾胃虚弱者。

【明经指要】

半夏泻心汤证、生姜泻心汤证、甘草泻心汤证在证候、病机、治法、方药组成同中有异。所同者，三者皆有脾胃不和，升降失司，寒热错杂，气机痞塞，而致心下痞，呕而肠鸣，下利之症。所异者，半夏泻心汤证以胃气上逆为主，故心下痞，呕逆较著；生姜泻心汤证因兼有水饮食滞，故以心下痞硬，干噫食臭为主；甘草泻心汤证，脾胃虚弱较甚，以下利日数十行，谷不化，干呕，心烦不安为主。三者治法均以寒温并用，辛开苦降，和胃消痞为主，但半夏泻心汤为其代表方剂，生姜泻心汤则重在宣散水气，甘草泻心汤则重在补中和胃。

4.痞证类似证

（1）旋覆代赭汤证

【原文】

傷寒發汗，若吐若下，解後，心下痞鞕，噫氣[1]不除者，旋覆代赭湯主之。（161）

旋覆代赭湯方

旋覆花三兩　人參二兩　生薑五兩　代赭一兩　甘草三兩（炙）　半夏半升（洗）　大棗十二枚（擘）

上七味，以水一斗，煮取六升，去滓，再煎取三升，溫服一升，日三服。

【词解】

[1]噫气：嗳气。

【提要】

论胃虚痰阻气逆致痞的证治。

【解析】

伤寒发汗，乃正治之法，或吐或下，则为误治。所谓解后，是指表邪已解，但脾胃气伤，以致运化失职，痰饮内生。痰饮阻于中焦，气机升降失常，则心下痞硬；胃虚痰阻，其气上逆，则噫气频作。治宜旋覆代赭汤和胃化痰，降逆消痞。

【方义】

旋覆代赭汤中旋覆花苦辛而咸，主下气消痰，降气行水，主治心下痞满，噫气不除；代赭石苦寒，重镇降逆，轻用一两，是防寒凉之弊而取降逆之性。二者相合，下气消痰，和胃降逆；半夏与较大剂量的生姜为伍，和胃降逆化痰；人参、甘草、大枣补中益气，扶脾胃之虚。诸药配合，除痰下气，使脾胃复常，而消痞止噫。

本方也取去滓再煎，意与半夏泻心汤相同。

【临证要点】

主症：心下痞硬，噫气不除。

病机：胃虚，痰阻，气逆。

治法：和胃降逆，化痰下气。方用旋覆代赭汤。

现代临床主要将旋覆代赭汤应用于顽固性呃逆、贲门痉挛、食道贲门失弛缓综合征、胃肠神经官能症、食道梗阻、十二指肠壅积症、胃食管反流病、肿瘤放疗或化疗之胃肠反应、眩晕、呕吐、梅尼埃病、神经官能症、癔症、小儿咳嗽等，辨证属于胃气虚弱，痰浊内结，胃失和降而见嗳气呃逆，呕吐恶心，心下痞闷者。

【明经指要】

本方证与生姜泻心汤证皆有心下痞硬与噫气的症状，但二者从病机、症状表现及治法等方面又有很大的区别。生姜泻心汤证是伤寒汗出解之后，寒热错杂，胃虚食滞，水气不化所致。而本方证是伤寒吐下后，胃虚痰阻，虚气上逆所致。两汤证虽均有心下痞硬与噫气，但生姜泻心汤证是噫气食臭，本方证是有噫气但无食臭，且噫气的症状较前者为重。另外，生姜泻心汤证的肠鸣下利也为本汤证所不具。故在治法上，前者是和胃降逆，宣散水气；本方证是和胃降逆，化痰下气。两方虽同用人参、甘草、大枣以补脾胃之虚，用半夏、生姜以和胃降逆，但生姜泻心汤用干姜、黄连、黄芩以解寒热错杂之邪，本方则用旋覆花、代赭石以重镇降逆。

（2）五苓散证

【原文】

本以下之，故心下痞，與瀉心湯。痞不解，其人渴而口燥煩，小便不利者，五苓散主之。一方云，忍之一日乃愈。（156）

【提要】

论水饮致痞的证治。

【解析】

本证心下痞，服泻心汤后痞不解，说明本证的心下痞既不属于热痞，亦非寒热错杂痞。观其脉症，其人"渴而口燥烦，小便不利"，显然非泻心汤证，当是因下邪陷，内犯膀胱，气化失职所致。膀胱气化不利，水饮内停，津液不能气化以下泄，故小便不利；津液不能气化以上承，所以渴而口燥烦；水饮内停而上逆，阻碍气机升降，故心下痞。本证之心下痞因水气内停、闭塞气机所致，故可称谓"水痞"，治以五苓散化气行水，使水邪祛则痞自消。

【临证要点】

主症：心下痞满，烦渴，小便不利，口干舌燥。

病机：水气内停，逆阻中焦，气机痞塞。

治法：化气行水。方用五苓散。

（3）痞证误下后下利的辨治

【原文】

傷寒服湯藥[1]，下利不止，心下痞鞕。服瀉心湯已，復以他藥下之，利不止，醫以理中與之，利益甚。理中者，理中焦，此利在下焦，赤石脂禹餘粮湯主之。復不止者，當利其小便。（159）

赤石脂禹餘粮湯方

赤石脂一斤（碎）　太一禹餘粮一斤（碎）

上二味，以水六升，煮取二升，去滓，分温三服。

【词解】

[1]汤药：此指具有峻下作用的一类汤剂。

【提要】

论误下后导致心下痞硬，下利不止的不同证治。

【解析】

伤寒为病在表，服汤药致下利不止，心下痞硬，显然是误治损伤脾胃之气，导致邪气内陷而寒热错杂，升降失常。清阳不升，故下利不止；浊阴不降，气机痞塞，则心下痞硬。此痞利俱甚之候，当投甘草泻心汤一类方剂，补中和胃，消痞止利。服泻心汤后，其病未除，可能为病重药轻之故，仍可续服。然医者不别，误认为痞利为实邪内阻所致，遂以他药下之，如此一误再误，脾胃之气更为损伤，进而发展为关门不固而下利不止。此时医认定中焦虚寒，而治以理中汤温中健脾，然下利不仅不止，反而更加严重。这是因为"此利在下焦"，即不仅中焦之气受损，下焦元气亦遭损伤，病位已由中焦虚寒迁延至下焦滑脱不禁，虽与理中汤以温运中阳，但为时已晚，自然无效。此时，当急以治标，用涩滑固脱之法，方选赤石脂禹余粮汤。若利仍不止，又见小便不利者，是下焦气化失职，清浊不分，水湿偏渗大肠之故，治当利小便而实大便，使水湿去而达到止泻的目的。

【方义】

赤石脂禹余粮汤中赤石脂甘温酸涩，禹余粮甘涩性平，二药皆具有收涩固脱的功用，善治久泻久利，滑脱不禁之证。

【临证要点】

主症：久利滑脱。

病机：下元不固，滑脱不禁。

治法：涩肠固脱止利。方用赤石脂禹余粮汤。

现代临床主要将赤石脂禹余粮汤应用于下元不固之久泻不止、滑脱不禁，如慢性肠炎、炎症性肠病或慢性痢疾、消化不良等久泻滑脱者；亦可应用于崩中漏下、带下、脱肛属滑脱不固者。

【明经指要】

本条设法御变，以明痞利之辨证。在生姜泻心汤、甘草泻心汤后出此一条，意在阐明伤寒误下而致下利不止者病情多样，寒、热、虚、实者有之，病证夹杂者亦有之，临证应详审病机，因证立法，断不可刻守一方，以应万变。

本条连用数方治疗下利，辨析如抽丝剥茧，层层深入，足见辨证之难精，充分体现了仲景辨证立法之灵活，绝无拘执一方，以御无穷之变的道理。另条文中所列治利之多法多方，对临床有直接指导意义。

（六）上热下寒证

【原文】

伤寒胸中有热，胃中有邪氣[1]，腹中痛，欲嘔吐者，黄連湯主之。（173）

黄連湯方

黄連三兩　甘草三兩（炙）　乾薑三兩　桂枝三兩（去皮）　人参二兩　半夏半升（洗）　大棗十二枚（擘）

上七味，以水一斗，煮取六升，去滓，温服，晝三夜二。疑非仲景方[2]。

【词解】

［1］邪气：此指寒邪。

［2］疑非仲景方：《玉函》卷八、《千金翼》卷九、《注解伤寒论》卷四均无此五字。

【提要】

论上热下寒腹痛欲呕吐的证治。

【解析】

本条乃表邪入里而致上热下寒证。"胸中"与"胃中"，指上下部位而言。邪热偏于上，包括胃脘、上至胸膈，故称"胸中有热"。"胃中有邪气"，指腹中有寒邪，部位偏于下。胸胃有热而气逆，故欲呕吐；腹中寒凝气滞，故腹中痛。因热与寒分居上下，而未痞结于中，故无心下痞满。本证热者自热，寒者自寒，阴阳上下，格拒不交，治以黄连汤清上温下，和胃降逆。

【方义】

本方黄连苦寒，清在上之热，干姜辛热，温在下之寒，二药相伍辛开苦降为主药；半夏降逆和胃，以止呕吐；桂枝辛温散寒，宣通上下之阳气；炙甘草、人参、大枣甘温益气和中，恢复中焦升降之职。俾脾胃调和，升降协调，呕吐腹痛悉除。

【临证要点】

主症：腹中痛，欲呕吐。

病机：上热下寒。

治法：清上温下，和胃降逆。方用黄连汤。

现代临床主要将黄连汤应用于急慢性胃炎、慢性胃炎、神经性呕吐、十二指肠球部溃疡、口炎等，辨证属于上热下寒者。

【明经指要】

本证与半夏、生姜、甘草三泻心汤证同属寒热错杂之证，但三泻心汤证是寒热互结于中，故以心下痞为主症；本证是寒热上下阻隔，寒自为寒，热自为热，故以欲呕吐、腹中痛为主症。

黄连汤即半夏泻心汤去黄芩加桂枝而成。两方用药仅一味之差，而主治病证有别。半夏泻心汤证为寒热错杂结于心下，以心下痞满、呕逆、肠鸣下利为主症，故姜夏芩连并用，以解寒热互结之势。黄连汤证为寒热分居上下，以腹中痛，欲呕吐为主症，故重用黄连为主药，清邪热于上；去黄芩加桂枝，取其宣通上下阴阳之意。黄连汤昼三夜二频服，使药性持久，交通阴阳，调理脾胃。

（七）火逆证

【原文】

太陽病，二日反躁，凡熨[1]其背，而大汗出，大熱入胃，胃中水竭，躁煩必發讝語。十餘日振慄自下利者，此爲欲解也。故其汗從腰以下不得汗，欲小便不得，反嘔，欲失溲，足下惡風，大便鞕，小便當數，而反不數，不多，大便已，頭卓然[2]而痛，其人足心必熱，穀氣[3]下流故也。（110）

太陽病中風，以火劫發汗，邪風被火熱，血氣流溢，失其常度。兩陽[4]相熏灼，其身發黃。陽盛則欲衄，陰虛小便難。陰陽俱虛竭，身體則枯燥，但頭汗出，劑頸而還，腹滿微喘，口乾咽爛，或不大便，久則讝語，甚者至噦，手足躁擾，捻衣摸床[5]。小便利者，其人可治。（111）

形作傷寒，其脈不弦緊而弱。弱者必渴，被火必讝語。弱者發熱脈浮，解之當汗出愈。（113）

太陽病，以火熏之，不得汗，其人必躁，到經不解，必清血[6]，名爲火邪[7]。（114）

脈浮熱甚，而反灸之，此爲實，實以虛治，因火而動，必咽燥吐血。（115）

微數之脈，慎不可灸，因火爲邪，則爲煩逆，追虛逐實[8]，血散脈中，火氣雖微，內攻有力，焦骨傷筋，血難復也。脈浮，宜以汗解，用火灸之，邪無從出，因火而盛，病從腰以下必重而痹，名火逆也。欲自解者，必當先煩，煩乃有汗而解。何以知之？脈浮故知汗出解。（116）

太陽傷寒者，加溫針必驚也。（119）

【词解】

[1] 熨：火热疗法之一，将药物炙热，或以砖瓦烧热，外用布包以熨体表，有祛寒镇痛的作用。

[2] 卓然：指突然发生。

[3] 谷气：水谷之气。

[4] 两阳：风邪与误用之火法均属阳，故称两阳。

[5]捻衣摸床：病人神志不清时，两手不自主地捻弄衣被或抚摸床边。

[6]清血：大便出血。

[7]火邪："因火成邪"义，此指太阳病误以火熏疗法而致的血热变证。

[8]追虚逐实：损伤不足的正气，增加有余的病邪。

【提要】

论火邪致病的辨证与机转。

【解析】

110条论太阳病误火后的变证及自愈的机转。太阳病二日，邪尚在表，不当烦躁而见烦躁，故称"反躁"，此表邪未解而里热已盛，治宜发表散寒，兼清里热，忌用辛温、火攻发汗。若误用熨法取汗，以致大汗伤津，里热更盛，是以烦躁益甚而发谵语。病延十余日，火邪渐衰，津液渐复，阳气通达，则有振栗自下利而作解的机转，这是正胜邪却，病将向愈的佳兆，故曰"此为欲解也"。若误火后出现上半身汗出，小便欲出不能而反失控，足部恶风，呕逆便结，此为上盛下虚之变证。阳热盛于上，故见腰以上汗出，气逆欲呕；阳气暂虚于下，则见腰以下不得汗，欲小便不得，时欲失溲，大便硬，足下恶风等症。一旦大便通行，阳气骤然下达，反使头部阳气一时乍虚，故头部突然疼痛。阳气下达，下肢得温，则其人足心必热。"谷气下流故也"是自注句，以说明头卓然而痛与足心必热的原因。

111条论太阳中风误以火劫发汗的变证及预后。太阳中风，当以桂枝汤解肌发汗，而今误用火法取汗，不仅风邪不解，反加火邪为害，伤其血气，使变证丛生。气受热则鼓荡，血受热则流溢，气血沸腾，势必失其运行之常度。风为阳邪，火亦属阳，风火相煽，即"两阳相熏灼"。若火毒内攻，伤及肝胆，疏泄太过，胆汁横溢，泛溢于外，则身体发黄。火热上蒸，灼伤阳络则欲衄，火热下劫，阴液匮乏则小便难。火劫发汗，既能伤津，复能耗气，气血阴阳俱虚竭，肌肤失于濡养，故身体枯燥不荣。阳热蒸迫，津液外泄，本当周身汗出，今火劫津伤，不能全身作汗，故但头汗出，齐颈而还。火热上灼则口干咽烂。燥热内结，腑气不通，肺气不降，则腹满微喘，大便干结不下。久而不愈，热盛扰心，则生谵语；甚者胃津大伤，胃气败绝而为呃逆，即《素问·宝命全形论》"病深者，其声哕"是也。若更见手足躁扰，捻衣摸床，神志昏糊，则属热极津枯，阴不敛阳，阴阳欲离的危象，当视其津液之存亡而断其预后。若小便通利，说明阴津尚未尽亡，生机尚在，故曰："其人可治。"若小便全无，则是化源告绝，阴液消亡，预后不良。

113条论温病初起误火之变。"形作伤寒"，指其证候类似太阳伤寒，有发热、恶寒、头身疼痛等症，然脉不弦紧而弱。这里弱脉是与伤寒紧脉对举而言，并非微弱之弱。"弱者必渴"和"弱者发热"两句当联系起来理解，即指其人不但脉弱，同时还有发热、口渴、脉浮等见症，当属温邪犯表之证，治宜辛凉宣散之法，故谓"解之当汗出愈"。若反误治以火，则犹抱薪救火，助热伤津，以致发生神昏谵语等变证。

114条论太阳病误火发生便血的变证。太阳病，当发汗解表。若医误以火熏，不仅不得汗解，反而导致阳郁更甚，火热之邪内攻，心神被扰，其人必躁。《素问·热论》有云："七日巨阳病衰，头痛少愈。"六日为太阳一经行尽之期，七日则是太阳到经之日。当此之时，正气来复，驱邪外出，其病当愈。若"到经不解"，说明阳郁太甚，热不从汗出，而下陷于阴，迫血妄行，可致大便出血。本证是误以火熏而发生的变证，故名"火邪"。

115条论太阳病误灸发生咽燥吐血的变证。浮脉主表，"脉浮热甚"，是太阳受邪，表阳闭郁，邪气因盛，故曰："此为实。"邪实在表，法当发汗以解表。今反用艾灸以助阳，是为"实以虚治"，而阳气闭郁不解，火邪上逆更甚，以致动血伤津，则可发生咽燥、吐血的变证。

116条论阴虚内热和表证未解误用灸法的变证及自愈的机转。"微数之脉"，即脉数而无力，多主阴虚火旺，治宜养阴清热，故谓"慎不可灸"。若误用艾灸，则阴血愈虚，火热更甚，火毒攻冲，必致心胸烦闷气逆。盖以阴本虚，反用灸法则更伤其阴；热本实，反用灸法则助阳增热。此系"追虚逐实"，可致血液散乱于脉中，运行失其常度。由是可知，但对于阴虚内热之人则灸火虽微，内攻却是有力，可致阴血难复，肌肤筋骨失却濡养，形成肌肤枯燥，焦骨伤筋等严重后果。脉浮主表，表证宜以汗解。若误用火灸，外邪不得随汗而解，反随火气入里化热，邪热壅滞而致气血运行不畅，故腰以下沉重而麻痹不仁。此为表证误灸之害，故名曰"火逆"。如果其脉仍浮，则说明患者正气尚盛，仍有外解之机，正邪相争，是以烦躁，烦后汗出，而邪随汗解。

119条论伤寒误用温针的变证。太阳伤寒，当以发汗解表为正治之法。若误用温针取汗，表邪不解，火热内陷，劫烁营血，耗散心气，而发生惊恐不安的变证。

【明经指要】

火疗，是我国古代的一种物理疗法，以其散寒止痛之功效而盛行一时。火疗之法，如用之得当，确有较好的疗效。倘若误施于其禁忌病证，必然导致各种变证，即"火逆"诸证。如今临床上火疗极少，来自火逆的变证也几不复见，但并不因此就失去了学习火逆诸条的意义和价值。如温燥过剂，常与火疗异曲同工；外邪传里，六淫化火，未尝不是火热之患。审证求因，贵在通常达变。火逆条文均无治法及方药，若以辨证论治精神而观之，则治法可求，如火逆而热盛者，必当清热；阴伤者，法宜养阴；血热妄行者，务须凉血止血；火毒发黄者，以清热解毒，养阴凉血，疏利肝胆为治。其方药既可师法古人，亦可据理自创。

（八）欲愈候

【原文】

凡病若發汗、若吐、若下、若亡血、亡津液，陰陽自和者，必自愈。（58）

大下之後，復發汗，小便不利者，亡津液故也。勿治之，得小便利，必自愈。（59）

太陽病，先下而不愈，因復發汗，以此表裏俱虛，其人因致冒[1]，冒家汗出自愈。所以然者，汗出表和故也。裏未和，然後復下之。（93）

太陽病未解，脈陰陽俱停[2]，必先振慄汗出而解。但陽脈微者，先汗出而解，但陰脈微者，下之而解。若欲下之，宜調胃承氣湯。（94）

【词解】

[1]冒：头晕目眩。

[2]阴阳俱停：阴阳，指尺寸而言。阴阳俱停，即寸、关、尺三部脉俱隐伏不见。

【提要】

论疾病欲愈的证候特点及机理。

【解析】

58条论阴阳自和是各种疾病自愈的基础。"凡病"，乃凡指一切病证，非限于中风、伤寒。文中之"若"字，作"或"字解，为假设、不定之辞。汗、吐、下之法，本为祛邪而设，用之得当，祛邪而不伤正。然若不当而用，或当用而不循其法，则不仅不能祛邪，反而易伤正，使变证丛生。今汗吐下后，虽"亡血，亡津液"，津血受损，但此时若病邪已去，则不一定再用药物治疗，可以通过饮食调补，休息疗养，通过人体阴阳自我调节，达到新的平衡，即可自愈，此即

"阴阳自和者，必自愈"。

59 条论述误治津伤后阴阳自和而愈的具体例证。大下之后，复发其汗，以致重伤津液而出现小便不利。此时切不可见小便不利而误用渗利之法，若再利其小便，势必津液愈伤而病愈重，故曰"勿治之"。需待津液回复，化源充沛，小便自然通利，则其病自愈。

93 条论太阳病汗下失序以致冒的治法。太阳病汗下失序，先下之虚其里，复发汗而虚其表，致一时"表里俱虚"。正气受挫，而邪气虽微犹未作解，正虚邪留，上蒙清阳，故头目眩冒有物蒙之感。此时不能再用发汗之法，只有待其正气自行恢复，阴阳自和，正能拒邪而汗出自愈。其所以然者，乃"汗出表和故也"。若汗出表解后，尚有腑气不和而里实存在的，可再用泻下之法以和其里。

94 条辨战汗作解及汗、下作解的不同脉症。太阳病未解，说明邪在表，正气趋于外与邪气抗争，脉当阴阳俱浮，今寸关尺三部脉俱隐伏不出，诊之不得，表明气血一时被邪气抑郁而不能外出。正气抗邪，蓄积力量，先屈而后伸，郁极乃发，驱邪外出时，则必先振栗寒战，继而发热，后通身汗出而病解，此乃战汗作解。若只见寸脉微，因寸脉主外，说明表阳被外邪郁闭而不伸，当先发汗解表，使邪气去，阳气伸，则其病可解；若只见尺脉微，尺脉候里，说明里气被邪实闭郁而不畅，理应泻下以攻里，使邪气去，里气通，则病可愈。若欲泻下，可用调胃承气汤。

93 条、94 条，其原发病均是太阳病，但一是误治之后，冒家汗出自愈，一是未经治疗，战汗自愈。两条虽自愈的途径与方式不同，但其机理皆在于"阴阳自和"。将以上四条比类而观，则可加深对疾病治疗原则与向愈思想的理解。

【明经指要】

58 条有两点启示：其一，阴阳失和可以说是一切疾病的最基本的病机，而阴阳自和，既是治疗一切疾病的总原则，又是一切疾病自愈的共同基础。其二，人体具有自我调节达到阴阳平衡的能力，临证时要充分考虑，并发挥机体的这种自我调节能力，不能只见病而不见人。对 59 条须活看，若病邪已去而津液未复者，可悉心调养，依靠机体自我调节使津液恢复。然若病邪未去，而津液大伤，则不可坐视等待，而应该积极采取措施，以祛邪扶正，促其病愈。

第五节　太阳病类似证

一、十枣汤证

【原文】

太陽中風，下利嘔逆，表解者，乃可攻之。其人漐漐汗出，發作有時，頭痛，心下痞鞕滿，引脅下痛，乾嘔短氣，汗出不惡寒者，此表解裏未和也，十棗湯主之。（152）

十棗湯方

芫花（熬）　甘遂　大戟

上三味等分，各別擣爲散，以水一升半，先煮大棗肥者十枚，取八合，去滓，內藥末，強人服一錢匕，羸人服半錢，溫服之，平旦[1]服。若下少，病不除者，明日更服，加半錢。得快下利後，糜粥自養。

【词解】

[1]平旦：指清晨。

【提要】

论饮停胸胁的证治。

【解析】

本条应分为两段来理解，自"太阳中风"至"乃可攻之"为第一段，论表里同病的治疗大法及悬饮初起的治疗原则。句首"太阳中风"四字，说明当有发热、汗出、头痛、恶风寒等症。下利、呕逆，为里气不和的症状，可由太阳之邪内迫、少阳郁热犯胃、阳明升降失序及其他原因引起，但无论是哪种原因引起，由于表里同病，都应遵守表里同病的治疗原则，即先表后里，所以方中说："表解者乃可攻之。"具体到本条，结合"攻之"与后文来看，此处之下利、呕逆是外邪引动在内之水饮所致。水饮下渍于肠，可见下利，上逆于胃，可见呕逆。证属外邪引动内饮之患之悬饮，为表里同病，也应先表后里，切不可先后失序，致生变证。

自"其人漐漐汗出"至"十枣汤主之"为第二段。继续论悬饮的证治。水饮内停，变动不居，临床表现较为复杂，有些见症与太阳病相似，应注意加以鉴别。饮停胸胁，阻碍气机，气机升降不利，以致心下痞硬满，引胁下痛，为本条的主症。水饮之邪阻碍胸中气机，肺气不利，则短气。水饮逆于胃，胃失和降，则见呕逆；水饮下走肠间则见下利；水饮上干清阳之位，则见头痛；水饮外泛肌肤，影响营卫，则见微微汗出，发作有时。见症虽多，病源则一，当属有形水饮停聚胸胁，上下走窜，内外充斥所致。除上述见症外，《金匮要略》所载之悬饮"脉沉而弦者，悬饮也""饮后水流胁下，咳唾引痛"可作补充。而攻逐水饮，必须是表邪已罢，方可攻之。"汗出不恶寒"再次强调了"表解里未和也"，为攻下之忌。治疗当攻逐水饮，方以十枣汤。

【方义】

十枣汤为峻下逐水之剂。方中甘遂善行经隧水湿；大戟善泄脏腑水湿，主蛊毒十二水，腹满急痛；芫花善消胸胁伏饮痰癖，消胸中痰水。三药苦寒有毒，药性峻烈，峻下泻水，使水饮从二便而消。方用肥大枣十枚煎汤调服，以补中扶正，缓和诸药之烈，使邪去而不伤正。方以大枣为名，有强调顾护胃气之意。

本方煎服法：①用大枣十枚煎汤送服三药之末，现代用法可将药末装入胶囊服用。②量宜因人而异，由小渐大，且中病即止，不可过剂；如方后曰："强人服一钱匕，羸人服半钱匕""若下少病不除者，明日更服加半钱"等。③平旦空腹服药，有利于药物及时发挥泻下作用，不会逗留于胃引起呕吐，也不会因快利而影响病人静养。④若服药后快利者，可让患者服糜粥自养，以补养正气。

【临证要点】

主症：胸胁满痛，咳唾引痛，心下痞硬满，干呕短气，下利。或兼头痛，汗出发作有时，但不恶寒。

病机：水饮停聚胸胁，气机升降不利。

治法：攻逐水饮。方用十枣汤。

现代临床主要用本方治疗渗出性胸膜炎、肝硬化腹水、胸腔积液、癌性胸水、重症腹水等，辨证属于水饮停聚胸胁，正气未虚或体质壮实者。药理研究发现，十枣汤具有强烈的泻下与利尿作用。

【明经指要】

本证有胸胁疼痛，心下硬满等症，与大结胸证有相似之处，应予鉴别。大结胸证为水热互结胸胁，故心下痛，按之石硬，甚至从心下至少腹硬满而痛不可近，伴潮热，烦渴，舌苔黄燥等热象，故有"结胸热实"之称，宜用大陷胸汤，泄热逐水破结。本证为水饮停聚胸胁之间，故见心下痞硬满，且有转侧、动身、咳嗽、呼吸及说话等都可牵引胸胁疼痛，即文中所谓"引胁下痛"，同时可伴有头痛、汗出、干呕之表现，而热象不著，宜用十枣汤，攻逐水饮。

二、瓜蒂散证

【原文】

病如桂枝證，頭不痛，項不强，寸脉微浮[1]，胸中痞鞕，氣上衝喉咽，不得息者，此爲胸有寒[2]也，當吐之，宜瓜蒂散。（166）

瓜蒂散方

瓜蒂一分（熬黄） 赤小豆一分

上二味，各別擣篩，爲散已，合治之，取一錢匕，以香豉一合，用熱湯七合，煮作稀糜，去滓，取汁和散，温頓服之。不吐者，少少加，得快吐乃止。諸亡血虚家，不可與瓜蒂散。

【词解】

[1]微浮："微"，指轻度，"微浮"，即浮脉之象轻微而不甚。

[2]胸有寒："寒"，作"邪"解，此指"痰饮"。胸有寒，指胸膈有痰食停聚。

【提要】

论胸中痰实阻滞的证治。

【解析】

"病如桂枝证"，是指病人有发热、汗出、恶风等症，与太阳中风证相似，然其头不痛，项不强，脉非寸关尺三部皆浮，而仅见寸脉微浮，则知其不是太阳表证，故仲景用一"如"字形容。寸脉以候上，寸脉微浮，浮为阳脉，反映了痰实阻滞上焦之病机。痰实阻滞胸膈，气机不利，故见胸中痞硬；痰实停滞，肺气不利，痰随气逆，故见气上冲咽喉，呼吸困难。痰实阻滞于上焦，使营卫之气敷布不利，肌肤腠理开阖失司，故也可见发热、恶风、汗出等症。综合分析，本证病机为痰实阻滞胸膈，气机不利，而有上越之势，故仲景曰："此为胸有寒也。"根据《素问·阴阳应象大论》"其高者，因而越之"的治疗原则，本证应因势利导，宜瓜蒂散涌吐胸中痰涎实邪。

【方义】

瓜蒂散为涌吐剂的代表方，由瓜蒂、赤小豆、香豉三味药物组成。方中瓜蒂味极苦，性升催吐；赤小豆味苦酸，取酸苦涌泄之功；香豉轻清宣泄，载药上行，有助涌吐之力，三药共成涌吐之峻剂。将瓜蒂和赤小豆两味等分，分别捣细和匀，每服一钱匕（约 1.5 ~ 3g），用淡豆豉 10g 左右煎汤送服。不吐者，少少加量，以吐为度。得畅快呕吐后，立即停药，以防过量伤正。因本方力猛，凡年老体弱、孕妇、产后、有出血倾向者均宜慎用或禁用。

【临证要点】

主症：胸脘痞塞胀满，气上冲咽喉，呼吸急促，泛泛欲吐复不能吐，寸脉微浮。或有发热，恶风，汗出，但无头项强痛。

病机：痰实阻滞胸膈，气机不利，而有上越之势。

治法：涌吐痰实。方用瓜蒂散。

现代临床本方可用于涌吐痰涎、宿食及误食毒物等病证，亦用于由于痰涎引发的多种疾病如哮喘、乳房结块、早期乳腺癌、慢性乙型肝炎、黄疸、重症肝炎，以及精神神经性疾病如神经衰弱、癔症、癫痫、精神分裂症等辨证属于痰涎阻滞上焦者。

【明经指要】

此两条均是太阳病类似证。十枣汤证属外邪引发内饮证，以其外邪不解，有汗出，发作有时，头痛，及发热等而症而类似于太阳病，然其内有水饮为患，其治与一般太阳病迥异，须先行解表，待表解后用攻逐水饮之法以治之。瓜蒂散证属胸膈痰食壅塞证，以其胸中痰食阻滞，卫气不能正常宣发，于是可见有恶寒、发热、汗出等，此有类于太阳中风之桂枝证，故也为太阳病之类似证。但其证候虽有相似，然病机不同，故其治法也大相径庭。

了解太阳病类似证的意义在于，临床上虽然有些病证有相似的临床表现，然其病因病机有别，当此之时，医者当细为审辨，不仅要看其相同之处，更重要的是在不同之处明辨其病机之别，然后因症审机，因机立法，由法而处方，且不可孟浪施治而致殆。从上述两条可以看出，疾病表现每有相似之处，必须辨清病机方能抓住治疗之肯綮，由此也可推知，方证相对为正法，而方症相对容易致误，故不可依重。

第六节　太阳病欲解时

【原文】

太阳病欲解時[1]，從巳至未上[2]。（9）

【词解】

[1]解时：指有利于病邪解除的时机。

[2]巳至未上：指巳、午、未三个时辰，即9时至15时这段时间。

【提要】

根据天人相应的理论，探测太阳病欲解的有利时间。

【解析】

人与自然息息相关，天之六淫能够伤人致病，但一年、一季、一天的阴阳盛衰序变，亦能助人之正气抗邪外出。《素问·生气通天论》云："阳气者，一日而主外，平旦人气生，日中而阳气隆，日西而阳气已虚，气门乃闭。"是人体之阳，若天与日，天阳之气与日之升降，而有盛衰，人亦应之。巳午未时阳气最旺，天人相应，人体得天时阳气之助，则风寒之邪易散，有利于太阳病之解除。

太阳病欲解时，不能简单理解，应考虑以下几个方面：①一是邪轻病不重者，此时得自然界隆盛阳气之助，病邪有可能不药而愈；②病者或已服用对证方药，病邪未能解除，待到欲解时辰，借助外界阳气，药力正气合力，而易于驱邪病愈；③病证较轻，用药之后，尚有微邪，则正气假以天时，而阴阳自和，邪去病愈。其中能否利用这一有利时机，及时施以正确有效治疗，十分关键。

太阳病解，虽与自然界阳气盛衰有关，但起决定作用者，还是在于人体内部因素，即病者本身之正气是否充实，有无痼疾与兼夹证等。同时亦要顾及外部因素，如是否重复感邪，或调护是否得当等。因而对此条所言"欲解"，不可一概而论之。

附：备考原文

问曰：證象陽旦，按法治之而增劇，厥逆，咽中乾，兩脛拘急而讝語。師曰：言夜半手足當温，兩脚當伸，後如師言，何以知此？答曰：寸口脉浮而大，浮爲風，大爲虚，風則生微熱，虚則兩脛攣，病形象桂枝，因加附子參其間，增桂令汗出，附子温經，亡陽故也。厥逆咽中乾，煩躁，陽明內結，讝語煩亂，更飲甘草乾薑湯，夜半陽氣還，兩足當熱，脛尚微拘急，重與芍藥甘草湯，爾乃脛伸，以承氣湯微溏，則止其讝語，故知病可愈。（30）

傷寒十三日，過經讝語者，以有熱也，當以湯下之。若小便利者，大便當鞕，而反下利，脉調和者，知醫以丸藥下之，非其治也。若自下利者，脉當微厥，今反和者，此爲内實也，調胃承氣湯主之。（105）

傷寒，腹滿讝語，寸口脉浮而緊，此肝乘脾也，名曰縱，刺期門。（108）

傷寒發熱，嗇嗇惡寒，大渴欲飲水，其腹必滿，自汗出，小便利，其病欲解，此肝乘肺也，名曰橫，刺期門。（109）

太陽病吐之，但太陽病當惡寒，今反不惡寒，不欲近衣，此爲吐之内煩也。（121）

太陽病，過經十餘日，心下溫溫欲吐，而胸中痛，大便反溏，腹微滿，鬱鬱微煩。先此時自極吐下者，與調胃承氣湯。若不爾者，不可與。但欲嘔，胸中痛，微溏者，此非柴胡湯證，以嘔故知極吐下也。調胃承氣湯。（123）

太陽病，二三日，不能臥，但欲起，心下必結，脉微弱者，此本有寒分也。反下之，若利止，必作結胸；未止者，四日復下之，此作協熱利也。（139）

太陽病，下之，其脉促，不結胸者，此爲欲解也。脉浮者，必結胸。脉緊者，必咽痛。脉弦者，必兩脇拘急。脉細數者，頭痛未止。脉沉緊者，必欲嘔。脉沉滑者，協熱利。脉浮滑者，必下血。（140）

病在陽，應以汗解之，反以冷水潠之，若灌之，其熱被劫不得去，彌更益煩，肉上粟起，意欲飲水，反不渴者，服文蛤散；若不差者，與五苓散。（141上）

文蛤散方

文蛤五兩

上一味爲散，以沸湯和一方寸匕服，湯用五合。

……身熱，皮粟不解，欲引衣自覆，若以水潠之，洗之，益令熱却不得出，當汗而不汗則煩。假令汗出已，腹中痛，與芍藥三兩，如上法。

太陽病，醫發汗，遂發熱惡寒，因復下之，心下痞，表裏俱虛，陰陽氣並竭，無陽則陰獨，復加燒針，因胸煩，面色青黃，膚瞤者，難治；今色微黃，手足溫者，易愈。（153）

傷寒吐下後，發汗，虛煩，脉甚微，八九日心下痞鞕，脇下痛，氣上衝咽喉，眩冒，經脉動惕者，久而成痿。（160）

傷寒八九日，風濕相搏，身體疼煩，不能自轉側，不嘔，不渴，脉浮虛而濇者，桂枝附子湯主之。若其人大便鞕，小便自利者，去桂加白术湯主之。（174）

桂枝附子湯方

桂枝四兩（去皮）　附子三枚（炮，去皮，破）　生薑二兩（切）　大棗十二枚（擘）　甘草二兩（炙）

上五味，以水六升，煮取二升，去滓，分溫三服。

去桂加白术湯方

附子三枚（炮，去皮，破）　白术四兩　生薑三兩（切）　甘草二兩（炙）　大棗十二枚（擘）

上五味，以水六升，煮取二升，去滓，分溫三服。初一服，其人身如痹，半日許復服之，三服都盡，其人如冒狀，勿怪，此以附子、术，併走皮内，逐水氣未得除，故使之耳。法當加桂四兩，此本一方二法，以大便鞕，小便自利，去桂也；以大便不鞕，小便不利，當加桂。附子三枚恐多也，虛弱家及產婦，宜減服之。

風濕相搏，骨節疼煩，掣痛不得屈伸，近之則痛劇，汗出短氣，小便不利，惡風不欲去衣，或身微腫者，甘草附子湯主之。（175）

甘草附子湯方

甘草二兩（炙）　附子二枚（炮，去皮，破）　白尤二兩　桂枝四兩（去皮）

上四味，以水六升，煮取三升，去滓，温服一升，日三服。初服得微汗則解。能食，汗止復煩者，將服五合，恐一升多者，宜服六七合爲始。

扫一扫，查阅本章数字资源，含PPT、音视频、图片等

第一节　概　说

阳明病是外感疾病过程中邪入阳明，正邪相争剧烈，邪热盛极的阶段，其性质多属里、热、实证。

阳明，指足阳明胃与手阳明大肠经脉及其所络属的胃与大肠。足阳明胃经，起于鼻旁，下循鼻外，入上齿中，还出夹口环唇，下交承浆，循颊车，经耳前，上发际至额颅；其支者，从大迎前下人迎，循喉咙，入缺盆，下膈属胃络脾；其直行者，从缺盆下循胸腹而至足。手阳明大肠经，起于食指，循臂外侧前缘上肩，下入缺盆，络肺，下膈，属大肠。足阳明胃腑，与脾同居中州，以膜相连，且经脉相互络属，故互为表里。胃主受纳，腐熟水谷，喜润恶燥，以降为顺；脾主运化，转输精微，喜燥恶湿，以升为健。脾胃相关，升降协调，共同完成水谷的受纳、腐熟，以及营养物质的吸收、转输功能，故脾胃为后天之本，气血化生之源。手阳明大肠腑与手太阴肺，有经脉相互络属，故亦互为表里。大肠主传化物，排糟粕，其功能的实施离不开肺气的肃降、脾气的布津和胃气的降浊。可见，只有阳明、太阴相济为用，才可完成水谷的受纳、腐熟、吸收、排泄的整个过程。阳明之气充盈和顺，则水谷代谢正常，水谷精微就能奉养周身，化生气血，即如《素问·血气形志》篇所说"阳明常多气多血"。

阳明病的成因主要有二：一是由他经传来，如太阳病失治或误治，伤津耗液，致病邪化热化燥而转属阳明，称为"太阳阳明"；少阳病误用发汗、利小便，伤津致邪热化燥盛而成阳明病，称为"少阳阳明"；三阴病阳气来复，阴寒之邪郁久化热，亦可转属阳明而成阳明病。二是阳明本经自发，由于素体阳盛，或有宿食，或为燥热所感，病证直从阳明化燥而成阳明病，称为"正阳阳明"。

由于阳明多气多血，阳气昌盛，所以一旦受邪发病，邪正相争剧烈，多表现为大实、大热之象，故阳明病的提纲，仲景将其概括为"胃家实"，反映了阳明病邪盛正盛，腑气阻滞的病机特点。其证候主要分为热证与实证两类。

阳明热证主要表现为发热、汗出、烦渴、脉浮滑或洪大等症，基本病机是无形之邪热弥漫、亢盛，充斥于阳明经。若阳明经热误下后，或致邪热留扰胸膈，可见心中懊憹、虚烦不得眠等症；或致下焦阴伤，邪热与水相结，可见脉浮、发热、渴欲饮水、小便不利等症。

阳明实证主要表现为潮热、谵语、腹满痛或绕脐痛、不大便、脉沉实有力等症，基本病机是阳明邪热与肠中糟粕等病邪积聚肠胃。又有脾约证之津液内竭而见不大便者，亦属阳明实证范畴。

　　阳明病虽以热证、实证为主，但亦有虚证和寒证。此外，尚有变证，如阳明邪热与湿邪相合，湿热互结，而致身黄、发热、小便不利等，则为阳明发黄证。若邪热不解，侵入血分，见有口燥但欲漱水不欲咽、鼻衄等血热证，甚则可与原有宿瘀相结而成阳明蓄血证。

　　阳明病治则以祛邪为要，以清、下二法为主要治法。阳明热证治用清法。白虎汤类的辛寒清热法是为主要治法，其他如栀子豉汤的清宣郁热法、猪苓汤的利水育阴清热法等。阳明实证，宜用下法，三承气汤类的通腑泄热、攻下实邪法是为主要治法，其他如麻子仁丸的滋津通便润下法、蜜煎方或猪胆汁的外导法，以及茵陈蒿汤的清利湿热兼以通下法、抵当汤的逐瘀泄热法等。对于阳明虚寒证，则当以温补法为宜。总之阳明病的治法，以清下热实为主，但应注意，中病即止，以"保胃气，存津液"为其基本原则。

　　关于阳明病的预后，《伤寒论》中明言"阳明居中，主土也，万物所归，无所复传"。凡阳明热、实之邪，经正确治疗后，一般不再传他经。但阳明燥热上迫肺脏，下劫肝肾，轻则伤津耗液，重则阴损及阳，因此，对其他经和脏腑的影响和传变是客观存在的。尤其是对太阴脾脏的影响较大，因阳明与太阴同属中土，关系密切，阳明病过用清下，损伤脾阳脾气，病可转为太阴；反之，太阴病湿去邪留，邪从燥化，则又可外出阳明，故后世有"实则阳明，虚则太阴"之说。

第二节　阳明病辨证纲要

一、阳明病提纲

【原文】
陽明之爲病，胃家實是也。（180）

【提要】
阳明病提纲。

【解析】
《灵枢·本输》曰："大肠、小肠皆属于胃。"是以"胃家"实赅胃与大肠而言。《素问·通评虚实论》曰："邪气盛则实。"是知"实"即邪气盛实。"胃家实"是对阳明病热证、实证病理机制的高度概括，后世医家将其称之为阳明病的提纲。

　　阳明为多气多血之腑，阳气昌盛，是以邪入阳明，多从燥化。胃肠燥热亢盛，其病变以热实为特征，但分而言之，又有热证、实证之别。热证者，是燥热之邪尚未与肠中之糟粕相结，只是无形之邪热弥漫全身，以身热、汗自出、不恶寒反恶热、脉滑为主症；实证者，是燥热之邪与肠中糟粕相结，形成燥屎而阻于肠道，以不大便、潮热、谵语、濈然汗出、脉沉实有力为主症。然无论是热证，还是实证，均属燥热实证，故以"胃家实"统括之。

【明经指要】
　　本条既明确了阳明病的病位在胃肠，又突出了阳明病的病变性质在于"实"，此乃阳明病辨证的焦点，又是阳明病论治的关键，故作为阳明病的辨证提纲。然而，六经病的提纲证，只是提契一经病证之纲领，并不是对所有病证的包容。盖阳明病虽以燥热实证为主，但脏腑功能有太过，亦有不及；阳明感邪虽有燥热，亦有寒湿。因此，阳明胃肠之病，亦有胃中虚冷及阳明中寒者，我们不能因本条而否定后者属阳明病，亦不能因原文中提及有阳明病虚寒证而否定本条的辨证意义。

二、阳明病病因病机

【原文】

問曰：病有太陽陽明，有正陽陽明，有少陽陽明，何謂也？答曰：太陽陽明者，脾約[1]是也；正陽陽明者，胃家實是也；少陽陽明者，發汗利小便已，胃中燥煩實，大便難是也。（179）

問曰：何緣得陽明病？答曰：太陽病，若發汗，若下，若利小便，此亡津液，胃中乾燥，因轉屬陽明。不更衣[2]，內實，大便難者，此名陽明也。（181）

本太陽初得病時，發其汗，汗先出不徹，因轉屬陽明也。傷寒發熱無汗，嘔不能食，而反汗出濈濈然[3]者，是轉屬陽明也。（185）

傷寒轉繫陽明者，其人濈然微汗出也。（188）

【词解】

[1]脾约：脾之转输功能为胃热所约束，不能为胃行其津液，而肠燥津伤，以致便秘。

[2]不更衣：即不大便之婉辞。成无己云："古人登厕必更衣，不更衣者，通为不大便。"

[3]汗出濈（jī机）濈然：濈，水外流；形容汗出连绵不断。

【提要】

论阳明病的成因及邪入阳明的证候表现。

【解析】

179条主要论述阳明病的成因有三：①太阳病汗不得法，或误用吐、下，或妄利小便，致使津液损伤，邪入阳明化燥化热，约束脾之转输功能，使其不能为胃行其津液，津液不能还入胃肠，而致大便秘结，形成脾约，称为"太阳阳明"；②外邪直犯阳明，化热成燥，而形成阳明腑实证，称为"正阳阳明"；③少阳病误用汗、吐、下诸法，损伤津液，少阳之邪由热化燥入于阳明，形成胃中燥热实证，而见大便难，称为"少阳阳明"。

181条论述太阳病误治伤津转属阳明。发汗本为太阳病正治之法，若汗不得法或汗出太过，或者太阳病误用泻下、利小便等法治疗，均可导致津液损伤，胃中津液亏损而燥热内盛，则形成阳明病。然由于燥热与津伤的轻重程度不同及病机差异，可有"不更衣"（脾约证）、"内实"（胃家实）及"大便难"三种证候。179条言"脾约""胃家实""大便难"分别来自太阳、阳明、少阳病之误治，本条则言太阳病误治可成"不更衣""内实""大便难"三种证候，两条属互文见义之文法，当参合印证。其真正的含义是，就成因来看，有从太阳、少阳（或三阴）而来者，也有燥热直犯阳明而本经自发者；就证候来说，不论成因如何，均有形成脾约，或胃家实，或大便难之可能。临证当把握经旨，正确辨证论治。

185条继论太阳病转属阳明病的原因。其转属原因有二：一是太阳病初起，虽用汗法治疗，但发汗不当，病邪不除，致邪气入里化热而转属阳明。二是伤寒发热无汗，本为太阳表证，如患者胃阳素盛或素蕴内热，则易使表邪化热入里而转属阳明，若见呕不能食，则提示邪已入里化热，为胃热气逆之证；如证由无汗而转为汗出连绵不断，则提示表寒全部入里化热，是病已转属阳明的明证。

188条论伤寒初传阳明的症状表现。转系与转属不同，转属指传经而言，转系有并病之意。太阳伤寒证见无汗，阳明里热证见汗出濈濈然，若太阳之邪初传阳明，里热虽成但未炽盛，故证虽见濈然汗出，但仅是微汗而非大汗。汗出虽微，却连绵不断，这是转系阳明病的特征之一。本条只提一症，言简意赅，意在提示一见濈然汗出，说明已现阳明之兆，即应见微知著，提早防治。

阳明病除上述成因外，还可由三阴病转属而来，如187条即是由太阴转属阳明之证。

【明经指要】

179条论述太阳病误治形成脾约，少阳病误治形成大便难，阳明本经自病形成胃家实，此乃举例说明阳明病的不同来路及病邪转属阳明后的各种表现，属于互文见义之法，宜活看而不可拘泥。其总的含义是，阳明之来路有三，而其表现形式也有三。然不论其来路如何，均有形成脾约、胃家实、大便难之可能。而180条则论述了太阳病误治后可形成"不更衣""内实""大便难"三种证候，此则属于一隅三反之笔法。两条互相发明，以见阳明之来路与变化之类型。

综合以上三条，可见阳明病的成因，有发汗太过，耗伤津液而邪气入里者；有发汗不彻，邪气不除而入里化热者；亦有病人素体阳盛，外邪入里从阳化热成燥者。成因虽有不同，但皆可形成阳明病。

三、阳明病脉证

【原文】

問曰：陽明病外證云何？答曰：身熱，汗自出，不惡寒，反惡熱也。（182）

問曰：病有得之一日，不發熱而惡寒者，何也？答曰：雖得之一日，惡寒將自罷，即自汗出而惡熱也。（183）

問曰：惡寒何故自罷？答曰：陽明居中，主土也，萬物所歸，無所復傳，始雖惡寒，二日自止，此爲陽明病也。（184）

傷寒三日，陽明脈大。（186）

【提要】

论阳明病的脉证。

【解析】

182条论阳明病的外证。阳明病多属里热实证，其反映于外的证候，叫做"外证"。阳明病因里热亢盛，蒸腾于外，故见身热，可表现为身大热，发热，或见蒸蒸发热，或见日晡所发潮热等。热盛迫津外泄，故汗自出，可表现为大汗出，或是身漐然汗出，或是手足漐漐汗出，或是手足漐然汗出等。因邪热炽盛，充斥内外，故不恶寒反恶热。本条论及的阳明病外证，为阳明热证与实证所共有，也是阳明病所特有的辨证要点。

183条论阳明经表初感外邪的见症及转归。182条言阳明病发热特点为"不恶寒，反恶热"，此乃阳明里热、里实已成的表现。但在阳明病的发病过程中，也有初起恶寒者，多见于阳明本经自发的病证。阳明初感外邪，阳气内郁，而阳明经气又未能及时伸展，故也可见恶寒，然阳明为多气多血之经，且阳明主燥，其阳气隆盛，因此邪入阳明，极易从阳化热化燥，而成里热实证，故即使有恶寒，也程度较轻，时间短暂，往往得之一日，恶寒即自罢，随后转为自汗出而恶热。此为阳明病恶寒之特点，有别于太阳病恶寒。

184条接论阳明病恶寒"一日自罢"的机理。阳明胃居中焦，就其生理而言，具有土德之性，既能长养万物，也是万物归宿。从病理而言，阳明以燥为本，诸经病邪，无论表里寒热，只要并入阳明，则必从热从燥而化，因燥成实，好像五行之土，既能生长万物，又是万物的归宿，故云"万物所归"。一旦邪气从热从燥而化，进而成实，实则秘固，复得通畅则生，止于秘固则死，又怎能传至他经？故言"无所复传"。阳明受邪之初，邪尚在经，阳气被遏，温煦失司，故始见恶寒，继则邪归于胃腑，从热化燥，燥热内盛，故恶寒必自罢，而见不恶寒反恶热。这就是阳明病的特征，也是阳明病"始虽恶寒，二日自止"的原因。

186 条论阳明病的主脉为大脉。因阳明为多气多血之经，外邪入于阳明，正盛而邪实，气血亢奋，血脉充盈，故脉应之而大。总而言之，脉大为阳盛内实之征，阳明无论热证、实证，皆以脉大为共同特征；分而言之，阳明热证之脉多为洪大滑数，阳明实证之脉多为沉实而大。

【明经指要】

对阳明为"万物所归，无所复传"之说，应当活看。所谓"万物所归"是言阳明主土，以燥为本，则表里寒热之邪，一入阳明，因其燥气偏胜，多从燥从热而化成为阳明热证或阳明实证。"无所复传"是说阳明燥热形成之后，腑气不通，不用下法，则实邪始终不除的病理趋势，而非泛论阳明病概不传变。

第三节　阳明病本证

一、阳明病热证

（一）栀子豉汤证

【原文】

陽明病，脉浮而緊，咽燥口苦，腹滿而喘，發熱汗出，不惡寒反惡熱，身重。若發汗則躁，心憒憒[1]反讝語。若加溫針，必怵惕[2]煩躁不得眠。若下之，則胃中空虛，客氣動膈，心中懊憹，舌上胎[3]者，栀子豉湯主之。（221）

陽明病，下之，其外有熱，手足溫，不結胸，心中懊憹，飢不能食[4]，但頭汗出者，栀子豉湯主之。（228）

【词解】

[1]心憒憒：憒（kuì 溃），糊涂，昏乱。心憒憒，即形容心中烦乱不安之状。

[2]怵惕：怵（chù 触），害怕，恐惧。怵惕，即恐惧不安之状。

[3]舌上苔：指舌上有黄白薄腻苔垢。

[4]饥不能食：言懊憹之甚，似饥非饥，心中嘈杂似饥，而又不能进食。

【提要】

此两条论阳明病栀子豉汤证的证治。

【解析】

221 条论阳明热证误治后的诸种变证及下后余热留扰胸膈的证治。可分为两段理解。

自"阳明病"至"身重"为第一段，论述误治前阳明热证的脉证。"脉浮而紧"，在此非为风寒敛束之太阳表证，结合下文"发热汗出，不恶寒，反恶热"等阳明病独具的证候分析，可知此为阳明燥热内盛，且有聚结成实之势的证候。此处脉浮主阳明热盛，充斥内外；紧主邪气盛实于内，正邪相搏。胃热上熏，灼伤津液，则咽燥。苦为火之味，胃火上炎，故口苦。热壅于里，气机壅滞则腹满。肺与大肠相表里，阳明大肠腑气不通，影响肺气肃降则见喘。阳明之热充斥经脉，热盛伤气，气机不利则身重。此证未出治法，后世医家认为，应以辛凉清解为宜，可选用白虎汤之类。

自"若发汗"至"栀子豉汤主之"为第二段，论述阳明热证误治后的变证及热扰胸膈的证治。误治前乃阳明里热，有聚结之势，但尚未成实，治疗只可清里透热，而不可用汗、火、下等法。若误汗则更伤津助热，里热愈盛，热扰心神则躁，心中烦乱不安，甚则谵语。若误用温针逼汗，是以火治热，心神被扰，而致怵惕、烦躁不得眠等变证。因热尚在气分，里热未实，故早下则徒伤正气，必然损伤胃气而致胃中空虚，邪气乘虚而入，无形之热归并于胸膈之间，热扰神明，故出现心中懊恼、心烦郁闷而无可奈何之状。所谓"舌上苔"，是指舌苔薄黄，或黄白相兼，为郁热之象。证属热扰胸膈，郁而不宣，当以栀子豉汤清宣胸膈之郁热，以治其变。

228 条则是对阳明热郁胸膈的栀子豉汤证证治的补充，阳明病若腑实未成而早用下法，虽病邪可因攻下而去，但余热尚存，可使邪热郁留胸膈。阳明余热未除，故见外有热，手足温。不结胸说明下后热邪未与痰水相结。热邪扰及心神，故心中懊恼；热邪影响于胃，胃气不和，故饥不能食；热郁胸膈不得外散，故不见全身汗出，只是郁热上蒸而见但头汗出。本病之重点为热郁胸膈，故仍用栀子豉汤清宣郁热。

阳明病篇栀子豉汤证，须与太阳病篇变证中栀子豉汤证诸条互参。两者虽病因来路不同，但表现基本一致，热郁胸膈的病机亦同，据机设法，故治法一致。

【方义】

见"辨太阳病脉证并治"篇。

【临证要点】

主症：虚烦不得眠，心中懊恼，饥不能食，但头汗出，舌上苔（舌苔薄黄或黄白相兼）。

病机：热扰胸膈。

治法：清宣郁热。方用栀子豉汤。

【明经指要】

太阳篇之栀子豉汤证，因太阳病误用汗、吐、下诸法，郁热内扰而成，此则由阳明病误用下法所致。尽管来路不同，但病机相同，症状表现一致，故均以栀子豉汤治之。

（二）白虎汤证

【原文】

傷寒脉浮滑，此以表有熱，裏有寒[1]，白虎湯主之。（176）

白虎湯方

知母六兩　石膏一斤（碎）　甘草二兩（炙）　粳米六合

上四味，以水一斗，煮米熟湯成，去滓，溫服一升，日三服。

臣億等謹按：前篇云：熱結在裏，表裏俱熱者，白虎湯主之。又云：其表不解，不可與白虎湯。此云脉浮滑，表有熱，裏有寒者，必表裏字差矣。又陽明一證云：脉浮遲，表熱裏寒，四逆湯主之。又少陰一證云：裏寒外熱，通脉四逆湯主之。以此表裏自差，明矣。《千金翼》云白通湯，非也。

三陽合病，腹滿身重，難以轉側，口不仁[2]，面垢[3]，讝語遺尿。發汗則讝語。下之則額上生汗，手足逆冷。若自汗出者，白虎湯主之。（219）

三陽合病，脉浮大，上關上，但欲眠睡，目合則汗。（268）

【词解】

[1]表有热，里有寒：据宋·林亿等按语，此处当作表里俱热解为是。

[2]口不仁：口中感觉失常，黏腻不清爽，食不知味，言语不利。

[3]面垢：面部如蒙油垢，此因阳明热浊之气上熏于面所致。

【提要】

此两条论述阳明病白虎汤证的证治。

【解析】

176 条举脉略症，论阳明病邪热炽盛，表里俱热的证治。脉浮滑者，浮主热盛于外，滑主热壅于里。其证当为阳明气分大热弥漫，邪热充斥表里内外。本条叙证过简，以方测症，当有壮热、汗出、不恶寒、反恶热、尿赤口渴、舌红苔黄等症。里热壅盛，充斥内外，故治以白虎汤清透热邪。"表有热，里有寒"句，是论中存疑的问题之一，综合注家观点，并参合 168 条，当作"表里俱热"理解为是。

219 条论三阳合病，邪热偏重于阳明的证治及治禁。本条属倒装句法，"若自汗出者，白虎汤主之"，应接"遗尿"之后。三阳合病，言太阳、阳明、少阳三经同时发病。然从症状表现看，实以阳明热盛为主。阳明热盛气壅，故见腹满；邪热弥漫，经气不利，故见身重，难以转侧；口为胃之外窍，阳明胃热炽盛，浊热上攻，则口不仁；足阳明经脉布于面，热浊之气熏蒸于上，故面垢；热扰神明则谵语。热盛神昏，膀胱失约，则遗尿。"若自汗出者"是运用白虎汤的辨证关键，从 185、188 条分析，"若自汗出"，正说明太、少之邪已转属阳明。因而此证初始是"三阳合病"，而至"若自汗出"时，已经为阳明一经之病。阳明无形之热充斥，治宜白虎汤辛寒清热。若误用辛温发汗，必更伤津液，而使胃家燥热益甚，谵语加重。若误用苦寒泻下，因其里未成实，必伤伐正气，使阴液竭于下，阳气无所依附而脱于上，故见额上汗出、手足厥冷之症。

268 条论述三阳合病的脉象。浮为太阳之脉，大为阳明之脉，"上关上"是说其脉端直以长，即弦脉，为少阳之脉。"脉浮大，上关上"，正是三阳受邪之脉。此虽三阳脉共见，但从"但欲眠睡，目合则汗"之证来看，其病之重在于阳明里热。内有里热，扰及心神，神志昏蒙，则但欲眠睡。目合则汗，则为阳气入里所致。阳既入里，内热转盛，迫液外泄，则为盗汗。此条与第 6 条"风温为病，脉阴阳俱浮，身重，多眠睡，鼻息必鼾，语言难出"的脉证与病机有相似之处。此条未出方治，当以白虎汤直清里热为宜。

【方义】

白虎汤由石膏、知母、炙甘草、粳米四药组成。方中石膏辛甘大寒，功擅清热；知母苦寒而润，长于泻火滋燥；石膏、知母相伍，以清阳明独盛之热而保胃津。炙甘草、粳米益气和中，一则气足则津生，再则可免寒凉伤胃之弊。四药相合，共成辛寒清热之重剂。方名白虎，取金气清肃之意。

【临证要点】

主症：发热，汗出，口渴，脉浮滑。

病机：阳明无形邪热炽盛，充斥内外。

治法：辛寒清热。方用白虎汤。

白虎汤在现代临床中可用于急性传染性和感染性疾病，如乙型脑炎、流行性出血热、大叶性肺炎、钩端螺旋体病、流行性脑脊髓膜炎、流行性感冒、肠伤寒、急性菌痢、疟疾、麻疹、败血症等。白虎汤也可治疗内分泌紊乱、代谢性疾病和结缔组织疾病，如风湿热、糖尿病等所致的内热。另有临床报道，白虎汤辨证用于脑血管意外、癫证、产后高热、小儿哮喘等属阳明热炽所致者；五官科疾病，如急性口腔炎、牙龈炎、结膜炎、巩膜炎、角膜炎、虹膜炎、交感性眼炎、视神经乳头炎等，证属胃热上攻者；过敏性疾病，如皮肤瘙痒症、过敏性皮炎、药疹、夏季皮炎、过敏性紫癜等。以上疾病辨证属于阳明热盛者，可以考虑使用白虎汤。

【明经指要】

"表有热，里有寒"句，是《伤寒论》悬而未决的问题之一，诸注家仁智互见，观点不一。然以方药而测病证，是研究《伤寒论》的基本方法之一，白虎汤为甘寒重剂，故当用于胃热弥漫之证，若非邪热充斥，表里俱热，恐不得妄投。再参合 168 条"热结在里，表里俱热"之说，其意自明。

（三）白虎加人参汤证

【原文】

傷寒若吐若下後，七八日不解，熱結在裏，表裏俱熱，時時惡風，大渴，舌上乾燥而煩，欲飲水數升者，白虎加人參湯主之。（168）

白虎加人參湯方

知母六兩　石膏一斤（碎）　甘草二兩（炙）　人參二兩　粳米六合

上五味，以水一斗，煮米熟湯成，去滓，溫服一升，日三服。此方立夏後，立秋前乃可服。立秋後不可服。正月、二月、三月尚凜冷，亦不可與服之，與之則嘔利而腹痛。諸亡血虛家亦不可與，得之則腹痛利者，但可溫之，當愈[1]。

傷寒無大熱，口燥渴，心煩，背微惡寒者，白虎加人參湯主之。（169）

傷寒脉浮，發熱無汗，其表不解，不可與白虎湯。渴欲飲水，無表證者，白虎加人參湯主之。（170）

若渴欲飲水，口乾舌燥者，白虎加人參湯主之。（222）

服桂枝湯，大汗出後，大煩渴不解，脉洪大者，白虎加人參湯主之。（26）

【词解】

[1] 此方立夏后……当愈：《伤寒论》中其他有关白虎加人参汤条文的附方及《金匮要略》中白虎加人参汤后均无此 62 字，疑是后人所加。

【提要】

此 5 条论述白虎加人参汤证的证治、白虎汤的禁忌证及白虎加人参汤证的辨证要点。

【解析】

168 条属伤寒误治，迁延不解，表邪入里化热，阳明胃热炽盛，故曰"热结在里"。里热外蒸，邪热弥漫周身，充斥内外，因而就形成了"表里俱热"的阳明证。热盛津伤，胃中干燥，故口大渴；欲饮水数升，是言渴饮之甚；舌上干燥而烦，是言津伤之甚。其中"烦"字指心烦，既是热扰心神之象，也是津伤渴甚所致。热盛汗出多，津气两伤，且汗出腠理开泄，不胜风袭，故见时时恶风。本证属阳明胃热弥漫，津气两伤，故治以白虎加人参汤清热益气生津。

169 条与上条病机相同，其证略有不同。上条是表里俱热，本条外无大热，且背微恶寒，易误为表未解。但口燥渴，心烦，说明热结在里。无大热并不等于无热，实为大热入内，热结在里。因热聚于里，不能外达，故身无大热。背微恶寒与上条时时恶风病机相同，亦为阳明里热太盛，汗出肌疏，津气两伤，不胜风袭所致。此既非太阳表寒，也非少阴里虚。因与上条病机相同，故也用白虎加人参汤治疗。

170 条论白虎汤的禁忌证及白虎加人参汤证的辨证要点。伤寒脉浮，发热无汗，为太阳伤寒，当用辛温发表之法。其表不解，即使兼有内热，也当在发汗解表以后再议清里，而不可径用白虎汤。若误用之，极易造成变证，故前人有"无汗不得用白虎"的诫语。只有当外无表寒，而里热已盛，且又伴津气两伤的渴欲饮水诸证时，才宜用白虎加人参汤清里热，益气津。

222 条承 221 条，论阳明热证误下后，不仅邪热未除，而且又耗伤气津，出现了渴欲饮水、口干舌燥的见症，故治以清胃热、益气津之法，用白虎加人参汤。

26 条论太阳病传阳明，热盛气阴两伤。太阳中风，服桂枝汤发汗，应"遍身漐漐微似有汗者益佳，不可令如水流漓"，否则病不仅不除，而且会发生种种变证。今服桂枝汤后，汗出太过，若阳热素盛，或夹有里热，则易转入阳明，阳明热炽，津气两伤，故大烦渴不解。大烦渴者，是心烦之甚，口渴之极也，虽大量饮水亦不能解。脉洪大，是阳明之脉，乃里热蒸腾，气血鼓动之征。然热势虽盛，但气阴不足，故脉虽洪大，却一般按之较软。因病转阳明，热盛津伤，故尚可伴有身热、汗自出、不恶寒、反恶热、舌苔黄燥等症。

【方义】

白虎加人参汤是由白虎汤加人参而成。方中以白虎汤辛寒清热，加人参以益气生津。

【临证要点】

主症：发热，汗出，口渴甚，伴见时时恶风或背微恶寒。

病机：邪热炽盛，津气两伤。

治法：清邪热，益气津。方用白虎加人参汤。

现代临床各种病原微生物（如细菌、病毒、原虫）感染引起的发热；物理因子引起的发热，如暑热；免疫变态反应性疾病，如风湿热、红斑狼疮等；内分泌紊乱的糖尿病。以上疾病如属于阳明热盛兼有津气不足者，可辨证选用白虎加人参汤。

【明经指要】

观以上诸条，皆与渴有关，26 条是"大烦渴不解"，168 条是"大渴，舌上干燥而烦"，169条是"口燥渴"，170 条是"渴欲饮水"，222 条是"渴欲饮水，口干舌燥"，可知白虎加人参汤证与白虎汤证最主要的区别是"烦渴"，其病机为邪热炽盛，津气两伤，故需要加人参生津益气。

（四）猪苓汤证

【原文】

若脉浮發熱，渴欲飲水，小便不利者，豬苓湯主之。（223）

豬苓湯方

豬苓（去皮）　茯苓　澤瀉　阿膠　滑石（碎）各一兩

上五味，以水四升，先煮四味，取二升，去滓，内阿膠烊消，溫服七合，日三服。

陽明病，汗出多而渴者，不可與豬苓湯，以汗多胃中燥，豬苓湯復利其小便故也。（224）

【提要】

此两条论述阳明热盛阴伤，水气不利的证治及禁例。

【解析】

此二条是承接 221 条、222 条而来。阳明热证误下，可能产生不同的转归和变化，如热扰胸膈的栀子豉汤证、热盛而气津两伤的白虎加人参汤证，以及本条热盛阴伤兼水气的猪苓汤证等，此皆仲景设法御变，意在示人"观其脉证，知犯何逆，随证治之"的辨证论治思想和方法。

223 条论阳明热证误下后，邪热未除，且阴津受伤，水气不利的证治。阳明病热盛于外则脉浮发热；热结水停，水津不布，加之阴津受伤，必渴欲饮水。水饮内停则小便不利。本证病机是水热郁结，故退热不在发汗，而在利其小便。使水热自小便下泄，以猪苓汤主之。

224 条还提出猪苓汤的禁例。阳明病汗出多而渴，为阳明胃热弥漫，迫津外泄，津气耗伤所致，治当用白虎加人参汤。此证因汗多胃燥，化源不足，也可能出现小便少。若见小便少而误用猪苓汤利小便。该方虽能滋阴清热，但毕竟是利水走津之剂，只适用于津伤有热、水气不利证，而对燥热多汗伤津却并无水停之证，若用猪苓汤复利其小便，必竭欲亡之津，故告诫医者不可与之。本条既说明了猪苓汤的使用禁忌，也提出了白虎加人参汤证和猪苓汤证的鉴别。

【方义】

猪苓汤由猪苓、茯苓、泽泻、阿胶、滑石组成，猪苓、茯苓、泽泻甘淡渗泄以利水；滑石甘寒，清热利窍，既能清热，又能利水；阿胶甘平，滋阴润燥。诸药合用，有清热利水、育阴润燥之功。

【临证要点】

主症：发热，口渴，小便不利，脉浮，或见下利，咳而呕，心烦不得眠。

病机：热盛阴伤，水热互结于下焦。

治法：清热利水滋阴。方用猪苓汤。

本方有滋阴清热利水之功，为主治下焦蓄热之利尿专剂，适用于阴虚水热互结所致小便不利、排尿涩痛、尿血、淋病、下利、咳呕、心烦失眠等。临床常用于治疗慢性肾炎、泌尿道感染、肾结核、肾盂积水、肾结石、乳糜尿、血尿，以小便不利、微热或低热、舌红少苔或少津、脉细数为辨证要点。

【明经指要】

若将第 221、222、223 条联系起来看，仲景连用五个若字论述了阳明热证误治所造成的不同变证。其中误下后热郁胸膈者，治以栀子豉汤清宣郁热；误下后热盛津气两伤者，治以白虎加人参汤清热益气生津；误下后阴伤有热，水气不利者，治用猪苓汤滋阴清热利水。这就是柯韵伯所说的"阳明起手三法"，对后世在清法的应用和发展方面颇有启迪。

猪苓汤与五苓散均系治水停之方，在症状表现上也有相似之处，需要认真鉴别。两证均可见脉浮发热、渴欲饮水、小便不利等症，但五苓散证的病机是表邪未解，随经入里，膀胱气化不利，故伴见恶寒、头痛等表证，以及消渴，甚则水入即吐，其苔多白而少津；猪苓汤证的病机是阳明热证误下后，津伤而邪热未去，水热结于下焦，故伴见心烦不寐、发热不恶寒、舌红而苔滑等。两汤均用猪苓、茯苓、泽泻以利水，但五苓散证的治则是化气行水，兼以解表，故配桂枝、白术；猪苓汤证的治则是清热养阴利水，故配阿胶、滑石。

二、阳明病实证

（一）承气汤证

1. 调胃承气汤证

【原文】

陽明病，不吐不下，心煩者，可與調胃承氣湯。（207）

調胃承氣湯方

甘草二兩（炙） 芒消半升 大黃四兩（清酒洗）

上三味，切，以水三升，煮二物至一升，去滓，內芒消，更上微火一二沸，溫頓服之，以調胃氣。

太陽病三日，發汗不解，蒸蒸發熱[1]者，屬胃也，調胃承氣湯主之。（248）

傷寒吐後，腹脹滿者，與調胃承氣湯。（249）

【词解】

[1]蒸蒸发热：形容发热从内达外，如蒸笼中热气蒸腾之状。

【提要】

论调胃承气汤证的证治。

【解析】

207 条论阳明腑实，燥热致烦的证治。阳明病见心烦，"未经吐下"点出与栀子豉汤证吐下之后所致"虚烦"不同。既未呕吐，又不大便，症见心烦，是因阳明燥热上扰心神所致，当伴有身热、腹胀满等症，治宜泄下燥热，用调胃承气汤。倘若吐下后心烦者，多为实邪已去，余热留扰胸膈所致，症见虚烦不得眠、心中懊恼等，治宜清宣郁热，用栀子豉汤。本条"不吐不下"强调病人的治疗经过对临床诊断有参考价值，以免误诊。

248 条论太阳病汗后转属阳明的证治。太阳病发汗不解，并非表证未罢，而是外邪入里，阳明里热炽盛充斥于外，见蒸蒸发热。此为调胃承气汤证发热特点，反映燥热虽结于内，但并未完全敛结于胃肠，尚能蒸达于外，因热而燥，腑实初结，大便不通，当用调胃承气汤通便泄热。

249 条论伤寒吐后，燥实腹满的证治。伤寒吐后，上焦实邪虽去，而阳明腑实未除，腹胀满即是其见证。然未见腹满痛，或绕脐痛等症，可知阳明腑实程度不重，且吐后胃气必受损伤，故不宜峻下，用调胃承气汤泄热通便即可。

此三条从不同角度论述了调胃承气汤证的证候表现，并非单凭一证辨证，当相互参合学习，方能全面掌握调胃承气汤证的证治。

【方义】

调胃承气汤由甘草、芒硝、大黄组成。方中大黄苦寒泻下，荡涤肠胃，泄热去实。芒硝咸寒泄热，润燥软坚，于方中药量独大，重在泄下燥热。甘草一味，以其甘缓留中特性使硝黄之力作用到胃，能泄尽胃中邪热，又使泻下通便作用缓和。其煎法是大黄、甘草先煎，芒硝后入，微火煮一二沸。《伤寒论》中调胃承气汤的服法有二：一为本条的"温顿服之"，因阳明腑实初结，可集中药力，速泄阳明之燥热；一为 29 条的"少少温服之"，冀缓缓泄热，以除阳复太过之燥热。

【临证要点】

主症：腹胀满，大便不通，蒸蒸发热，心烦。

病机：腑实初结，燥热内盛，气滞不甚。

治法：泄热和胃。方用调胃承气汤。

在现代临床中，调胃承气汤应用于习惯性便秘、急性肠梗阻、粘连性肠梗阻、结膜炎、咽喉炎、牙周炎、化脓性扁桃体炎、口腔溃疡、急性肺炎、急性肝炎、急性重型肝炎、急性胰腺炎、急性阑尾炎、胆道感染、腹膜炎、流行性腮腺炎、乙脑、败血症、流行性出血热、胃石症、产后癃闭、冠心病等疾病的治疗。以大便秘结，热势较高而发汗、清热诸法效果不佳为辨证要点。

2. 小承气汤证

【原文】

陽明病，其人多汗，以津液外出，胃中燥，大便必鞕，鞕則讝語，小承氣湯主之。若一服讝語止者，更莫復服。（213）

小承氣湯方

大黃四兩　厚朴二兩（炙，去皮）　枳實三枚（大者，炙）

上三味，以水四升，煮取一升二合，去滓，分溫二服。初服湯當更衣，不爾者盡飲之，若更衣者，勿服之。

陽明病，讝語發潮熱，脉滑而疾[1]者，小承氣湯主之。因與承氣湯一升，腹中轉氣[2]者，更服一升；若不轉氣者，勿更與之。明日又不大便，脉反微濇[3]者，裏虛也，爲難治，不可更與承氣湯也。（214）

太陽病，若吐若下若發汗後，微煩，小便數，大便因鞕者，與小承氣湯和之愈。（250）

【词解】
［1］脉滑而疾：指脉象往来流利快速。
［2］转气：即转矢气，俗称放屁。
［3］微涩：脉象微而无力，艰涩而不流利。

【提要】
论小承气汤证的证治。

【解析】
　　213 条论阳明病便硬谵语的成因与治疗。阳明病里热炽盛，迫津外泄则多汗，汗多则津液耗伤，肠中干燥，因而化燥成实，大便干硬难解。大便不通，腑气壅滞，浊热上扰心神故发谵语。此谵语由大便硬所致，治当通下，然未见潮热、腹痛等症，知其燥结程度尚不太甚，不宜峻攻的大承气汤，只需小承气汤泄热行气通便即可。若服后，便通谵语止者，说明燥实之邪已去，不可再攻，因小承气汤毕竟为攻下之剂，应当中病即止，以防过剂伤正。

　　214 条论阳明腑实轻证的辨治与注意事项。阳明病谵语、潮热并见，多为大承气汤证，当用大承气汤攻下。然大承气汤证脉多沉迟有力，今脉滑而疾，显示燥热结实不甚，不可贸然使用大承气汤攻下，故试投以小承气汤，以观其反应，再作进退。然毕竟谵语、潮热已见，故小承气汤的用量也由常规的每次六合增至一升。服药后，有转矢气现象，说明燥屎已成，得药力推动，肠中浊气下趋，虽未通便，但有欲解之机，故乘势再服小承气汤一升。若服药后肠中无矢气转动，知燥屎未成，多为初硬后溏，不可再用承气汤攻下。假若次日又不大便，脉反微涩，微为气虚，涩为血少，为虚实夹杂之证。便硬当攻，而正虚又不能攻，攻补两难，故曰："难治。"难治并非不治，邪实正虚当采用攻补兼施之法以治之，"太阴病篇"桂枝加芍药汤及桂枝加大黄汤可随证选用。此条提示，疾病的辨治，除了着眼当前的症状，还应顾及病史及体质。

　　250 条论太阳病误治而致阳明腑实轻证的证治。太阳病当以汗解，如误用吐下或发汗太过，均会损伤津液，使表邪入里化为燥热，热扰心神则心烦。小便数多，是津液偏渗膀胱之象。津液偏渗膀胱不能还入胃肠，胃肠干燥，大便必然硬结。然而心烦尚微，大便虽硬，并非大实之证，故治以轻下之法，用小承气汤下其邪热燥结，使肠胃气机调畅，病即可愈。

　　小承气汤治疗的阳明腑实证偏重于腑气壅滞，燥热不甚，结合 208 条"……若腹大满不通者，可与小承气汤微和胃气，勿令致大泄下"，知其腹满较甚，可相互参照学习。

【方义】
　　小承气汤由大黄、厚朴、枳实三味药组成。方中大黄苦寒攻下，荡涤肠腑。厚朴苦辛而温，行气除满。枳实苦而微寒，理气消痞。合则通腑导滞，行气除满。与调胃承气汤相较，本方不用芒硝而用枳、朴，其泄热之力较弱，而通腑之力较强。与大承气汤相较，方中枳、朴之量较小，又无芒硝，其通腑与泄热之力皆相对较弱，故名曰小承气。本方三味同煎，不分先后，"初服当更衣"，而不言泻下，均体现了其通下之力较缓。然毕竟为攻下之剂，"若更衣者，勿服之"，提示中病即止，不可过剂伤正。

【临证要点】
　　主症：大便硬，腹大满，心烦，潮热或谵语，脉滑而疾。
　　病机：热实内结，腑气不通。
　　治法：通腑泄热，消滞除满。方用小承气汤。
　　现代临床主要将小承气汤应用于肠梗阻、术后胃肠功能紊乱、外伤性截瘫、胃扭转、急性腹膜炎、急性胰腺炎、急性胆囊炎、胆道蛔虫症、急性病毒性肝炎、肠伤寒、胃溃疡、胃柿石症、急性肠胃炎、脑血栓、帕金森综合征、小儿高热、惊风、积滞、支气管哮喘、流脑、乙脑、慢性肺心病、水肿、黄疸，以及荨麻疹、带状疱疹等，表现有大便硬结或不通、腹满胀痛等阳明实热内结者。

【明经指要】

小承气汤被后世称为"和下剂"，其意见于250条与208条，然其和下并非治疗手段，而是治疗目的，体现了仲景根据病人的体质及病情的轻重，灵活遣方用药的辨治思维。"和之愈"不仅指小承气汤的攻下力量较大承气汤缓和，而且寓有中病即止，勿伤正气之意。《伤寒论》58条云："凡病，若发汗，若吐，若下，若亡血，亡津液，阴阳自和者，必自愈。""自和"是人体的自愈机制，临证治病，不仅要靠药物祛邪，还应充分调动人体"自和"的能力，从这个角度来看，小承气汤"和之愈"尚有服药后，调动人体阴阳自和机制之意。这一思想贯穿于《伤寒论》始终，如"一服汗出病差，停后服""得吐者，止后服""若更衣者，勿服之"等，均体现了仲景重视"阴阳'自'和"，之"自"的思想。这种以人为本，不唯病是观，唯药是观的思想值得我们深入思考。

3. 大承气汤证

【原文1】

陽明病，下之，心中懊憹而煩，胃中[1]有燥屎[2]者，可攻。腹微滿，初頭鞕，後必溏，不可攻之。若有燥屎者，宜大承氣湯。（238）

大承氣湯方

大黃四兩（酒洗）　厚朴半斤（炙，去皮）　枳實五枚（炙）　芒消三合

上四味，以水一斗，先煮二物，取五升，去滓，內大黃，更煮取二升，去滓，內芒消，更上微火一兩沸，分溫再服，得下餘勿服。

病人不大便五六日，繞臍痛，煩躁，發作有時者，此有燥屎，故使不大便也。（239）

陽明病，讝語有潮熱，反不能食者，胃中必有燥屎五六枚也；若能食者，但鞕耳。宜大承氣湯下之。（215）

大下後，六七日不大便，煩不解，腹滿痛者，此有燥屎也。所以然者，本有宿食[3]故也，宜大承氣湯。（241）

病人小便不利，大便乍難乍易，時有微熱，喘冒[4]不能臥者，有燥屎也，宜大承氣湯。（242）

【词解】

[1]胃中：胃泛指胃肠，此处当指肠中。

[2]燥屎：肠中异常干硬的粪块。

[3]宿食：停积于胃肠内未尽消化的食物。

[4]喘冒：气喘且头目昏眩。

【提要】

论阳明燥结内实的大承气汤证。

【解析】

此5条均系论胃中有燥屎者当用大承气汤攻下。

238条论燥屎内结与初硬后溏的辨治。阳明病腑实证，自当用下法治疗。下法得当，实热尽去而病愈。今下后，却见心中懊恼而烦，知邪热尚未尽除。如果有腹满疼痛、潮热、谵语、手足汗出、不大便等症，表明肠中有燥屎阻结。肠中燥屎内结，浊热上扰导致心烦，仍可用大承气汤攻下。而若大便初硬后溏，则不可攻下。本条最重要的意义在于，指出大承气汤治疗的原则是

"胃中有燥屎者可攻",后面所列数条,皆是在辨燥屎之有无,以决定是否治用大承气汤攻下。

239 条论阳明腑实燥屎内结的外候。本条接 238 条"胃中有燥屎者,可攻"而来,进一步探讨燥屎的辨别方法。燥屎内结,腑气不通,故而不大便,腹痛或绕脐痛。阳明浊热扰神,故烦躁。发作有时,指绕脐痛与烦躁之发作有时间规律,每于午后日晡时诸症加重。本条虽未出方治,但治用大承气汤无疑。

大便秘结,绕脐痛,烦躁,虽可作为辨别燥屎的指征,但并非唯一依据,《伤寒论》中论及多种辨别燥屎的方法,有据腹满不减、减不足言而辨者,有据能食与否而辨者,有据小便利与不利而辨者,要根据病情,综合分析,方可做出准确判断。

215 条以能食不能食辨阳明腑实之微甚。阳明病,谵语与潮热并见,是阳明腑实燥结的主要见症,但其燥结的程度有微甚之别,可结合病人的进食情况进一步分析。一般而言,胃有燥热往往消谷善食,此反不能食者,必因阳明燥热结实,腑气壅滞较甚使然,非用大承气汤不可攻下其燥结。"宜大承气汤下之"是为倒装文法,当接在"胃中必有燥屎五六枚也"之后。倘若病人尚能进食,说明燥结不甚,则知大便虽硬而不甚,只宜小承气汤轻下通便。

241 条论燥屎复结的证治。阳明腑实重证,大下之后,便通热退,自然向愈。本条提出大下之后燥屎复结的一种情况。燥屎复结原因有二:①大下之后有形实邪虽去,而邪热未清;②"本有宿食",即六七日饮食所形成的糟粕未能排出而滞留肠中。余热与宿食可重新结聚形成燥屎,阻塞肠间。六七日不大便,烦不解,腹满痛,是燥屎复结的明证,仍当再用大承气汤攻下。

242 条论燥屎内结的另外一种表现。阳明病,见小便利,为阳明燥热逼迫津液偏渗于膀胱,多见于腑实正在形成过程中,如 250 条之小承气汤证。小便频数导致胃肠干燥,则必发燥结之证。而当腑实形成之后,因燥屎内结,耗伤津液,则又可见小便不利。燥屎已成,大便本应燥结难下,但本条却表现为"大便乍难乍易",是由于燥屎内结,故大便难通,但又因热结旁流,则大便时下,故表现为乍难乍易的特点。时有微热,表现为微有潮热,此并非病轻邪减,而是因热邪深伏,不能发泄于外的缘故。肺与大肠相表里,燥屎内结,腑气不通,致使肺气不降而上逆,故可见喘。浊热上攻清窍,则眩冒。喘、冒皆重,以致病人不得卧寐。据上述诸症,可知燥屎已成,故宜用大承气汤攻下。

【明经指要】

238 条论阳明下后心中懊憹而烦,有燥屎者可用大承气汤攻下,然对无有燥屎者只言不可攻,而用何方治疗则语焉未详。既然不可攻下,那又应如何处置,本条未作交待。若合参 76、79、80、221、228 条等条文,其义即明。此时若大便正常,当与栀子豉汤;若大便难解,宜用栀子厚朴汤;大便稀溏,则可选栀子干姜汤。

【原文 2】

腹滿不減,減不足言,當下之,宜大承氣湯。(255)

傷寒,若吐、若下後不解,不大便五六日,上至十餘日,日晡所發潮熱,不惡寒,獨語如見鬼狀。若劇者,發則不識人,循衣摸牀[1],惕而不安,微喘直視,脉弦者生,濇者死。微者,但發熱讝語者,大承氣湯主之。若一服利,則止後服。(212)

【词解】

[1]循衣摸床:同捻衣摸床,指两手无意识地反复触摸衣被床沿。

【提要】

辨阳明腑实证腹满的特点及阳明腑实重证的证治和预后。

【解析】

255 条论阳明腑实证腹满的特点及治法。腹满一症，有虚实可辨，满而时减为虚，满而不减为实。《金匮要略·腹满寒疝宿食病脉证治》"腹满时减，复如故，此为寒，当与温药"是言虚寒性腹满。今腹满不减，或减不足言，即腹满减的幅度很小，小到不足以用语言来表达，是热实腹满的特征。此种腹满必伴有不大便、腹痛拒按、舌苔黄厚干燥等见症，故治当攻下，宜大承气汤。

212 条论阳明腑实重证的证治及预后。伤寒表证自当用汗法，若发汗不当，或是误用吐下之法，耗伤阴津，致邪气入里，化热化燥，遂成阳明腑实之证，故不大便。日晡所发潮热是阳明腑实证典型的热型，因阳明经气旺于日晡时，此时邪正相争剧烈，故日晡前后发热尤著，如潮水定时而至之象。不恶寒，为表邪已解。独语如见鬼状即是谵语，为阳明浊热扰神所致。此为阳明腑实，燥屎内结典型之症，若抓住时机，用大承气汤攻下燥屎，通下腑热，自可一下而愈。倘若延误失治，病经五六日，上至十余日，燥热耗伤阴津，则病证日重，形成阳明腑实重证。因燥热日盛，神识昏糊，故发则不识人。心阴耗伤，神失其养，故惊惕不安。肾阴亏乏，气不摄纳，加之腑热迫肺，肺气不降，则微喘。肝肾阴津乏竭，不能养目，则直视。至此，阳明腑实不除，阴津已欲竭绝，神志即将外脱，呈现循衣摸床之失神表现。病证虚实夹杂，病情十分险恶，可参照其脉象以定生死。若其脉弦长，则津液未竭，正气尚存，尚有生机，可以大承气汤急下存阴，或可挽救病人于顷刻。若脉见短涩，则正气大伤，热极津枯，预后不良。最后提出"若一服利，则止后服"，强调即使阳明腑实轻证使用大承气汤，也应中病即止，避免过下伤正。

【方义】

大承气汤由大黄、芒硝、枳实、厚朴四味药组成。方中大黄苦寒，荡涤肠腑，泄热通便；芒硝咸寒泄热，软坚润燥；枳实苦而微寒，理气消痞；厚朴辛苦而温，行气除满。四药相合，共奏攻下实热、荡涤燥结之功。

方中枳实、厚朴先煎。大黄酒洗后下，气锐先行，斩关夺门，又得芒硝之助，相须为用，攻下之力尤强。大承气汤适用于阳明腑实之重证，为峻下之剂，服药后得大便通即停服，切不可过服而伤正。

【临证要点】

主症：大便硬结难解，或热结旁流，潮热，烦躁，谵语，腹胀满痛（腹满不减，减不足言，绕脐痛），手足汗出，脉沉实有力。重者不识人，循衣摸床，惕而不安，喘冒直视。

病机：燥屎内结，阳明热实。

治法：峻下燥结，荡涤热实。方用大承气汤。

大承气汤在现代临床中应用广泛，尤其多用于急危重症之救治，如各类肠梗阻、急性胰腺炎、急性胆囊炎、急性黄疸性肝炎、急性阑尾炎、急性腹膜炎、急性坏死性肠炎、胆石症、肝硬化腹水、胆道蛔虫症、肺炎咳喘、急性胃扩张、脑血管意外、精神病、乙脑、肝昏迷、流行性出血热、急慢性肾炎、尿毒症、泌尿系结石、急性结膜炎、角膜炎、急性咽喉炎、扁桃体炎、口腔溃疡，以及猩红热、麻疹、疟疾、食物中毒等，辨证属于阳明热盛，燥结成实者。

【明经指要】

阳明腑实证有调胃承气汤证、小承气汤证、大承气汤证之分，故当鉴别。调胃承气汤证的病机特点是燥热偏盛，痞满较轻而气滞不甚，属阳明腑实之初结，其证候表现为蒸蒸发热，汗出，心烦，甚则谵语，腹胀满，舌红，苔黄燥，脉滑数或沉实等。小承气汤证病机特点为腑气壅滞较甚，痞满较重而燥热不甚，其证候表现为大便硬或热结旁流，潮热，汗出，心烦，甚则谵语，腹大满，舌红，苔黄厚而干，脉滑而疾等。大承气汤证的病机特点为燥热结聚与腑气壅滞均较甚，痞满燥实坚俱盛，其证候表现为大便硬结难解，或者热结旁流，潮热，谵语，手足汗出，腹胀满痛，喘冒不得卧，循衣摸床，惕而不安，舌红，苔老黄焦燥起刺，脉沉实有力等。

调胃承气汤、小承气汤、大承气汤，皆为苦寒攻下之剂，皆用于治疗阳明腑实证。调胃承气汤由大黄四两、芒硝半升、炙甘草二两组成，芒硝于三方中最大，大黄不后下；小承气汤由大黄四两、枳实三枚、厚朴二两组成，大黄亦不后下；大承气汤由大黄四两、芒硝三合、厚朴半升、枳实五枚组成，厚朴用量较小承气汤大四倍，枳实用量比小承气汤多二枚，其泄热通腑之力均较小承气汤、调胃承气汤大。三方中，调胃承气汤重在泄热，故燥热邪气偏盛者宜用；小承气汤重在通腑，故腑气不通为主者宜用；大承气汤泄热与通腑之力俱重，故燥热内结、腑气不通皆重者宜用之。

【原文3】

伤寒六七日，目中不了了[1]，睛不和[2]，无表里证[3]，大便难，身微热者，此爲實也，急下之，宜大承氣湯。（252）

陽明病，發熱汗多者，急下之，宜大承氣湯。（253）

發汗不解，腹滿痛者，急下之，宜大承氣湯。（254）

【词解】

[1]目中不了了：即视物不清楚。

[2]睛不和：眼珠转动不灵活。

[3]无表里证：外无发热恶寒等表证，内无潮热谵语等里证。

【提要】

论阳明三急下证。

【解析】

252条论伤寒见目中不了了，睛不和者，治当急下。伤寒六七日，见大便难，身微热，观其证则外无头痛恶寒之表证，知太阳表邪已罢而入阳明，形成阳明腑实之证，虽无潮热谵语之证，病情似不甚急，但阳明燥热内结，不燥胃津，必耗肾液。瞳神为肾所主，真阴既耗，则目失所养而目中不了了，睛不和。《灵枢·大惑论》云："五脏六腑之精气，皆上注于目，而为之精，精之窠为眼，骨之精为瞳子……"此证阳明一经的症状虽不甚重，但从伤寒六七日即出现目中不了了、睛不和等症来看，阳明燥热燔灼，真阴耗伤较为迅速，如不速下，则阴津有竭绝之虞，故曰"急下之"。治当用大承气汤釜底抽薪，泄下燥热，方可救残存之阴津。

253条论阳明腑实见发热汗多者，治当急下。此阳明病当为阳明腑实之证。一般而言，阳明腑实证，燥热敛结，虽能迫津外泄，不致大汗，多见手足濈然汗出。此证发热汗多，阴津消耗迅速，有热极津涸之虞，即使腹痛、潮热、谵语等症不甚显著，也应当机立断，用大承气汤急下存阴，否则必陷真阴涸竭之危境。值得注意的是，阳明病发热汗出，为里热炽盛逼迫津液外泄所致，白虎汤证和承气汤证皆可见。但既言急下，必须是有可下之证，在阳明腑实证前提下，见阴津消亡过快，方可用大承气汤急下。正如尤在泾《伤寒贯珠集》说："此条必有实满之证而后可下，不然则是阳明白虎证。"可参。

254条论阳明腑实之势急者，治当急下。伤寒发汗不解，即出现腹满痛者，可能因发汗不当，邪气入里，化燥成实所致。所谓腹满痛者，一者言其症状，既痛且满，二者言其范围，满腹皆痛，知阳明燥结程度较重。伤寒汗后迅速出现如此重的阳明腑实证，其燥结速度不可谓不快，必须当机立断，用大承气汤釜底抽薪，泻下燥结，方能保全阴津，否则目中不了了、睛不和等阴津大伤之症便会接踵而来。

【明经指要】

上述三条皆云"急下之，宜大承气汤"，后人称为阳明三急下证。大承气汤是攻下之峻剂，用之得当，每可一下而愈，用之不当，则又会伤及正气。从仲景使用大承气汤来看，体现了"审慎"与"果断"两个截然不同的原则。214 条见谵语、发潮热，而脉滑而疾者，犹恐燥热结实不甚，不敢贸然使用大承气汤，而是以小承气汤试探治疗，不可谓不"审慎"。而阳明三急下证仅凭"身微热，大便难"等就用大承气汤急下，是因"目中不了了，晴不和""汗多""发汗不解，腹满痛"，皆提示阳明燥热伤津，阴津有竭绝之虞，急下是为了保存阴津，体现了"果断"的原则。可见大承气汤之用，当脉证疑似时，当审之以慎；急下存阴时，又应当机立断。

【原文 4】

汗出讝語者，以有燥屎在胃中，此爲風也。須下者，過經乃可下之。下之若早，語言必亂，以表虛裏實故也。下之愈，宜大承氣湯。（217）

二陽併病，太陽證罷，但發潮熱，手足漐漐汗出，大便難而讝語者，下之則愈，宜大承氣湯。（220）

陽明少陽合病，必下利，其脈不負者，爲順也。負者，失也[1]，互相剋賊[2]，名爲負也。脈滑而數者，有宿食也，當下之，宜大承氣湯。（256）

【词解】

[1]其脉不负者，为顺也。负者，失也：阳明病之脉当见滑数而大，少阳病之脉当见弦直，阳明属土，少阳属木。今阳明少阳合病而见下利，若纯见少阳弦脉，则木旺土虚，木来乘土，病情为逆，即"负者，失也"；若纯见阳明滑数之脉，则土气旺，木不乘土，病情为顺，即"其脉不负者，为顺也"。

[2]克贼：戕害，伤害。

【提要】

论合病并病偏重阳明时宜用大承气汤治疗。

【解析】

217 条论述表虚里实的证治。病见汗出谵语，汗出为风邪在表，故曰"此为风也"，多伴发热、恶寒、头痛等症；谵语为热实内结，即"以有燥屎在胃中"，多有腹痛、不大便等症。此证为太阳中风与阳明腑实并见，属表虚里实，必先表解，才可攻下，即"过经乃可下之"之意。如若先行攻下，则在表之邪入里化热化燥，使阳明热实更重，燥热结实，浊热内扰，故语言必乱。"下之愈，宜大承气汤"意承"过经乃可下之"句下，是为倒装之法。文末"以表虚里实故也"是强调里有实而表未罢者，切不可过早使用下法。

220 条论述二阳并病，转属阳明腑实的证治。二阳并病，是太阳与阳明并病。若太阳表邪已罢，见潮热、谵语、手足漐漐汗出、大便难，知病证已转属阳明。手足漐漐汗出者，是因四肢禀气于脾胃，阳明燥热逼迫津液外泄所致。仅见手足汗出，而不能周身作汗，反映阳明燥热已完全敛结肠道，与其他症状相参，当用大承气汤攻下。

256 条论阳明少阳合病的证治。阳明少阳合病，邪热盛实，热迫津液下泄，则见下利。阳明热盛，脉应滑数，少阳受邪，脉应弦直。阳明少阳合病下利，见阳明滑数之脉，是胃气不衰，木不乘土，即为不负，其病易愈，故为顺也。若见少阳弦直之脉，是胃气已衰，木旺乘土，为负，其病难愈，故负者，失也。土虚被旺木所乘，是为贼邪，故说"互相克贼，名为负也"。脉滑而数者，滑主宿食，数主有热，为阳明有宿食之象，脉不见弦，则木不盛，土不衰，其病易治。虽为热迫津液下利，但宿食结滞未去，当用通因通用之法，可考虑选用大承气汤泄热导滞。本条之阳明少阳之合病，因属阳明有宿食内结，故其下利多属热结旁流，应伴潮热、腹满疼痛、不欲食等症。

【明经指要】

此三条论并病与合病时大承气汤之用法。217 条与 220 条，均系太阳阳明并病，其法当表解后方可攻里，故 217 条强调"须下者，过经乃可下之。下之若早，语言必乱"，220 条则强调"太阳证罢，但发潮热，手足黎黎汗出，大便难而谵语者"，病尽归阳明方可下。而 256 条阳明少阳合病，虽两经同时受邪，也要区别对待，只有见"脉滑而数"，诊为阳明宿食内结，方可用大承气汤。此亦再一次体现了张仲景用大承气汤的"审慎"之处。

（二）润导法证

1. 麻子仁丸证

【原文】

趺阳脉[1]浮而濇，浮則胃氣强，濇則小便數，浮濇相搏，大便則鞕，其脾爲約，麻子仁丸主之。（247）

麻子仁丸方

麻子仁二升　芍藥半斤　枳實半斤（炙）　大黃一斤（去皮）　厚朴一尺（炙，去皮）　杏仁一升（去皮尖，熬，別作脂）

上六味，蜜和丸如梧桐子大，飲服十丸，日三服，漸加，以知[2]爲度。

脉陽微而汗出少者，爲自和也，汗出多者，爲太過。陽脉實，因發其汗，出多者，亦爲太過。太過者，爲陽絕於裏，亡津液，大便因鞕也。（245）

脉浮而芤，浮爲陽，芤爲陰，浮芤相搏，胃氣生熱，其陽則絕。（246）

【词解】

[1]趺阳脉：为足背动脉，在冲阳穴处，属足阳明胃经。

[2]知：愈也。《方言》卷三："差、间、知，愈也。南楚病愈谓之差，或谓之间，或谓之知。"

【提要】

论脾约证的证治。

【解析】

247 条论脾约的证治。趺阳脉位于足阳明胃经的冲阳穴处，扪之可候脾胃之气的盛衰。趺阳脉浮，主胃有热，胃热则逼迫津液偏渗，故小便数，小便数多则脾阴伤，故趺阳脉见涩象。浮涩并见，反映了胃热盛脾阴虚的状态，即胃强脾弱。脾输布津液的功能为胃热所约束，津液不能还入肠道，而偏渗于膀胱，故大便硬。脾约之证与承气汤证不同，其临床特点是大便干结，甚则干如羊屎，但不更衣十余日无所苦，同时无潮热、谵语、腹满痛等症，当以麻子仁丸泄热润肠，缓通大便。

245 条论汗多津伤所引起的便硬证。脉阳微，指脉浮取无力，反映正气虽虚而邪气亦不甚，此时若微微汗出，则邪去正安，为"自和"。倘若汗出太多，则津液受损，正气受伤，为"太过"。阳脉实，指脉浮取有力之意，如若发汗，亦应发汗得度，以遍身微汗出为佳。若发汗太过，汗出较多，亦为"太过"，如此则体内津液受损，肠失濡润，大便硬结不通。津液亡于外，而阳热独盛于里，即"阳绝于里，亡津液，大便因硬"之意。

246 条论阳明胃热津亏的脉证。脉见浮而芤，浮主阳热盛，芤主阴液亏。浮脉与芤脉并见，反映胃生燥热而阴液不足，大便必然硬结难解。阳有余而阴不足，故曰"其阳则绝"，绝为阳热独盛于里之意，与上条"阳绝于里"之义同。

【方义】

麻子仁丸由小承气汤加麻子仁、芍药、杏仁、蜂蜜组成。方中重用麻子仁，甘平润肠通便为君；芍药补益脾阴，杏仁降气润肠为臣；小承气汤泄下通便，行气导滞为佐；蜂蜜味甘润肠通便为使。诸药合而为丸，为润肠滋燥、缓通大便之良方。

麻子仁丸虽为缓通大便之剂，但方中毕竟含小承气汤药物，故虚人不宜久服，孕妇亦当慎用。由于病证有轻重，体质有不同，麻子仁丸的用量应从小量起服，逐渐加量，以大便通畅为准，即"以知为度"之意。

【临证要点】

主症：大便硬，小便数，腹无所苦。

病机：胃热肠燥津亏。

治法：泄热润肠通便。方用麻子仁丸。

麻子仁丸主要用于习惯性便秘、产后便秘、术后便秘、痔疮、急性支气管炎、支气管哮喘、鼻衄、中风、腰痛、肾炎等，辨证属于胃热肠燥津亏者。

2. 蜜煎导法及猪胆汁导法证

【原文】

陽明病，自汗出，若發汗，小便自利者，此爲津液內竭，雖鞕不可攻之，當須自欲大便，宜蜜煎導[1]而通之。若土瓜根[2]及大豬膽汁，皆可爲導。（233）

蜜煎導方

食蜜[3]七合

上一味，於銅器內，微火煎，當須凝如飴狀，攪之勿令焦著，欲可丸，併手捻作挺，令頭銳，大如指，長二寸許。當熱時急作，冷則鞕。以內穀道[4]中，以手急抱，欲大便時乃去之。疑非仲景意，已試甚良[5]。

又大豬膽一枚，瀉汁，和少許法醋[6]，以灌穀道內，如一食頃[7]，當大便出宿食惡物，甚效。

【词解】

[1]导：有因势利导之义。用润滑类药物纳入肛门，诱发排便，叫作导法。

[2]土瓜根：土瓜又名王瓜。土瓜根苦寒无毒，富含汁液，捣汁灌肠可通便。《肘后备急方》："治大便不通，土瓜采根捣汁，筒吹入肛门中，取通。"

[3]食蜜：即蜂蜜。

[4]谷道：指肛门。

[5]疑非仲景意，已试甚良：《玉函》卷八、《千金翼》卷九、《注解伤寒论》卷五均无。

[6]法醋：按官府法定标准酿造的食用米醋。

[7]一食顷：约吃一顿饭的时间。

【提要】

论津伤便硬的外导法。

【解析】

阳明病本就自汗出，如果再发汗，必耗伤津液，加之小便自利，致津液外夺，就造成了津液内竭，大便干硬难解。这种大便干硬不通，乃是津液亏耗，肠道失润所致，与承气汤证不同，必无身热、烦躁、谵语等阳明热炽之象，也无腹满痛、绕脐痛、腹大满不通等腑气壅滞之证，其特点表现为大便干硬，魄门坠胀，燥粪难以排出。可因势利导，于大便欲解而难下之时，以蜜煎导而通之。其他如土瓜根或大猪胆汁等，因其苦寒润燥，富含汁液，也可用来灌肠以导下通便。

【方义】

蜜煎方中仅蜂蜜一味药，其性味甘平，滑润兼备，入肺与大肠经，擅长润滑肠道，适用于肠燥津枯之便秘。制作方法是将蜂蜜微火煎，制成条状，备用。于大便近于魄门难以解出时，以蜜煎条纳入肛门，导下大便。灌肠法用猪胆汁或土瓜根汁，二者性味苦寒，归肺与大肠经，具清热润燥，兼以解毒之功，对于津亏有热而大便不通者，用以灌肠，可清热润肠，导下大便。

【临证要点】

主症：大便硬结，自欲大便而不能出。

病机：阴津亏损，肠燥失润。

治法：润肠滋燥，外导通便。方用蜜煎方或土瓜根方、猪胆汁方。

蜜煎方等导下法在现代临床中主要应用于习惯性便秘、老年性便秘、产后便秘、小儿便秘、术后便秘等疾病的治疗。

【明经指要】

导下证与麻子仁丸证、承气汤证的主症均为便秘，但三者有别。导下证为津枯便秘，表现为大便干硬，近于魄门而难以解出；麻子仁丸证治脾约便秘，胃强而脾弱，表现为大便干硬，十余日不大便无所苦，小便数；承气汤证为热实内结，表现为便秘、腹痛拒按、潮热、谵语、身濈然汗出等症。

（三）下法辨证

【原文】

陽明病，脉遲，雖汗出不惡寒者，其身必重，短氣腹滿而喘，有潮熱者，此外欲解，可攻裏也。手足濈然汗出者，此大便已鞕也，大承氣湯主之；若汗多，微發熱惡寒者，外未解也，其熱不潮，未可與承氣湯；若腹大滿不通者，可與小承氣湯，微和胃氣，勿令至大泄下。（208）

【提要】

论表里证的辨别及大小承气汤的运用。

【解析】

本条当分三段来理解：从"阳明病，脉迟"至"大承气汤主之"为第一段，论述大承气汤证的主脉主症。脉迟一般主寒，据证而辨，本证之脉迟乃阳明热实内结，气机阻滞，脉道不利所致，故脉必迟而有力。汗出不恶寒者，说明表证已解，病属阳明。阳明实热内结，经腑不通，经气不通则身重，腑气不畅则腹满，肺气不降则短气喘促。午后申酉之时为阳明气旺之时，此时发潮热，说明阳明腑实已成，可用承气之辈攻下里实。然阳明腑实有轻重之别，倘若手足濈然汗出者，说明燥屎已成。因四肢禀气于脾胃，阳明燥热内结，不能作周身之汗，仅能蒸汗于手足，故手足濈然汗出。燥屎既成，自当用大承气汤攻下。

从"若汗出，微发热恶寒者"至"未可与承气汤"为第二段，论述表证未解，里实尚轻，禁用攻下。发热恶寒而见汗多，为表邪未解；其热不潮，则腑实未成，不仅大承气汤不可用，即使小承气汤等也当禁用，故曰："未可与承气汤。"

从"若腹大满而不通者"至"勿令致大泄下"为第三段，论述小承气汤的应用要点。此意承"可攻里也"之后，阳明腑实既成，表现为腹大满不通，但未见手足濈然汗出等症，说明病机侧重于腑气壅滞，其燥热结实不甚，故用小承气汤轻下通便，以和胃气，不宜用大承气汤峻攻，以免过剂伤正。

【明经指要】

本条论述了腑实兼表的攻下时机，强调表证未解者，腑实未成者不可攻下，当先解表后攻里。至于何时可攻？仲景提出了"潮热"作为腑实已成的标志，作为攻下的依据。对于大、小承气汤的运用，关键在于燥屎是否形成，本条提出了"手足濈然汗出"作为应用大承气汤的依据，以"腹大满不通"作为应用小承气汤的辨证要点，均具有重要的临证指导意义。值得注意的是，上述诸症虽具有特征性，但临证不能墨守成规，单凭一症，尚需全面分析，方能准确判断，而不致误治。

【原文】

陽明病，潮熱，大便微鞕者，可與大承氣湯，不鞕者不可與之。若不大便六七日，恐有燥屎，欲知之法，少與小承氣湯，湯入腹中，轉失氣[1]者，此有燥屎也，乃可攻之。若不轉失氣者，此但初頭鞕，後必溏，不可攻之，攻之必脹滿不能食也。欲飲水者，與水則噦。其後發熱者，必大便復鞕而少也，以小承氣湯和之。不轉矢氣者，慎不可攻也。（209）

【词解】

[1]失气：通"矢气"，俗称放屁。

【提要】

论燥屎形成与否的试探性诊断及治疗。

【解析】

本条可分四段来理解。从"阳明病"至"不可与之"为第一段，论述大承气汤的宜忌。潮热与大便硬并见，是阳明腑实形成的重要标志，若兼见腹满痛，谵语等症，说明燥屎内结，当用大承气汤攻下。如果大便不硬，纵使有潮热，也说明燥结不甚，则不能用大承气汤攻下。即使大便微硬，也说明燥结不甚，尚不足以用大承气汤峻攻，由此观之，本条"大便微硬"的"微"应是衍文。当然，此处从大便的硬与不硬来论述大承气汤的应用，是因大便不通是阳明腑实证的首要症状，临证必须重视，也并非单凭二症，尚需结合其他症状分析。

从"若不大便六七日"至"乃可攻之"为第二段，论述以小承气汤测知燥屎结成与否的方法。病人不大便六七日，未见明显的腹满痛、潮热、谵语等症，其燥热结实的程度不甚明了，欲知燥屎是否形成，可用少量的小承气汤试探。若小承气汤服下后，腹中有屎气转动，知大便已硬结，此为燥屎为药力推动而浊气下趋的表现，只是小承气汤药力较轻，尚不能泻下燥屎，如此，便可放心用大承气汤攻下。

从"若不转失气者"至"与水则哕"为第三段，论述燥屎未成，误服大承气汤的变证。如果服小承气汤后，腹中并无屎气转动，说明燥屎未成。由于燥结不甚，只是大便初头已硬而后段尚未结实，即"初头硬，后必溏"之意，自不可用大承气汤攻下。若妄用大承气汤，必致脾胃损伤，出现腹部胀满、不能食等症状，甚至由于脾胃衰败，胃气上逆，出现饮水而呃逆的局面。

从"其后发热者"至"慎不可攻也"为第四段，论述下后津伤大便复硬的治法。阳明腑实证经攻下后，不久大便又硬，且发热的，乃是下后邪热复聚，再次化燥成实。然毕竟是在下后，故大便虽硬，而数量必然不多，又无腹满、潮热、谵语等症，因此以小承气汤泄热通便，调和胃气即可。因大承气汤毕竟为峻下之剂，妄用会损伤正气，故仲景反复告诫"不转矢气者，慎不可攻也"。

【明经指要】

本条重点有四：①强调阳明腑实兼有表证者不可攻下，当先解表后攻里；②补述燥屎内结的又一外症——手足濈然汗出；③指出应用承气类的重要辨证依据是发潮热，其热不潮者不可与；④指出"腹大满不通者，可与小承气汤"，提示了小承气汤证重在痞满。

学习本条一方面要重点体味仲景使用大承气汤的审慎态度，同时要学习其在辨证不清时的诊断性治疗之法。本条"少与小承气汤"即诊断性治疗之示范。

【原文】

得病二三日，脉弱，無太陽、柴胡證，煩躁，心下鞕。至四五日，雖能食，以小承氣湯，少少與，微和之，令小安，至六日，與承氣湯一升。若不大便六七日，小便少者，雖不受食，但初頭鞕，後必溏，未定成鞕，攻之必溏；須小便利，屎定鞕，乃可攻之，宜大承氣湯。（251）

陽明病，本自汗出，醫更重發汗，病已差，尚微煩不了了者，此必大便鞕故也。以亡津液，胃中乾燥，故令大便鞕。當問其小便日幾行，若本小便日三四行，今日再行，故知大便不久出。今爲小便數少，以津液當還入胃中，故知不久必大便也。（203）

【提要】

论阳明病中辨小便以测大便的方法。

【解析】

251条辨阳明实证时大、小便的关系，并提示阳明里实不典型时，攻下宜慎。得病二三日，既无发热恶寒之太阳表证表现，又不见往来寒热，胸胁苦满之少阳病症状，见烦躁，心下硬，知病不在太阳、少阳，已传入阳明，病属阳明胃实无疑。然仅见烦躁而非谵语，心下硬满而非腹满痛，知阳明热实虽结但燥屎未成。迁延至四五日，病情虽进一步发展，阳明燥热结实渐重，但患者能食，说明燥实不甚，腑气并未闭阻，且脉弱为正气不足之象，故不宜峻攻，仅用少量小承气汤轻下通便，令患者稍安，再进一步观察以作决定。至六日，仍不大便，心下硬满，烦躁的，可再与小承气汤一升。如此谨慎者，主要因为证属邪实正虚，燥结不甚的缘故，虽有实邪，也应慎用峻下之法。

倘若不大便六七日，不能食，似是燥屎阻结之大承气汤证。但小便少，反映津液尚能返入胃肠，大便必结硬不甚，表现为初头硬而后必溏，若妄用攻下，必致脾胃损伤而溏泄不止。必须是小便利，津液为燥热所迫偏渗于膀胱，肠中津液亏乏，大便才完全干硬，方可用大承气汤攻下。

203条论辨小便测知大便硬的方法。阳明病因燥热内盛，迫津外泄，故自汗出，医生又曾用过发汗之法，病虽已差，但津液耗伤，肠中干燥，故大便必硬结不解。从微烦不了了可知病人有轻微烦躁之象，说明肠中燥热不甚，大便虽结，乃是津伤肠燥所致，故不宜攻下，待其津液自和，大便得通自愈。此时可观察病人小便情况，以推测大便得解时间。若原本小便一天三四次，如今一日两次，小便次数减少，说明津液还入胃肠，肠燥得润，过不了多久大便就会得通。

【明经指要】

在阳明病的辨证与治疗过程中，仲景十分重视小便与大便的证关系，往往通过观察小便的情况来判断病证的轻重、确定治疗的方法，以及推测疾病的发展变化等，此点对于临证颇有指导意义。如250条小承汤证"小便数，大便因硬"，一方面说明小便数是导致大便硬结的重要原因；另一方面从小便数而不短赤来看，亦提示此证里热不甚。251条"须小便利，屎定硬，乃可攻之"提示在辨证不明，难以决定是否用大承气汤时，要仔细分析小便的情况，若小便利，提示肠中津液亏乏，则诊断大便结硬的准确性即大大提高。当然通过观察小便的情况，也可以分析是否需要用药。如203条论及津伤肠燥便结证，由于便结是肠燥所致，假如小便次数减少，说明津液还入肠中，大便就可自通，自然不需用药。倘若小便不见减少，则可结合病证的具体情况，或用麻子仁丸清热润肠导便，或用蜜煎等导而通之。

（四）下法禁例

【原文】

傷寒嘔多，雖有陽明證，不可攻之。（204）

陽明病，心下鞕滿者，不可攻之。攻之利遂不止者死，利止者愈。（205）

陽明病，面合色赤[1]，不可攻之，必發熱色黃者，小便不利也。（206）

陽明中風，口苦咽乾，腹滿微喘，發熱惡寒，脉浮而緊，若下之，則腹滿小便難也。（189）

陽明病，不能食，攻其熱必噦，所以然者，胃中虛冷故也。以其人本虛，攻其熱必噦。（194）

【词解】

[1]面合色赤：满面通红。成无己注："合，通也。阳明病面色通赤者，热在经也。"

【提要】

阳明禁下证。

【解析】

204条论呕多不可下。伤寒病中出现呕吐频繁，且兼有阳明证者，多见于三种情况：①太阳阳明兼病，太阳之邪不解，内干于胃，影响胃之和降，加之阳明胃热上逆，因而呕吐；②阳明里热，其热上聚胸膈，未结胃腑，胃气上逆而致呕；③少阳阳明兼病，邪郁胸膈，干犯胃腑，胃气上逆而致呕。这三种情况，皆不可误用攻下之法。因太阳阳明兼病致呕，太阳表病不解，且里证不急，攻下自属误治；阳明里热致呕，病位偏上，在胸膈胃脘而不在腑，且病势向上，也不可逆其势而用攻下之法；少阳阳明兼病致呕，因其病机与阳明热实结于腹部者不同，加之少阳有汗吐下三禁，故也不可妄自攻下。

205条论阳明病邪结偏高者禁下。阳明病邪结于腑，治当攻下，其症当见腹满硬痛、大便不通、潮热谵语等症。若只是心下硬满而不痛，且无腹部见症，说明病位偏上，由无形邪热聚结，气机受阻不行所致。此虽是阳明病，但因尚未入腑成实，故不可攻下。若误用攻下之法，势必损伤脾胃之气，病邪内陷而下利。若下利不止，多属正气因峻攻而下脱，故预后不良。若利自止，是体质尚健，胃气有渐复之机，故可判断有向愈之机。

206条论阳明病邪郁经表者禁下。阳明经行于面部，阳明病见满面通红，是无形邪热郁于阳明经表所致。据第48条所说："设面色缘缘正赤者，阳气怫郁在表，当解之熏之。"阳气怫郁阳明经表，腑未成实，故不可攻下，而只宜用辛温小汗法轻解其邪，或者酌加辛凉清解，如桂二麻一汤、桂二越一汤之类。若误用下法，经邪乘虚入里化热，必见发热。若又因误下损伤脾胃，运化失司而水湿内留，邪热与湿相合，湿热郁蒸，则可导致发黄。凡见发黄者，也必见小便不利，这是湿热相合，热恋湿滞，湿无出路的表现。

189条论阳明病兼表邪未解者禁下。本条虽云阳明中风，实属三阳合病。其脉浮而紧，发热恶寒，是太阳表证未解。口苦咽干，是少阳证在。腹满微喘，属阳明里证。阳明有热证与实证之分，本证里热未盛，腑未成实，又伴有太阳、少阳之证，故不可轻易使用下法。若误用之，则表邪内陷，气机失运，腹满加重；津液损伤，故小便难。

194条论胃中虚冷者禁下。阳明病，不能食，有腑实热结与胃中虚寒之别。阳明腑实，除不能食外，当伴有不大便、潮热、谵语、腹满痛等症，治应选用承气汤类方苦寒攻下。本证不能食，则是脾胃中气本虚，胃中虚冷，不能受纳所致。治宜温中和胃，如误用攻下，则胃阳衰败，浊阴之气上逆，可发生哕逆之变证。

【明经指要】

下法禁例五条，充分体现了张仲景严谨的辨证思维。此节再三示人，辨证必须综合分析，结合病位和病性的而立法选方，切忌只据一症就盲目论治。204、205、206、189 等 4 条便是病位辨证的典范，尽管出现大便不通的燥实证候，但是病位偏上、在经、在表皆不可下。194 条则是强调了病性的辨证，胃肠疾病亦有寒热虚实之分，胃肠虚寒者即使大便不通，也非下法所宜。

三、阳明病寒证、虚证

（一）辨阳明中风、中寒

【原文】

陽明病，若能食，名中風；不能食，名中寒。（190）

【提要】

论阳明中风中寒的辨证。

【解析】

本条论阳明中寒与阳明中风的辨别要点在于能食与否。阳明中风与中寒，为风邪、寒邪侵袭阳明胃腑的病证。风为阳邪而主动，阳能化谷，故能食，名中风；寒为阴邪而主静，阴不化谷，故不能食，名中寒。外邪伤阳明，成中风者，多胃阳素旺；成中寒者，多胃阳素虚。太阳病以有汗、无汗分风、寒，是因太阳主表而司开合；阳明病以能食、不能食分风、寒，是因阳明主里而司受纳。

（二）阳明中寒的病机与辨证

【原文】

陽明病，若中寒者，不能食，小便不利，手足濈然汗出，此欲作固瘕[1]，必大便初鞕後溏。所以然者，以胃中冷，水穀不別故也。（191）

若胃中虛冷，不能食者，飲水則噦。（226）

【词解】

[1]固瘕（jiǎ 假）：指胃中虚寒，水谷不消而结积的病证。

【提要】

论阳明中寒证的病机与辨证。

【解析】

191 条论阳明中寒欲作固瘕之证。阳明中阳不足，不能消谷，故不能食；更因中阳不足，影响三焦气化功能致水液不能正常输布而见小便不利；阳明主四肢肌肉，中阳不足，阳不摄阴，则可见手足汗出连绵不断，但需注意本证之汗出当为冷湿之汗，与阳明燥热内盛、迫津外泄之手足热汗有本质不同。以上见症，若治疗及时，中阳得复，则无成固瘕之虞，若治疗不及，寒邪更甚，则有结为固瘕之虑，故条文中曰："欲作固瘕。"所谓固瘕，是指胃中虚冷，水谷不别，复因寒邪凝结，大肠传导失职，而使部分大便因寒凝而结，其特点是大便初硬后溏。之所以出现以上见症，全因中阳不足使然。故条文结语曰"所以然者，以胃中冷，水谷不别故也"，这是对其病机的精辟概括。

226 条补述胃中虚冷的临床表现。因胃中虚冷，不能腐熟水谷，故不能食，如再饮水，水停胃中，与寒相搏，胃失和降，则必上逆而为呃逆。

综上可知，阳明中寒本多见于胃阳不足之人，寒邪入侵，进一步损伤中阳。胃中虚冷，不能腐熟水谷，而见不能食、手足汗出、小便不利、大便初硬后溏以及呃逆诸症。

【明经指要】

阳明中寒之"不能食""小便不利""手足濈然汗出"类似大承气汤证，但其大便情况及其他伴随症状则与大承气汤证迥异，此足见四诊合参之重要。

（三）吴茱萸汤证

【原文】

食穀欲嘔，屬陽明也，吳茱萸湯主之。得湯反劇者，屬上焦也。（243）

吳茱萸湯方

吳茱萸一升（洗） 人參三兩 生薑六兩（切） 大棗十二枚（擘）

上四味，以水七升，煮取二升，去滓，溫服七合，日三服。

【提要】

论中寒欲呕证治及与上焦热呕的鉴别。

【解析】

食谷欲呕，病位有中焦、上焦之分，证有寒热之别。据190条"阳明病，若能食，名中风；不能食，名中寒"之说，如中阳亏虚，寒饮内停，或中焦阳虚，浊阴上逆，不仅食不下，而且可有食谷欲呕之症，此皆可用吴茱萸汤温中和胃、降逆止呕。如上焦有热，胃气上逆致食谷欲呕者，此时若用吴茱萸汤之辛温，以热助热，必拒而不纳，反使呕逆加剧。此条提示医者，呕吐一症的原因不同，病位有别，临证当参合四诊，细心分析辨证。

【方义】

吴茱萸汤由吴茱萸、人参、生姜、大枣组成。方中吴茱萸为主药，温胃暖肝，降逆止呕；用大剂量生姜，散寒止呕；人参、大枣补虚和中。全方具有温中补虚、散寒降逆的功效。脾胃虚寒，或肝胃虚寒，浊阴上逆等证，皆可用之。

【临证要点】

主症：不能食，食谷欲呕，或泛吐清水，或伴胃脘冷痛。

病机：胃中虚寒，浊阴上逆。

治法：温中祛寒，和胃降逆。方用吴茱萸汤。

吴茱萸汤主要用于呕吐、慢性胃炎、胃窦炎、眩晕症、血管神经性头痛、偏头痛、2型糖尿病性胃轻瘫、慢性胆囊炎、癫痫、痛经等，辨证属于（肝）胃虚寒者。

【原文】

陽明病，反無汗，而小便利，二三日嘔而欬，手足厥者，必苦頭痛。若不欬不嘔，手足不厥者，頭不痛。（197）

【提要】

论阳明中寒饮邪上逆证。

【解析】

阳明病，本应多汗，今阳明中寒，中阳不运，水气不布，故反无汗。寒饮留滞中焦而无关下焦气化，故小便尚正常。若病情进一步发展，中焦寒饮上逆则为呕，犯肺则为咳，阻遏胃阳，使中阳不达四末，则手足厥冷，而中阳不足，四末失温，也是致厥的因素。头为诸阳之会，水寒之气上逆，直犯清阳，必苦头痛。若胃阳尚可温运，中焦寒饮不甚，既未上逆，也未阻遏胃阳，自然是不咳、不呕、不厥、头不痛了。

本证病机在于阳明胃寒气逆，逆则呕、咳、头痛而手足厥。仲景未出方治，据证论方，仍以吴茱萸汤为宜。

（四）阳明正虚无汗身痒证

【原文】

陽明病，法多汗，反無汗，其身如蟲行皮中狀者，此以久虛故也。（196）

【提要】

阳明久虚无汗身痒证。

【解析】

阳明病多里实热证，因里热迫津外出，当见汗出一症，此种证候多见于阳明病热盛期。阳明病多热实证，热迫津泄，理当多汗。今阳明病反无汗，是因为素体阴津阳气不足，汗出无源，且蒸化无力，热欲外越而不得作汗，邪热郁于肌肤，于是就出现了身痒如虫蚁在皮内爬行的异常感觉。

23条之身痒，为寒邪郁于肌表，治用辛温小汗法以祛邪。本条之身痒如虫行皮中状，为津气久虚而患阳明病，作汗无源，热不得越，治当益气津，充汗源，兼以清解阳明郁热，二证当加以区别。太阳病表证，以有汗为虚，无汗为实；阳明病里热实证，以汗多为实，无汗为虚。这也是不同之处。

【明经指要】

阳明病"法多汗"是其常，而无汗则为其变，知常而达变，方为圆机活法。就阳明病而论，寒郁阳明经表可见无汗，湿热互结之发黄证可见身无汗，津气久虚热邪被郁亦可见无汗，临床亦当区分。

第四节　阳明病变证

一、发黄证

（一）湿热发黄证

1. 茵陈蒿汤证

【原文】

陽明病，發熱汗出者，此爲熱越[1]，不能發黃也。但頭汗出，身無汗，劑頸而還，小便不利，渴引水漿[2]者，此爲瘀熱[3]在裏，身必發黃，茵蔯蒿湯主之。（236）

茵蔯蒿湯方

茵蔯蒿六兩　梔子十四枚（擘）　大黃二兩（去皮）

上三味，以水一斗二升，先煮茵蔯減六升，内二味，煮取三升，去滓，分三服。小便當利，尿如皂莢汁狀，色正赤，一宿腹減，黃從小便去也。

傷寒七八日，身黃如橘子色，小便不利，腹微滿者，茵蔯蒿湯主之。（260）

陽明病，無汗，小便不利，心中懊憹者，身必發黃。（199）

【词解】

[1]热越：热邪向外发散。

[2]水浆：泛指多种饮品，如水、果汁等。

[3]瘀热：湿热郁滞在里。

【提要】

论湿热发黄证治。

【解析】

236条主论湿热郁蒸于里而致发黄的证治。阳明病发热汗出，是内热蒸腾，热邪能够向外发越，故不能发黄。若发热仅伴头汗出，而颈部以下周身无汗，又见小便不利，是热为湿郁不能宣泄外达而蕴结于里。湿热熏蒸，故见头汗出。湿热郁滞于里，致三焦气化失司，使无汗或汗出不畅，小便不利等症更为加剧，二者互为因果，最终导致发黄。湿热交阻，气化不利，津液不布，且热伤津液，则渴引水浆。此湿热郁滞于中所致发黄，治用茵陈蒿汤。

260条主论茵陈蒿汤证发黄的特点，即身黄如橘子色，并补述其因湿热郁结于中，气机阻滞而当见腹满之症。

199条论阳明湿热发黄的其他症状。阳明湿与热合，热因湿滞不得外泄故无汗；湿因热阻不能下行故小便不利。湿热蕴结中焦，气机阻滞则心烦懊憹。湿热熏蒸，影响肝胆疏泄功能，胆汁外溢而发黄。本条"无汗"与236条所言之"但头汗出，身无汗，剂颈而还"，都是湿与热合，互相胶着使然。

【方义】

茵陈蒿汤是治疗湿热发黄证的代表方。方中茵陈蒿为主药，清热利湿，疏利肝胆而退黄；栀子苦寒，清泄三焦而利小便；大黄苦寒，泄热解毒行瘀，通腑利胆退黄。三药合用，二便通利，湿祛热泄，诸黄皆退。

【临证要点】

主症：身黄如橘子色，目黄，小便深黄而不利，身热，无汗或头汗出，齐颈而还，口渴，腹微满，舌红苔黄腻，脉弦数或滑数。

病机：湿热蕴结，熏蒸肝胆，腑气壅滞。

治法：清热利湿退黄。方用茵陈蒿汤。

茵陈蒿汤现代临床应用很广，如黄疸型肝炎、小儿急性黄疸性肝炎、胆囊炎、新生儿溶血症、瘙痒症、阴道炎等属湿热者，均可用本方治疗。

2. 栀子柏皮汤证

【原文】

傷寒身黄發熱，栀子蘗皮湯主之。（261）

栀子蘗皮湯方

肥栀子十五箇（擘）　甘草一兩（炙）　黄蘗二兩

上三味，以水四升，煮取一升半，去滓，分温再服。

【提要】

论湿热发黄，热重于湿的证治。

【解析】

本条述症简略，只有发黄、发热二症，以方测病机，当为湿热发黄而热重于湿，据临床所见，本证除身黄，色鲜明如橘子色外，还可能出现心烦、口渴、舌红苔黄等。因其热重于湿，阻滞不甚，与茵陈蒿汤证相较，无腹满见症。治用栀子柏皮汤清热泄湿。

【方义】

栀子柏皮汤以清热见长，方中栀子苦寒清泄三焦之热，并能通利水道，为主药。黄柏苦寒，清下焦湿热。甘草和中，且防栀、柏苦寒伤胃。三药合用，清泄里热，兼以祛湿，适用于湿热发黄而热重于湿之证。

【临证要点】

主症：身黄目黄如橘子色，发热，小便不利而色黄，口渴，心烦，舌红苔黄。

病机：湿热相合，热重于湿，壅滞三焦。

治法：清解里热，泄湿退黄。方用栀子柏皮汤。

栀子柏皮汤具有消炎，抗菌，解热，利胆等作用，现代临床主要用于传染性肝炎，钩端螺旋体病发黄，胆囊炎，尿路感染，急性结膜炎等，辨证属于湿热相合，热重于湿者。

3. 麻黄连轺赤小豆汤证

【原文】

伤寒瘀热在裏，身必黄，麻黄连軺[1]赤小豆湯主之。（262）

麻黄連軺赤小豆湯方

麻黄二兩（去節）　連軺二兩（連翹根是）　杏仁四十箇（去皮尖）　赤小豆一升　大棗十二枚（擘）　生梓白皮一升（切）　生薑二兩（切）　甘草二兩（炙）

上八味，以潦水[2]一斗，先煮麻黄再沸，去上沫，内諸藥，煮取三升，去滓，分温三服，半日服盡。

【词解】

[1]连軺（yáo 摇）：连翘根。今多用连翘代之。

[2]潦（lǎo 老）水：地面积存的雨水。李时珍云："降注雨水谓之潦，又淫雨为潦。"

【提要】

论湿热发黄兼表的证治。

【解析】

本条述证过简，但以方测证，再结合原文分析，则本证外有寒邪束表，当见无汗、恶寒、头痛、身痒等表证；内有湿热蕴郁，当见心烦懊憹，小便不利等症。外有风寒郁闭，内则湿热互结，熏蒸肝胆，势必发黄。本证若从湿热论，则汗法不宜，若从表证未解而言，又不得不用汗法，故需于矛盾中求统一，采取内清湿热，外散表邪之法，使表里证分途而解，治用麻黄连轺赤小豆汤宣散表邪，清热利湿。

【方义】

麻黄连轺赤小豆汤为表里双解之剂。方中麻黄、杏仁、生姜辛散表邪，三味相配，开提肺气以利水湿；连轺、赤小豆、生梓白皮清泄湿热；甘草、大枣共调脾胃。方用潦水煎煮，取其味薄不助湿之意。

【临证要点】

主症：身黄目黄如橘子色，小便不利而色黄，发热恶寒无汗，或见身痒。

病机：湿热内阻，风寒束表。

治法：清热利湿，解表散邪。方用麻黄连轺赤小豆汤。

麻黄连轺赤小豆汤现代临床主要应用于急性黄疸性肝炎、急性肾小球肾炎、急性支气管炎、支气管哮喘、荨麻疹、银屑病等，辨证属于湿热偏表者。

【明经指要】

茵陈蒿汤证、栀子柏皮汤证和麻黄连轺赤小豆汤证，通常被称为阳明湿热发黄三方证。三方证以身黄目黄，黄色鲜明如橘子色，小便黄而不利等为共同特征。茵陈蒿汤证湿热并重，兼腑气壅滞，为湿热发黄之重者，可伴见发热，汗出不畅，腹满、便秘，舌红苔黄腻等，故以清、利见长的茵陈蒿汤为治；栀子柏皮汤证为湿热发黄证之稍轻者，且热重于湿，可伴见口渴、舌红苔黄燥等，故以清泄里热为主，兼以祛湿的栀子柏皮汤为治；麻黄连轺赤小豆汤证则是湿热发黄而兼风寒郁表之证，更见发热恶寒，无汗，或兼身痒，多见于湿热发黄证之早期，故以清利湿热兼解表散邪的麻黄连轺赤小豆汤为治。

（二）寒湿发黄证

【原文】

陽明病，脉遲，食難用飽[1]，飽則微煩頭眩，必小便難，此欲作穀癉[2]。雖下之，腹滿如故，所以然者，脉遲故也。（195）

【词解】

[1]食难用饱：纳差食少，不可饱食。

[2]谷瘅：黄疸的一种，因中焦运化水谷功能失常、湿邪内阻所致，以饮食减少、食后头眩、心胸不舒为主症。

【提要】

本条论阳明中寒欲作谷疸证及治疗禁忌。

【解析】

阳明病多里热实证，可见脉迟而有力。今脉迟而食难用饱（纳差），示脾胃虚弱，运化无力，寒湿内生，其脉必迟而无力。强食则水谷不化，郁于中焦，气机升降不利，则见微烦；清阳不升则头眩；寒湿阻滞，气机不畅则腹满；湿阻气化失司则小便难。此时若治疗得当，脾阳恢复，寒湿得去，诸症可愈。若治疗不及时，水谷不消，寒湿久郁则影响肝胆，终成谷疸。若以腹满而用攻下之法，必更伤中阳，气滞更甚，故腹满如故，之所以下后腹满不除，全因本证为脾虚寒湿中阻，而非阳明里实之证。正如条文所言"所以然者，脉迟故也"。

【临证要点】

主症：身黄目黄，黄色晦暗，无汗，小便不利，纳差，腹满，便溏，舌淡苔白腻，脉迟无力。病机：中阳不足，寒湿内生，肝胆失疏。

治法：温中散寒，利湿除黄。方用茵陈五苓散、茵陈理中汤或茵陈术附汤等。

【明经指要】

本条论阳明中寒夹湿之发黄证。脾胃虚寒，运化失司，湿从内生，郁久易发黄疸。寒湿发黄，祛湿退黄是基本治法，然寒湿之邪，当温通阳气，散寒化湿，此即所谓"于寒湿中求之"。本条只出治法而不出方治，为后人留下了很大的辨治空间，也为我们指出了"师其法不泥其方"治疗思路。此证轻者通阳利水退黄，用茵陈五苓散，重者温中散寒化湿退黄，用茵陈理中汤（理中汤加茵陈），甚者可选用茵陈四逆汤（四逆汤加茵陈）。

（三）被火发黄

【原文】

陽明病，被火，額上微汗出，而小便不利者，必發黄。（200）

【提要】

论阳明病误用火法而致火毒发黄证。

【解析】

阳明病，多为里热实证，当以辛寒清泄或苦寒攻下之法为治，若以艾灸、温针、热熨、火熏等火热疗法治疗，即条文所言"被火"，则犯实实之戒，里热得火邪之助，可谓两阳相熏灼，则热更炽，津更伤，无津作汗故汗不畅泄，无液成尿故小便不利。火热熏灼肝胆，胆汁外溢形成火毒发黄，此与第6条风温发黄及111条火逆发黄病机相同，治法当以清热凉血为主。

二、血热证

（一）衄血证

【原文】

陽明病，口燥，但欲漱水，不欲嚥者，此必衄。（202）

脉浮發熱，口乾鼻燥，能食者則衄。（227）

【提要】

论阳明衄血证。

【解析】

202条论阳明热入血分致衄血证。阳明病，若热在气分，当见大渴引饮，今病者口燥欲饮，但只以水含漱而不咽下，为热不在气分而已入血分。血属阴，其性濡润，热在血分，血被热蒸，荣气上潮，故口虽燥但漱而不咽。热在血分，灼伤血络，可致衄，甚则还可见吐血、便血、斑疹等各种出血表现。"口燥，但欲漱水，不欲咽"，是热在血分的辨证要点，已被后世温病学家所公认。如吴鞠通在其《温病条辨》中就有"太阴温病，寸脉大，舌绛而干，法当渴，今反不渴者，热在荣中也"之说。对热在血分之证，治当清热凉血，可选犀角地黄汤，或以水牛角代犀角。

227条论阳明气分热盛迫血致衄证。脉浮发热，病在太阳，必与恶寒同见，且多无口干等。今脉浮发热而不恶寒，并伴口干鼻燥，是为热在阳明气分。足阳明胃之经起于鼻旁，上行于鼻根，复下行夹口还唇，其络脉在面部呈网状分布，热在阳明，循经上扰，故见口干鼻燥。胃热则能食，热郁阳明，不得外泄，循经上逆，迫血妄行，则发为鼻衄。

【明经指要】

太阳病和阳明病都有自衄的证情。邪在太阳经之自衄，往往见有发烦目瞑等证，剧则必衄，为阳气闭郁较重的缘故。邪在阳明经之自衄，则见口干鼻燥，且胃气强而能食。二者病机不同，治法亦异。太阳之衄，以开表泄热为要；阳明之衄，则以清解直折为主，甚则加凉血之品。

（二）下血证

【原文】

陽明病，下血讝語者，此爲熱入血室，但頭汗出者，刺期門，隨其實而寫之，濈然汗出則愈。（216）

【提要】

论阳明病热入血室的证治。

【解析】

阳明病出现谵语，可见于阳明热证或阳明腑实之证，多用清、下之法治疗。今阳明热盛，侵入血室，邪热迫血妄行，故下血。血热上扰神明则见谵语；热迫津液不能透泄而上蒸，则但头汗出。本证多伴月经适来或适断，也可兼有胁满或少腹急结。血室指胞宫，隶属肝脉，故刺期门以泻肝实。期门为肝之募穴，针刺此穴能使气机通达，血脉调和，汗出邪达而病愈。濈然汗出是气机通调的标志，而非指刺期门有发汗的作用。此条热入血室与少阳篇后附热入血室诸条有相同之处，可互参。

（三）蓄血证

【原文】

陽明證，其人喜忘[1]者，必有畜血[2]。所以然者，本有久瘀血，故令喜忘。屎雖鞕，大便反易，其色必黑者，宜抵當湯下之。（237）

病人無表裏證，發熱七八日，雖脉浮數者，可下之。假令已下，脉數不解，合熱則消穀喜飢，至六七日不大便者，有瘀血，宜抵當湯。（257）

若脉數不解，而下不止，必協熱便膿血也。（258）

【词解】

[1]喜忘：喜作"善"解。喜忘即健忘。

[2]畜血："畜"与"蓄"同。指瘀血停留。

【提要】

论阳明蓄血证。

【解析】

237条论阳明邪热与旧有之瘀血相结所致之阳明蓄血的证治。阳明证，指本证病在阳明，"喜忘"即善忘。心主血脉，主神明。阳明邪热与胃肠宿有的瘀血相结，血滞于下，下实上虚，心神失养，心气失常则喜忘。若纯属阳明里热，胃肠必燥，肠中缺乏津液的濡润，则大便秘结难下。今大便虽硬而反易，且色黑，这是阳明蓄血证的特征。血液属阴，其性濡润，离经之血与燥屎相混，则化坚为润，故大便虽硬而排便却易。此阳明邪热与宿瘀相结之蓄血证，虽与太阳蓄血证的病因、病位、临床表现不同，但热与血结的病机则一，故治疗也取泄热逐瘀之法，用抵当汤下之。

257条辨阳明腑实与阳明瘀血的证治。"病人无表里证"指既无恶寒，发热，头痛等表证，又无腹满，谵语，潮热等里证。虽无表里证，但病人发热持续七八日之久而不解，此时应考虑邪热在里。脉见浮数，但无表证，说明仍属阳明热盛于内，而蒸腾于外；从文中"下之"看，本证尚有不大便的见症。此为热在里，可考虑用下法治之。若下后，脉浮已去而数脉仍在，则是气分之热已去，血分之热不解，至六七日不大便，若为阳明腑实当不能食，今见能食易饥，此为阳明血瘀热结，治宜抵当汤泄热逐瘀。然在临证中，据此断为阳明瘀血证，尚不全面，应参考237条"其人喜忘，屎虽硬，大便反易，其色必黑"方能确诊无误。本条所见之发热多为持续低热，这是瘀血发热的特点。

258条紧承上条论下后便脓血的变证。阳明瘀血证下后脉数持续，说明热邪不去，煎迫大肠则下利不止；血热相蒸，肉腐成脓，则便脓血。

【临证要点】

主症：发热，消谷易饥，健忘，大便硬，色黑易解，脉数。

病机：阳明邪热与宿瘀相结。

治法：泄热逐瘀。方用抵当汤。

【明经指要】

蓄血证有太阳蓄血和阳明蓄血两种。太阳蓄血证，为太阳之邪热在经不解，随经入腑，热与血结在下焦，以致出现少腹急结，或硬满，小便自利，如狂，发狂等症。阳明蓄血证，为阳明邪热与久有之瘀血相结于肠内，心神失养，故现喜忘，大便虽硬而易出，其色必黑。太阳蓄血多为"新瘀"，而阳明蓄血为"本有久瘀血"，也即内有"宿瘀"。二者成因和证候虽有差异，但其病理机转都是邪热与血相结，同为蓄血证，所以治疗都可用抵当汤。

第五节　阳明病预后

【原文】

夫實則讝語，虛則鄭聲[1]。鄭聲者，重語也。直視讝語，喘滿者死，下利者亦死。（210）

發汗多，若重發汗者，亡其陽[2]，讝語。脉短者死，脉自和者不死。（211）

【词解】

[1]郑声：神识不清，语言重复，声音低微，见于虚证。

[2]亡其阳：此指阳气随大汗而泄。

【提要】

谵语、郑声的临证表现及预后。

【解析】

210条论谵语、郑声的区别。谵语与郑声均是意识不清而胡言乱语，然有虚实之分。谵语多由邪热亢盛，扰乱心神所致，表现为声高气粗，胡言乱语，多属实证。郑声多为精气虚衰，心神无主所致，表现为声低息微，语言重复，属虚证。谵语虽属实证，但如伴见直视、喘满，或下利者，则为危候。直视为里热极盛，阴液虚竭，不能上注。阴竭阳无所附，肺气上脱则喘满，中气衰败则下利，邪实正虚，故属死证，预后不良。

211条论虚证谵语的预后，虚证谵语多因过汗亡阳，心神失养所致。其预后取决于阳气的恢复与否。如阳衰阴竭，脉道不充，则脉短，证属危重，故曰："死。"脉不短而平和，则证情虽重，但正气尚有恢复之机，故曰："不死。"

【明经指要】

210条言实则谵语，是说谵语多见于实证，此言其常；211条言亡阳谵语，提示邪气实，正气虚，病情危重，此言其变。

第六节　阳明病欲解时

【原文】

陽明病欲解時，從申至戌上[1]。（193）

【词解】

[1]从申至戌上：系指申、酉、戌三个时辰。即从15时至21时之间。

【提要】

提出阳明病欲解时分。

【解析】

阳明病欲解之时，即15时至21时，正是太阳逐渐西下，自然界的阳气逐渐衰减的时候。

阳明病属阳热亢盛之证，随着自然界的阳气衰减，阳热之邪亦有减退，有利于泄热于外，病情向愈。

附：备考原文

陽明病，初欲食，小便反不利，大便自調，其人骨節疼，翕翕如有熱狀，奄然發狂，濈然汗出而解者，此水不勝穀氣，與汗共并，脉緊則愈。（192）

陽明病，但頭眩，不惡寒，故能食而欬，其人咽必痛。若不欬者，咽不痛。（198）

陽明病，脉浮而緊者，必潮熱，發作有時。但浮者，必盜汗出。（201）

傷寒四五日，脉沉而喘滿，沉爲在裏，而反發其汗，津液越出，大便爲難，表虚裏實，久則讝語。（218）

脉浮而遲，表熱裏寒，下利清穀者，四逆湯主之。（225）

陽明中風，脉弦浮大而短氣，腹都滿，脇下及心痛，久按之氣不通，鼻乾不得汗，嗜臥，一身及目悉黃，小便難，有潮熱，時時噦，耳前後腫，刺之小差，外不解，病過十日，脉續浮者，與小柴胡湯。（231）

脉但浮，無餘證者，與麻黃湯。若不尿，腹滿加噦者，不治。（232）

陽明病，脉遲，汗出多，微惡寒者，表未解也，可發汗，宜桂枝湯。（234）

陽明病，脉浮，無汗而喘者，發汗則愈，宜麻黃湯。（235）

病人煩熱，汗出則解，又如瘧狀，日晡所發熱者，屬陽明也。脉實者，宜下之；脉浮虚者，宜發汗。下之與大承氣湯，發汗宜桂枝湯。（240）

太陽病，寸緩關浮尺弱，其人發熱汗出，復惡寒，不嘔，但心下痞者，此以醫下之也。如其不下者，病人不惡寒而渴者，此轉屬陽明也。小便數者，大便必鞕，不更衣十日，無所苦也。渴欲飲水，少少與之，但以法救之。渴者，宜五苓散。（244）

第三章
辨少阳病脉证并治

扫一扫，查阅本章数字资源，含PPT、音视频、图片等

第一节 概 说

少阳病是邪气侵犯少阳，枢机不利，胆火内郁所致的疾病，是外感热病发展过程中病邪由表入里的中间阶段。症见口苦，咽干，目眩，往来寒热，胸胁苦满，心烦喜呕，默默不欲饮食，脉弦细等。其病性属热，病位既不在太阳之表，又不在阳明之里，故为半表半里之热证。

少阳包括足少阳胆与手少阳三焦两经，及其所属的胆与三焦二腑。分别与足厥阴肝、手厥阴心包相表里，少阳与厥阴经络相连，脏腑相关。

足少阳之脉，起于目锐眦，上抵头角，下耳后，入耳中，至肩入缺盆，下胸贯膈，络肝属胆；其直行者，从缺盆下腋，过季胁，行身之侧。手少阳之脉，起于无名指末端，行上臂外侧，至肩入缺盆，布于胸中，散络心包，下贯膈属三焦，其支者；从胸而上，出于缺盆，自项上耳后，入耳中，出走耳前，至目锐眦与足少阳经相接。

足少阳胆腑，附于肝，藏精汁，寄相火，主决断，性疏泄，具生发之气。手少阳三焦，为元气之别使，水谷之道路，司气化，主决渎而通调水道，与心包经互有经脉联络。胆与三焦，经脉相连，功能相关，胆腑疏泄功能正常，则枢机运转，三焦通畅，水火气机得以升降自如，才能使上焦如雾，中焦如沤，下焦如渎，而各有所司。

少阳病成因，主要有本经受邪，或他经传入两种。本经受邪，多因素体虚弱，抗邪无力，外邪直犯少阳而成；他经传入，多为太阳病失治误治，邪气内传而成，亦有三阴病正气来复，邪气转出少阳者。

少阳病可概括为经证、腑证两类：少阳经证由邪入少阳，经气结滞，正邪纷争所致，可见耳聋、目赤、头痛、胸胁苦满，往来寒热等证；少阳腑证由胆火内郁，枢机不利，进而影响脾胃所致，可见口苦、咽干、目眩，心烦喜呕，默默不欲饮食等。但少阳经证、腑证之分，不像太阳经证、腑证那样清晰明显，而常常经腑之证并见，故多经腑同治。

少阳外邻太阳，内近阳明，里络三焦，位于表里之间，变化多端，邪易传变，故病证常有兼夹。若外兼太阳之表，可见发热、微恶寒，肢节烦疼，微呕，心下支结等；若内兼阳明里实，则见呕不止，心下急，郁郁微烦，或兼潮热，大便硬等；若兼三焦气化不利，津液不布，则见胸胁满微结，小便不利，渴而不呕，但头汗出，往来寒热，心烦等；若失治误治，导致邪气弥漫，表里俱病，虚实互见，则见胸满烦惊，小便不利，一身尽重，不可转侧等。

少阳病的治疗，应以和解为主，小柴胡汤为少阳病的主治方剂。因其不属表证，故禁用汗法；不属里实证，故禁用攻下；也非胸膈实邪阻滞，故禁用吐法。若病情变化，证有兼夹者，又

可于和解之中随症加减治之。除小柴胡汤的七个加减法之外，其兼太阳之表者，宜和解与解表法并用，用柴胡桂枝汤；其兼阳明里实者，宜和解兼泻里实，用大柴胡汤或柴胡加芒硝汤；其兼三焦气化不利，津液不布者，治宜和解兼化气生津，用柴胡桂枝干姜汤；若邪气弥漫，表里俱病，虚实互见者，宜和解兼通阳泄热，镇惊安神，用柴胡加龙骨牡蛎汤。

少阳病虽正气不足，抗邪无力，但邪亦不甚，若治疗得法，多能表解里和而愈。若失治误治，则每致传变：或伤津而入阳明之腑；或伤阳而入太阴之脏；或表里相传而为厥阴之病，变化多端并无定势。此外，尚有变成结胸、痞证及气血耗伤而症见心悸烦惊者。

第二节　少阳病辨证纲要

一、少阳病提纲

【原文】

少陽之爲病，口苦，咽乾，目眩[1]也。（263）

【词解】

目眩：头目晕眩，视物昏花。

【提要】

少阳病辨证提纲。

【解析】

少阳胆腑，内藏胆汁，主枢机而寓相火。太阳表邪化热内传少阳，枢机不利，气郁化火，胆火上炎，胆汁上逆，故口苦。口苦是胆病的重要特征，此症揭示了少阳病病位在胆，性质属热的特点，故仲景将其置于提纲证三症之首。胆火上炎，灼伤津液则咽干。咽干一症，与太阳表证之口不渴，阳明里热的口渴相比较，说明少阳病邪已化热，但有热势不甚，津伤不重的特点。肝开窍于目，肝胆互为表里，内有经络相连，足少阳之脉起于目锐眦，胆火循经，上扰目窍，必头目昏眩。因口苦、咽干、目眩三症反映了少阳病胆火上炎，灼伤津液，火气为病的特点，故可以作为少阳病的辨证提纲。临证之时，凡见此三症，即可确认为病在少阳。

【明经指要】

太阳主表，以脉症为提纲；阳明主里，以病机为提纲；少阳主半表半里，以自觉症状为提纲。三者综合联系，又各有侧重，提示读者应互相联系，反正互明，以明了病机、脉症与自觉症之间的辨证关系。

少阳病除胆火上炎，损伤津液的病机之外，尚有枢机不利，疏泄失职，木旺克土，脾胃受害的一面，故本条又应与第96条所述之往来寒热、胸胁苦满、默默不欲饮食、心烦喜呕等相参，临床辨证方臻全面。

二、少阳病治禁

【原文】

少陽中風，兩耳無所聞[1]，目赤，胸中滿而煩者，不可吐下，吐下則悸而驚。（264）

【词解】

[1]两耳无所闻：即指耳聋。

【提要】

论少阳中风证的症状、治禁及误治后的变证。

【解析】

足少阳经脉起于目锐眦，走于耳中，下胸中，贯膈；手少阳之脉上耳后，入耳中，出耳前，止于目锐眦，其支者布胸中，络心包，下膈。少阳中风，为风邪侵袭少阳之经。少阳主相火，又为风邪所犯，风火相煽，循经上扰，清窍不利，故耳聋、目赤；邪滞少阳经脉，枢机不利，胆火内郁，则胸中满而烦。可见本证是无形之风火上扰少阳经脉所致，应治以和解枢机，清降胆火之法。若误认胸满而烦为实邪阻滞，而用吐下之法，势必耗伤气血，导致胆气内虚，心失所养，而出现心悸、惊惕等变证，故少阳病禁用吐下之法。

【原文】

傷寒，脉弦細，頭痛發熱者，屬少陽。少陽不可發汗，發汗則譫語，此屬胃。胃和則愈，胃不和，煩而悸。（265）

【提要】

论少阳病禁用汗法以及误汗后的变证与转归。

【解析】

邪犯少阳，胆热内郁，疏泄不利则脉弦；正气不足，抗邪无力则脉细。另细脉乃与阳明病之脉大相对而言，为热势不甚之象。胆火上扰，清窍不利故头痛发热。脉症合参，断为病属少阳。若仅凭头痛发热一症，难断病在何经，因三阳病皆有头痛发热，故当结合头痛部位及其他脉症综合辨别。若头痛连及项背，发热恶寒，脉浮是病在太阳之表，治宜汗解；若头痛多在前额，发热而脉大，是病在阳明之里，治宜清下；唯头痛位居两侧，发热而脉弦细，为病在少阳。本条原文点明病属少阳，可见此处头痛应以两侧疼痛为主。

邪在少阳，胆火上炎，枢机不利，治宜和解，不可发汗。误汗则津液外泄，化燥伤津，胃中干燥，促使邪气内传阳明，邪热上扰心神则谵语。此乃误治变证，宜看胃气能和与否。若胃气和，为热除津复，谵语自止；若胃气不和，则热盛津伤，阴血不足，心失所养，故见烦、悸之证。此为少阳误汗所致，故少阳病禁用汗法。

【明经指要】

本条与第264条合参，互文见义，确认少阳病禁用汗、吐、下三法，即《医宗金鉴·伤寒心法要诀》所谓"少阳三禁要详明，汗谵吐下悸而惊"。另依据第179条"少阳阳明者，发汗利小便已，胃中燥烦实，大便难是也"，可知利小便亦为少阳之禁。然此为常法，知常而达变，若少阳病兼有他经病证，也可汗吐下、利小便，如大柴胡汤中亦蕴下法，柴胡桂枝汤中也有汗法。

第三节 少阳病本证

一、小柴胡汤证

【原文】

傷寒五六日中風，往來寒熱[1]，胸脇苦滿[2]，嘿嘿不欲飲食[3]，心煩喜嘔[4]，或胸中煩而不嘔，或渴，或腹中痛，或脇下痞鞕，或心下悸，小便不利，或不渴，身有微熱，或欬者，小柴胡湯主之。（96）

小柴胡湯方

柴胡半斤　黃芩三兩　人參三兩　半夏半升（洗）　甘草（炙）　生薑各三兩（切）大棗十二枚（擘）

上七味，以水一斗二升，煮取六升，去滓，再煎取三升，溫服一升，日三服。若胸中煩而不嘔者，去半夏、人參，加栝樓實一枚；若渴，去半夏，加人參合前成四兩半、栝樓根四兩；若腹中痛者，去黃芩，加芍藥三兩；若脇下痞鞕，去大棗，加牡蠣四兩；若心下悸、小便不利者，去黃芩，加茯苓四兩；若不渴、外有微熱者，去人參，加桂枝三兩，溫覆微汗愈；若欬者，去人參、大棗、生薑，加五味子半升、乾薑二兩。

血弱氣盡，腠理開，邪氣因入，與正氣相搏，結於脇下。正邪分爭，往來寒熱，休作有時，嘿嘿不欲飲食。藏府相連，其痛必下，邪高痛下，故使嘔也，小柴胡湯主之。服柴胡湯已，渴者，屬陽明，以法治之。（97）

本太陽病不解，轉入少陽者，脇下鞕滿，乾嘔不能食，往來寒熱，尚未吐下，脉沉緊者，與小柴胡湯。（266）

【词解】

［1］往来寒热：即恶寒与发热交替出现。

［2］胸胁苦满：苦，作动词用。胸胁苦满，即病人苦于胸胁满闷不适。

［3］嘿嘿（mò 默）：嘿嘿，同默默。即表情沉默，不欲言语。

［4］喜呕：喜，爱好。此处引申为意欲。喜呕，即欲作呕吐。

【提要】

论少阳病的证治。

【解析】

96 条主要论述少阳病的主症、治疗方药及药物加减法。太阳病，伤寒或中风，经过五六日之后，出现往来寒热、胸胁苦满、嘿嘿不欲饮食、心烦喜呕等症，说明太阳表证已罢，邪入少阳。少阳位于太阳阳明之间，太阳为表，阳明为里，故称少阳为半表半里。少阳受邪，枢机不利，正邪纷争于半表半里之间，若正胜则热势外达，故发热；邪胜则热郁不发，故恶寒。正邪交争，消长变化，互有胜负，因而表现为寒去热来，寒热交替，休作有时，故称为往来寒热。往来寒热是少阳病主要热型，也是少阳病的主症之一，它既不同于太阳病发热恶寒同时并见；也不同于阳明病发热，不恶寒，反恶热；更与疟疾发作时寒热交替，发有定时有别，此种热型为少阳病所独有。足少阳之脉，下胸中，贯膈，络肝属胆，循胁里。邪犯少阳，经气不利，故见胸胁苦满。肝胆气郁，疏泄失职，故神情默默而寡言少语。胆热内郁，影响脾胃，脾失健运则不欲饮食。胆火内郁，上扰心神则心烦。胆热犯胃，胃失和降则喜呕。以上诸症，再加之口苦、咽干、目眩，称为小柴胡汤证的"八大主症"，充分反映少阳病胆热内郁，枢机不利，脾胃失和的病理特点，治当和解少阳，畅达气机，使邪去病解，方用小柴胡汤。

97 条论少阳病的病因病机及转属阳明的证治。自"血弱气尽"至"小柴胡汤主之"为第一段，主要阐述邪犯少阳的病因病机及证候表现。"血弱气尽，腠理开，邪气因入，结于胁下"，说明气血虚弱之人，营卫失和，卫气不固，腠理疏松，邪气易乘虚侵入，与正气相搏结于胁下。胁下为少阳经脉循行部位，故"结于胁下"，即结于少阳。此提示气血不足，复被邪侵，是少阳发病的病因；邪结胁下，经气不利，故见胸胁苦满；由于正邪纷争于少阳半表半里之位，故见往来寒热，休作有时；胆热内郁，疏泄失常，克犯脾胃，故见神情默默，不欲饮食。"脏腑相连"，是指肝胆相连，脾胃相关。少阳受邪，病变能影响脾胃。邪滞经脉则胁下痛；邪气乘脾则腹痛；胆热犯胃,胃气上逆则呕逆。以部位言,邪在少阳,胆与两胁部位较高,故云"邪高",腹痛部位偏下,故称"痛下"。综上所析,无论是往来寒热,胸胁苦满,嘿嘿不欲饮食,还是呕逆,胁腹疼痛,总以邪结少阳为根本病机,故治当和解,方用小柴胡汤。

　　自"服柴胡汤已"至"以法治之"为第二段,阐述少阳转属阳明的证治。少阳病,若服小柴胡汤后反见渴甚者,说明邪气深入,化燥伤津,邪入阳明。病至阳明,自当以治阳明之法,或清或下,随证治之。需要说明的是,小柴胡汤证之或然症亦有口渴,但其口渴不重,且与寒热往来、胸胁苦满等少阳病症状同见。今口渴,而"属阳明",其渴当多饮,且必见阳明病之证候。

　　266条辨太阳病转入少阳病的脉症与治法。"本太阳病不解,转入少阳",首揭此句,是言少阳病既有本经受邪而发者,也有太阳病传入者。胁下硬满即胸胁苦满之甚;干呕不能食与喜呕、不欲饮食同义;往来寒热是典型的少阳病热型;尚未吐下,自是未经误治,正气未伤,故无邪陷三阴之势;"脉沉紧",是病已去表而转入少阳之象。邪离太阳之表,则其脉不浮,相对之下,亦可谓之沉。紧,非少阳主脉,然弦之甚者类似紧,故合称沉紧,此言脉象变化,可知邪去太阳,而转少阳。脉症合参,是病在少阳无疑。病属少阳,治当和解,故与小柴胡汤。

【方义】

　　小柴胡汤为和解少阳之主方。方中柴胡气质轻清,味苦微寒,疏解少阳郁滞,使少阳气郁得达;黄芩苦寒,气味较重,清泄少阳邪热,使少阳火郁得清。二者合用,外透内泄,疏解少阳半表半里之邪。按柴胡、黄芩剂量分析,柴胡重于黄芩,其外透之力强于内泄之功。半夏、生姜调和胃气,降逆止呕。人参、炙甘草、大枣益气和中,扶正祛邪,使中土健旺,不受木邪之害。方中既有柴芩苦寒清降,又有姜夏辛开散邪,复有参枣草之甘补调中。药共七味,相辅相成,寒温并用,升降协调,攻补兼施,有疏利三焦,调达上下,宣通内外,和畅气机之作用,故为和解之良方。

　　本方用去滓再煎之法,乃因方中药性有寒温之差,味有苦、辛、甘之异,功用又有祛邪扶正之别,去滓再煎可使诸药气味醇和,有利于透邪外达,而无敛邪之弊,正如徐灵胎云:"再煎则药性和合,能使经气相融,不复往来出入。"

　　少阳在半表半里之间,邪犯少阳,胆火内郁,枢机不利,内外失和,故其病变可及表里内外,上下三焦。加之邪正交争,互有胜负,故少阳病变化多端,常见多种或然症,故仲景设小柴胡汤加减法,示人临证宜加减化裁,辨证用药。如胸中烦而不呕,是邪热扰心,胃气尚和,故去甘壅之人参以免留邪;不呕则去半夏、加栝楼以清心除烦;如口渴是邪热伤津,故去温燥之半夏,加重人参用量以益气生津,并加天花粉以清热生津;如腹中痛是土被木乘,脾络失和,故去黄芩之苦寒,加芍药于土中泻木,和络缓急以止痛;如胁下痞硬,是邪气郁遏少阳较甚,去大枣之甘以免增壅满,加牡蛎软坚散结,消滞除痞;如心下悸,小便不利,是三焦决渎失职,水饮内停,以水饮得冷则停,得淡则利,故去苦寒之黄芩,加淡渗之茯苓;如不渴,外有微热,是太阳表邪未除,无里热伤津之象,则去人参壅补,加桂枝以解外;如咳者,属寒饮犯肺,去人参、大枣甘温壅气及生姜辛散之品,加干姜温肺化饮,加五味子敛肺止咳。

【临证要点】

　　主症:往来寒热、胸胁苦满、心烦喜呕、默默不欲饮食、口苦、咽干、目眩、脉弦细。

　　病机:邪犯少阳,胆火内郁,枢机不利。

　　治法:和解少阳,调达枢机。方用小柴胡汤。

　　小柴胡汤临床应用广泛,包括消化系统疾病,如胆汁返流性胃炎、急慢性胃炎、急慢性肝炎、胆石症、胰腺炎;呼吸系统疾病,如支气管炎、肺炎、哮喘、胸膜病变;神经精神系统疾病，如神经官能症、癫痫、顽固性失眠、抑郁或躁狂；循环系统疾病，如病毒性心肌炎、冠心病、心律失常、肺源性心脏病、风湿性心脏病；泌尿系统疾病，如急慢性肾炎、肾盂肾炎、肾病综合征、尿路感染、尿毒症；内分泌系统疾病，如甲状腺功能亢进、糖尿病；妇科疾病，如产后发热、月经病、更年期综合征等。此外，血液系统、免疫系统、五官科疾病及防治肿瘤等均有使用小柴胡汤辨证治疗的报道。其使用的关键在于要符合邪入少阳，胆热内郁，枢机不利之根本病机。

【明经指要】

97条是张仲景辨证论治思维的典型代表。"血弱气尽，腠理开"提示本证的病理基础，"邪气因入"揭示病因，"与正气相搏"明确了邪气外侵后、正邪相争的过程，反映了中医学注重正气、强调内因的观念，"结于胁下"则点出病位所在。以"血弱气尽"为前提的正邪纷争发生后，"脏腑相连"是病机演变过程中脏腑生克的相互影响，与《金匮要略》的"见肝之病，知肝传脾"暗合，是中医学整体观的体现。然后选择小柴胡汤作为应对之方，并以"服柴胡汤已，渴者，属阳明，以法治之"进一步完善服药后有可能发生的转归。可见，97条详尽阐释了96条所述病证的病因病机，完整体现了辨症析机，因机定证，法随证立、方从法出的辨证论治思维路径，再结合小柴胡汤针对或然症的灵活加减，仲景的临证辨治思维展露无遗。

【原文】

伤寒中风，有柴胡证，但见一证便是，不必悉具。凡柴胡汤病证而下之，若柴胡证不罢者，复与柴胡汤，必蒸蒸而振[1]，却复发热汗出而解。（101）

【词解】

[1]蒸蒸而振：蒸蒸，内热貌。气从内达，邪从外出，而周身震栗颤抖，即寒战高热。

【提要】

论小柴胡汤的运用原则及柴胡证误下后的证治与机转。

【解析】

此条可分二段理解。自"伤寒中风"至"不必悉具"为第一段，阐述小柴胡汤的运用原则。"伤寒中风"，即不论伤寒还是中风。"有柴胡证"，是指口苦、咽干、目眩、往来寒热、胸胁苦满、默默不欲饮食、心烦喜呕诸症。"但见一证便是，不必悉具"，是言临床凡见到柴胡证的一部分主症，只要能反映少阳病枢机不利，胆火上炎的病机特点，确认为少阳病，即可应用和解之法，投以小柴胡汤，而不必待其主症全部具备再行其方。本条明确指出了灵活运用小柴胡汤的原则与方法。论中有"呕而发热者""胸满胁痛者""胸胁满不去者""续得寒热发作有时者"均与小柴胡汤治疗，便是典型例证。

自"凡柴胡汤病证而下之"至"却复发热汗出而解"为第二段，论误下后复服柴胡汤的机转。凡柴胡证，当用和解之法，不可攻下。若用之，当属误治，每易使邪气内陷，产生变证。但亦有误下之后柴胡证仍在者，则知其正气未伤，邪气未陷，仍可再用柴胡汤。但误下之后正气毕竟受挫，服汤后正气得药力之助与邪抗争，正邪交争较为剧烈，必见蒸蒸发热，周身振抖，及至正胜邪却之时，遂发热汗出而解。此种病解的机转过程，后世称为战汗。

【明经指要】

对于"但见一证"的含义，各注家见解颇不一致，注家争论纷纷，虽各有理由，但均欠全面。实际上此条含义甚深，欲掌握其内在奥旨，需弄清三个问题：其一，本条的前提是"伤寒中风"，不能无限扩大；其二，前后两个证字有区别，柴胡证之"证"是"证候"之"证"，"但见一证"之"证"是"症状"之"症"；其三，"但见一证便是"和"不必悉具"应前后联系，其重点在于"不必悉具"四字。将此条与 98 条参合考虑，可知本条所论，重在强调小柴胡汤的使用原则是"不求症状之全备，唯务病机之相合"。

【原文】

伤寒四五日，身热恶风，颈项强，胁下满，手足温而渴者，小柴胡汤主之。（99）

【提要】

论三阳证见，治从少阳之法。

【解析】

太阳伤寒四五日，病邪未去，可逐渐由表入里，散漫于三阳，出现三阳病证。身热，恶风乃邪郁太阳之表；胁下满为邪犯少阳，枢机不利；手足温而渴为阳明热盛达于四末，耗伤津液。颈项强为三阳兼有之症。因足太阳之脉循头下项行身之后；足阳明之脉下颈而行人身之前；足少阳之脉从耳后，下颈行人身之侧。合而言之，则颈项强属三阳。三阳证见，邪气由表入里，表邪已微而去，里热已成未盛，邪郁少阳，汗吐下三法皆非所宜，故治从少阳，法宜和解，主用小柴胡汤。使枢机运转，上下宣通，内外畅达，则三阳之邪，均可得解。但在运用小柴胡汤时，应根据表里轻重，详细分析，参照少阳病或然症之治法，随症加减，灵活运用。

【明经指要】

对于三阳证见，独取少阳之治法，应从以下三方面理解：其一，当注意少阳治禁。三阳证在，太阳之邪应汗之从外而解，然发汗为少阳之禁，单治其表则遗其里，使里热更甚；阳明之邪当从里清，然攻下亦为少阳之禁，下之表邪内陷，病情易变。故不可汗下，只宜和解，治从少阳。其二，考虑到少阳的生理、病理特点。少阳居半表半里，为三阳之枢，内合于阳明，外达于太阳，枢机宣畅，则内外畅通，表里可达。治在少阳，则枢机运转，使太阳之邪从外而解，阳明之热从里而消。其三，体现了小柴胡汤的治疗优势。小柴胡汤为"和剂之祖"，太阳得之，则转少阳之枢，达太阳之气，以驱邪外出；阳明得之，则上焦得通，津液得下，胃气因和。小柴胡汤疏表达邪而不过，清里除热而不重，其治在表里两可之间，是故三阳证见，治从少阳。和三阳之枢，而愈三阳之邪，此又为仲景辨证论治之精细入微处。

【原文】

伤寒，阳脉[1]涩，阴脉[2]弦，法当腹中急痛，先与小建中汤，不差者，小柴胡汤主之。（100）

【词解】

[1] 阳脉：指脉浮取。

[2] 阴脉：指脉沉取。

【提要】

论少阳兼里虚寒证，治宜先补后和之法。

【解析】

本条平脉辨证，从脉象推测病机与病情。阳脉涩，即脉浮取之则涩而不流利，是脾胃虚弱，气血不足；阴脉弦，是脉沉取之又弦而不和缓，弦为少阳病主脉，又主痛证。以脉析机脾气虚弱，气血俱亏，加之邪郁少阳，木邪乘土，经脉失养，应见腹中拘急疼痛。此为少阳兼里虚寒证，治宜辨其标本缓急，分步进行。因脾胃虚弱，气血不足之人，若先投小柴胡汤，则更伤中气，而引邪深入。故宜先补本虚，投以小建中汤，调和气血，健运中州，缓急止痛，扶正祛邪，是补土御木之法；若服汤后，脉弦不解，痛犹未止者，知少阳之邪未除，可投以小柴胡汤，和解少阳，运转枢机，使邪去痛止，为泄木和中之法。

【明经指要】

本条之腹痛与96条或然症中的腹痛，虽同属少阳病木邪乘土之证，但96条腹痛系胆木内郁，横逆犯及脾胃，乃少阳为主，脾虚次之，故以小柴胡汤去黄芩加芍药，和解少阳兼以和络止痛；本条腹痛以中虚为主，少阳之邪次之，故宜先治以小建中汤，温中补虚固其本，再投以小柴胡汤，和解少阳治其标。二者证虽相近，但因主次有别而治法有异，显示了仲景辨证论治的精细之处。

【原文】

陽明病，發潮熱，大便溏，小便自可，胸脇滿不去者，與小柴胡湯。(229)

陽明病，脇下鞕滿，不大便而嘔，舌上白胎者，可與小柴胡湯，上焦得通，津液得下，胃氣因和，身濈然汗出而解。(230)

【提要】

辨阳明病柴胡证未罢的证治。

【解析】

229条阳明病，发潮热，是阳明腑实证的重要特征之一，常与腹满痛、大便硬结等同时并见。且邪入阳明，化燥成实，伤津耗液，多见小便数，大便当硬。今虽见潮热，但无腹满硬痛，烦躁谵语之证，且大便溏泄，小便自调，是病及阳明，燥热未实，阳明腑实证并未形成，再结合胸胁满不去，则知邪气郁滞在少阳难以入里。此为少阳与阳明并病，里实未成而以少阳病为主，故从少阳论治，予小柴胡汤。

230条可分二段理解。从"阳明病"至"可与小柴胡汤"为第一段，与上条相同，论少阳与阳明同病治从少阳之法。阳明病，不大便，若伴有腹满硬痛，潮热谵语等，则为阳明腑实证已成。今虽不大便，然硬满不在腹，而在胁下，舌苔不黄不燥，而为白色，知阳明腑实证未成，燥热尚轻。不大便乃邪阻少阳，三焦不利，津液不布，胃肠失润所致。更见胁下硬满而呕等少阳病主症，邪在半表半里之位，是以少阳病为主，虽不大便，不可攻下，当从少阳论治，可与小柴胡汤。

自"上焦得通"至"身濈然汗出而解"为第二段，论小柴胡汤的作用机理。小柴胡汤为和解之剂，有疏利三焦、调达上下、宣通内外、和畅气机的作用。如上焦气机宣通，则胁下硬满可去；津液布达，胃肠得以润泽，则大便自调；胃气和降，则呕逆自除。三焦通畅，营卫津液运行无阻，则身濈然汗出而解。

【明经指要】

229、230两条从病机而论，均属少阳阳明同病而阳明燥结里实未成，邪偏少阳为主，故皆从少阳治之。若阳明燥结里实已成，亦可和解与通下并施，取大柴胡汤之意灵活运用。

【原文】

傷寒五六日，頭汗出，微惡寒，手足冷，心下滿，口不欲食，大便鞕，脉細者，此爲陽微結[1]，必有表，復有裏也。脉沉，亦在裏也，汗出爲陽微，假令純陰結[2]，不得復有外證，悉入在裏。此爲半在裏半在外也。脉雖沉緊，不得爲少陰病，所以然者，陰不得有汗，今頭汗出，故知非少陰也。可與小柴胡湯，設不了了者，得屎而解。(148)

【词解】

[1]阳微结：因热结于里而大便秘结，叫作"阳结"，热结的程度轻，叫作"阳微结"。

[2]纯阴结：因脾肾阳虚，阴寒凝结，温运无力所致的大便秘结，叫作"阴结"。没有兼夹证的阴结，叫作"纯阴结"。

【提要】

辨阳微结证的证治及其与纯阴结证的鉴别。

【解析】

本条可分三段理解：自"伤寒五六日"至"必有表，复有里也"为第一段，论阳微结的脉症。伤寒五六日，头汗出，是阳郁于里，不得宣发，但蒸于上所致；微恶寒，是表证尚在，不言发热，当是省文；手足冷是阳郁于里不达于四末；脉细（结合前后文当为脉沉紧而细），是阳郁于里，脉道滞塞所致；心下满，口不欲食，大便硬是邪结胸胁，热郁于里，气机不利，津液不下，胃气失和所致。较之阳明里实燥结之证，热结尚浅，且表证未解，故称阳微结。本证既有微恶寒发热之表证；又有心下满，口不欲食，大便硬等里证。故云：必有表，复有里也。

自"脉沉亦在里也"至"故知非少阴也"为第二段。论述阳微结与纯阴结的鉴别要点。因阳微结有脉细（实为沉紧）、手足冷、微恶寒等证，类似少阴病纯阴结之证，故应加以鉴别。第一，少阴病不得有外证，因少阴病是脏气衰微，阴寒内盛的里虚寒证，邪入于里，外无表证；而阳微结则是既有表证，复有里证，所谓"半在里半在外也"。第二，少阴病阴寒内盛，不得有汗（虽有亡阳而见汗出者，但必伴有虚阳外越之危重证候）；而阳微结是阳热内郁，不得外越，熏蒸于上而见头汗出。所以根据上述两点，虽脉亦见沉紧，不得认为是少阴病。

自"可与小柴胡汤"至"得屎而解"为第三段，论阳微结的治法。因本证为半在里半在外，阳邪微结，枢机不利，故宜用小柴胡汤以和解枢机，宣通内外，既能透达在外之表邪，又能清解在里之郁热，尚可调和胃气以通大便，使郁热得泄，则表里之证随之而解。假若里气未和，大便尚未通畅者，自当微通其便，得屎而解。

【明经指要】

本条所论"阳微结"证，是与阳明燥结里实证相对而言。彼证乃阳明悍热之气与肠道糟粕相结，除不大便外，常见腹满硬痛，甚或潮热谵语等；此证热结在里，气机不调，且表证未解，既有表证，复有里证，大便不下，又非阳明里实之重，故称阳微结。同时阳微结须与纯阴结相鉴别。纯阴结为阳衰阴盛的里虚寒证，纯属在里，外无表证；而阳微结，既有表证，复有里证，是半在里半在外，为邪热内伏，枢机不利。两者证候虽有相似之处，然病机大异。本证证情虽与少阳本证不同，但病机总由阳邪内结，枢机不利，故仍选小柴胡汤和解枢机。

另本条与少阳病本证虽均治以小柴胡汤，但本证之"半在里半在外"是一半为表证，一半为里证，与少阳病"半表半里，非表非里，而在表里之间"完全不同，当仔细分别。

二、小柴胡汤禁例

【原文】

得病六七日，脉迟浮弱，恶风寒，手足温。医二三下之，不能食，而胁下满痛，面目及身黄，颈项强，小便难者，与柴胡汤，后必下重[1]。本渴饮水而呕者，柴胡汤不中与也，食谷者哕[2]。（98）

【词解】

[1]下重：指大便时肛门有重坠感。

[2]哕：指呃逆。

【提要】

辨表病里虚误下后的变证及小柴胡汤的禁例。

【解析】

本条可分二段理解：自"得病六七日"至"后必下重"为第一段，论述表病里虚误治的变证及中虚湿郁禁用小柴胡汤。得病六七日而见脉浮弱恶风寒，知风寒未罢，表证未解。然表证不当脉迟，今脉迟且手足温，则非纯属在表，而是兼太阴之里。因脉迟虽为三阴共有，但手足温则为太阴独有，若少阴、厥阴之脉迟，则应手足厥冷。由此看来本证乃脾阳素虚，感受风寒，表里兼病，治宜温中解表。若医者不能详察病机，辨证施治，误以手足温为阳明病而屡用攻下，必致攻伐太过，中气大伤，脾阳受损，寒湿内生。脾失健运，受纳无权则不能食；脾虚不运，寒湿郁滞，气机不利，则胁下满痛；寒湿内郁，则面目及身黄；脾失转输，水不下行，则小便难。其颈项强，乃是表证未解，邪郁经脉所致。此时治疗应以温中散寒除湿为主。若因胁下满痛，误认为邪犯少阳，投以小柴胡汤，则苦寒伤中，必致脾气虚弱，中气下陷而见泄利下重之证。

自"本渴饮水而呕者"至"食谷者哕"为第二段，论述脾虚失运，寒饮内停者禁用小柴胡汤。文中"本渴饮水而呕者"并非承上文，而是另指脾虚饮停证而言。在柴胡证或然症中可见"或渴"，乃指木火内郁，燥热气盛，津液受损，可治从少阳，与小柴胡汤。而本证之渴则因脾虚失运，寒饮内停，气不化津，津不上奉所致；因饮邪犯胃，胃气上逆则呕。其治宜温阳化气，健脾化饮。若误以寒饮之呕为少阳胆木横逆犯胃之呕，妄投小柴胡汤，苦寒伤阳，必致胃气衰败，则见食谷者哕。

【明经指要】

本条以禁忌误治的形式充分说明了仲景以病机辨证为准的用方法则。本条当与第101条比类而观。101条强调"伤寒中风，有柴胡证，但见一症便是，不必悉具"，本条所论胁下满痛、不能食，均为柴胡汤主症，而身黄、颈项强、小便难在论中也属小柴胡汤主治之范畴。可以说本条有五症均与柴胡证之症状类似，似乎完全符合"但见一证便是"之法则，然而恰恰本条是为小柴胡汤之禁例。究其原因，用与不用，关键还在于病机的契合与否。病机符合，则"但见一症便是，不必悉具"；反之，如果辨证不符，虽有一症、二症，甚至五症，也决不可妄投小柴胡汤。

第四节　少阳病兼变证

一、少阳病变证治则

【原文】

若已吐下發汗溫針，譫語，柴胡湯證罷，此爲壞病，知犯何逆，以法治之。（267）

【提要】

论少阳病误治后的变证与治则。

【解析】

此条承266条而来，彼言少阳病未经吐下，病未传变，故以小柴胡汤和解少阳；而此言少阳病经吐、下、发汗、温针等误治后形成坏病，柴胡证不复存在，不能再用柴胡汤，而应遵循"知犯何逆，以法治之"的原则。

少阳病应治以和解之法，汗、吐、下、温针等法皆非所宜，今以诸法犯禁，则正气受损，邪气内陷，形成变证。其变证的临床表现也绝非"谵语"一端，此仅为举例，说明病证已不在少阳。至于变证的治疗，则须根据病人的脉症，审证求因，随证治之，即"知犯何逆，以法治之"之意。

【明经指要】

本条与太阳病篇第 16 条遥相呼应。第 16 条以桂枝证为例，说明太阳病误用发汗、吐、下、温针治疗，病已离太阳而成坏病，不可再与桂枝汤治疗；本条以柴胡证为例，说明少阳病经过误吐、下、发汗、温针，病离少阳而成坏病，故柴胡汤不可与。对于坏病的治则，第 16 条云"观其脉证，知犯何逆，随证治之"，本条云"知犯何逆，以法治之"，前条明确审查脉证，随证而治，本条则强调因证立法，因法选方。二条合参，则更能体会审证求因，证变治变的《伤寒论》灵活辨治之精妙。

二、柴胡桂枝汤证

【原文】

傷寒六七日，發熱微惡寒，支節煩疼[1]，微嘔，心下支結[2]，外證未去者，柴胡桂枝湯主之。（146）

柴胡桂枝湯方

桂枝（去皮）　黃芩一兩半　人參一兩半　甘草一兩（炙）　半夏二合半（洗）　芍藥一兩半　大棗六枚（擘）　生薑一兩半（切）　柴胡四兩

上九味，以水七升，煮取三升，去滓。溫服一升。本云人參湯，作如桂枝法，加半夏、柴胡、黃芩，復如柴胡法。今用人參作半劑。

【词解】

[1]支节烦疼：支，通肢。即因四肢关节疼痛而烦扰不宁。

[2]心下支结：即患者自觉心下有物支撑结聚。

【提要】

论少阳兼太阳表证的证治。

【解析】

伤寒六七日，多为太阳病邪解除之期，若不解，则有传变之机。今见发热微恶寒，肢节烦疼，知太阳病未罢，即外证未去之意；微呕，心下支结，为少阳枢机不利，胆热犯胃之征。此乃太阳病邪未解，而又并入少阳，形成太阳少阳并病。然恶寒为微，仅四肢关节疼痛，而无头身疼痛，说明太阳病较轻；微呕、心下支结，较之心烦喜呕、胸胁苦满而言，足证少阳病亦不重。此太阳少阳并病而证候俱轻，治以太少两解之法，以小柴胡汤、桂枝汤各取半量，合为柴胡桂枝汤。用桂枝汤解肌祛风，以散太阳之邪，取小柴胡汤和解枢机，以解少阳之邪，为两解太少之轻剂。"外证未去者"，是强调使用柴胡桂枝汤的前提是表里同病。

【方义】

柴胡桂枝汤由小柴胡汤与桂枝汤合方组成。方用小柴胡汤原方之半量和解少阳枢机，扶正达邪，以治微呕、心下支结；取桂枝汤原方之半量解肌祛风，调和营卫，解太阳未尽之表邪，以治发热微恶寒、肢节烦疼。此属太阳少阳并病之轻证，故投以小柴胡汤、桂枝汤原方各二分之一，是为太少表里双解之轻剂。本方后服法下原有"本云人参汤，作如桂枝法，加半夏、柴胡、黄芩，复如柴胡法。今用人参作半剂"等二十九字，与方意不合，可存疑不论。

【临证要点】

主症：发热、微恶风寒、肢节烦疼、微呕、胸胁心下微满，伴有舌苔薄白，脉浮弦。

病机：邪犯少阳，太阳表证未解。

治法：和解少阳，兼以解表。方用柴胡桂枝汤。

柴胡桂枝汤在临床上应用较为广泛，凡感冒、胃炎、胰腺炎、胆囊炎、更年期综合征、失眠、三叉神经痛、偏头痛、胸膜炎、带状疱疹、颈椎病、肩周炎、癫痫、抽动秽语综合征、早期肝硬化、过敏性鼻炎、荨麻疹、脂膜炎等，辨证符合本方证病机者，以之加减治疗，多有效验。

【明经指要】

少阳病兼表证与阳明病兼表证治法有别，不可不知。少阳病兼表证，无论是用方药还是用针刺，均是两经病证合而治之，如本证和142、171条；而阳明病兼表证则必须严格遵循先表后里的原则，表证未解，不可治疗阳明病，如170、189条。

小柴胡汤与桂枝汤在《伤寒杂病论》中运用最广，仲景以汤命名之汤证也只有柴胡证与桂枝证，此足见仲景对两方的重视程度。小柴胡汤为和剂之祖，桂枝汤为群方之魁，小柴胡汤和解少阳枢机，调肝胆脾胃，桂枝汤调和营卫，解肌祛风，且能调脾胃而和营血。仲景将两方相和，不仅为后世创合方之典范，也极大地拓展了其应用范围，起到了一加一远大于二的效果。柴胡桂枝汤用于外感，可两解太阳少阳之邪；用于内伤杂症，则可以调肝胆，和脾胃，疏畅气机，和调营血。和解少阳，即可调表里之枢机；和解脾胃，又可调上下之枢机。肝胆脾胃同调，气血阴阳并治，故其治疗范围甚广，临证可用于多种疾病的治疗。

三、大柴胡汤证

【原文】

太陽病，過經[1]十餘日，反二三下之，後四五日，柴胡證仍在者，先與小柴胡。嘔不止，心下急[2]，鬱鬱微煩者，爲未解也，與大柴胡湯，下之則愈。（103）

大柴胡湯方

柴胡半斤　黃芩三兩　芍藥三兩　半夏半升（洗）　生薑五兩（切）　枳實四枚（炙）　大棗十二枚（擘）

上七味，以水一斗二升，煮取六升，去滓，再煎，溫服一升，日三服。一方加大黃二兩。若不加，恐不爲大柴胡湯。

傷寒發熱，汗出不解，心中痞鞕，嘔吐而下利者，大柴胡湯主之。（165）

【词解】

[1]过经：邪离本经，传入他经，谓之过经。

[2]心下急：指胃脘部拘急不舒或疼痛的感觉。

【提要】

论少阳病兼阳明里实的证治。

【解析】

此两条均为少阳病兼阳明里实的证治，虽见证不同，但病机相同，故治用一法，取大柴胡汤和解与泻下并行，少阳与阳明同治。

103条论述了少阳病经误下，形成少阳阳明同病的治法。太阳病已罢，邪传他经，谓之过经。从"柴胡证仍在"来看，知邪气传入少阳。少阳病应治以和解之法，若二三下之，是谓误治，所幸患者正气尚旺，未因误下而造成变证。后四五日，柴胡证仍在，说明正气未伤，邪未内陷，仍在少阳。证不变则治亦不变，故先以小柴胡汤以运转枢机，和解少阳，病即可愈。倘若服小柴胡汤后病证不解，而反加重，由喜呕变为"呕不止"，乃少阳胆热犯胃，加之热壅阳明，胃气上逆所致；由胸胁苦满变为"心下急"，是邪入阳明，胃热结聚，气机阻滞；"郁郁微烦"是少阳气郁，热扰心神。此少阳热聚成实，兼入阳明之证，当见腹满痛、不大便等阳明里实之证。少阳病不解，则不可下，而阳明里实，又不得不下，遂用大柴胡汤和解与通下并行，两解少阳、阳明之邪。

165条论述了少阳病兼阳明里实另一证型及其治法。伤寒发热，自当汗出表解而热已，今汗出热不解，是邪已化热，内传阳明之征；里热壅盛、内迫胃肠、升降失司，故呕吐与下利并见，心中痞硬；呕吐的机理可与103条的呕不止，心下急互参，本条证候表现虽与103条不尽相同，然其少阳郁火炽盛，兼阳明里实的病机则一，故皆用大柴胡汤和解少阳，兼以通下阳明。

【方义】

大柴胡汤为小柴胡汤去人参、炙甘草，加芍药、枳实、大黄而成。方以小柴胡汤和解少阳为主；因病兼阳明里实，故去人参、甘草，免其甘壅助邪；加芍药以和营通络，缓急止痛，且可通泄大便；加枳实、大黄破结下气，通下里实。合之共奏和解少阳、通下里实之功，实为少阳兼阳明里实双解之剂。

宋版《伤寒论》载本方内无大黄，而方后注云："一方加大黄二两，若不加，恐不为大柴胡汤"。考《金匮要略》《肘后方》《备急千金要方》《外台秘要》等，所载本方均有大黄，结合103条"下之则愈"来看，当以有大黄为是。与279、280条参合，则可知有无大黄，当视"胃家实"之轻重而定，故有无大黄均可视作大柴胡汤。

【临证要点】

主症：寒热往来，胸胁苦满，郁郁微烦，呕不止，心下急或痞硬，大便秘结或下利臭秽不爽，伴见小便色黄，舌红苔黄少津，脉弦数。

病机：少阳枢机不利，阳明腑实结聚。

治法：和解少阳，通下里实。方用大柴胡汤。

本方临证常用于胆囊炎、胆石症、急性胰腺炎、脂肪肝、高脂血症、高血压、急性细菌性痢疾、粘连性肠梗阻、带状疱疹、痤疮、糖尿病肾病、急性肾盂肾炎、痛风性关节炎、急性乳腺炎、急性盆腔炎、失眠、阳痿等，中医辨证属于肝胆胃肠不和，气血凝结不利，气火交郁者。

【明经指要】

165条症状表现为心中痞硬、呕吐、下利等，与痞证中的生姜泻心汤证、甘草泻心汤证、桂枝人参汤证等表现相似，应予以鉴别。本证属少阳郁热兼阳明腑实证，心下痞硬是因少阳枢机不利，气机痞塞所致，常伴往来寒热，或发热，心下急，大便秘结或下利等，治以和解少阳，兼通下里实之法；生姜泻心汤证、甘草泻心汤证，是中焦寒热错杂，脾胃受损，升降失调所致，常伴见肠鸣，干噫食臭，谷不化，因此治以寒热并用，辛开苦降、攻补兼施之法；至于桂枝人参汤证，是太阴虚寒，脾失健运，浊阴上逆，兼太阳风寒不解证，属太阳太阴表里皆寒，以下利稀溏，兼发热恶寒，故治以扶正为主，兼以解表，其下利证属虚寒，与本证截然相反。

从大柴胡汤看，少阳之治则有常有变。少阳为半表半里，设有汗、吐、下三禁，只宜和解之法，此是针对少阳本证而言，为其常。而今病属少阳兼阳明里实，用大柴胡汤，既和少阳，又下阳明，此是针对少阳兼证而设，此为和而兼下法，此为其变。而柴胡桂枝汤则属和而兼汗法。由此可知，少阳本证有禁汗禁下之常，又有病机兼夹时可兼汗兼下之变。

四、柴胡加芒硝汤证

【原文】

伤寒，十三日不解，胸胁满而呕，日晡所发潮热，已而微利，此本柴胡证，下之以不得利，今反利者，知医以丸药下之，此非其治也。潮热者，实也，先宜服小柴胡汤以解外，后以柴胡加

芒消湯主之。（104）

柴胡加芒消湯方

柴胡二兩十六銖　黄芩一兩　人参一兩　甘草一兩（炙）　生薑一兩（切）　半夏二十銖

本云五枚（洗）大棗四枚（擘）　芒消二兩

上八味，以水四升，煮取二升，去滓，内芒消，更煮微沸，分温再服，不解更作。

臣億等謹按，《金匱玉函》方中無芒消。別一方云，以水七升，下芒消二合，大黄四兩，桑螵蛸五枚，煮取一升半，服五合，微下即愈。本云柴胡再服，以解其外，餘二升加芒消、大黄、桑螵蛸也。

【提要】

论少阳病兼阳明里实误下后的证治。

【解析】

本条夹叙夹议，叙论并行，可分三段理解。自"伤寒十三日不解"至"已而微利"为第一段，论述了误治前的病情。伤寒十三日不解，说明邪气有向里传变之势。传变与否，当据证而定。今见胸胁满而呕，知邪传少阳，枢机不利，胆热犯胃；日晡所发潮热，知邪入阳明，燥热结实，当见大便燥结难下。证属少阳兼阳明里实，应以和解兼通下之法，用大柴胡汤自可两解而愈。今反见下利，是与病情发展趋势不符，须探究其原委。

自"此本柴胡证"至"此非其治也"为第二段，论述了下利的原因。本证为少阳兼阳明里实，原本大柴胡汤证，故曰："此本柴胡证。"然以大柴胡汤和解少阳，攻下里实，不应出现下利，故曰："下之以不得利。"今反下利者，是前医辨证不明，误用丸药攻下所致。丸药性缓力轻，但作用持久，今以丸药攻下，不仅不能荡涤肠胃燥实，泻下之性反留中不去而致微利，故虽下利而潮热不除。

自"潮热者"至"柴胡加芒硝汤主之"为第三段，论述了误治后的处理之法。此证虽经误下，但潮热未罢，病证未除，仍为少阳兼阳明里实之证。但毕竟误下微利，正气已伤，故先以小柴胡汤和解少阳，冀枢机运转而上焦得通，津液得下，胃气因和，阳明得解。若阳明燥热较甚，病证不愈，再以柴胡加芒硝汤于和解中兼泻下燥热。

【方义】

柴胡加芒硝汤即小柴胡汤加芒硝。取小柴胡汤和解少阳，运转枢机；芒硝泄下燥热，软坚通便，合奏和解泄热之功。从本方剂量来看，小柴胡汤仅用原剂量的1/3，加芒硝2两，为和解泄热之轻剂。

【临证要点】

主症：胸胁满而呕，日晡所发潮热，伴有下后微利。

病机：邪犯少阳，兼阳明里实，燥热较甚，正气偏虚。

治法：和解少阳，泄热去实。方用柴胡加芒硝汤。

本方临证可以用于小柴胡汤证兼见阳明里热，正气较虚而里实不甚者。

【明经指要】

本证与大柴胡汤证同属少阳兼阳明里实证，区别在于：本证阳明里实较轻而有正气受伤，故方中保留了小柴胡汤中人参、炙甘草，但加一味芒硝去里实；大柴胡汤证则是阳明里实较重而正气未伤，故方用小柴胡汤去人参、炙甘草以免助邪留寇，加大黄、枳实、芍药通下里实。

五、柴胡桂枝干姜汤证

【原文】

傷寒五六日，已發汗而復下之，胸脇滿微結，小便不利，渴而不嘔，但頭汗出，往來寒熱，心煩者，此爲未解也，柴胡桂枝乾薑湯主之。（147）

柴胡桂枝乾薑湯方

柴胡半斤　桂枝三兩（去皮）　乾薑二兩　栝樓根四兩　黄芩三兩　牡蠣二兩（熬）　甘草二兩（炙）

上七味，以水一斗二升，煮取六升，去滓，再煎取三升，溫服一升，日三服。初服微煩，復服汗出便愈。

【提要】

论少阳病兼水饮内结的证治。

【解析】

伤寒五六日，已用过发汗及下法，病不解而出现胸胁满、往来寒热、心烦等症，知邪已传入少阳。少阳包括手足少阳两经及胆与三焦两腑，邪犯少阳，正邪相争，互有胜负，故往来寒热；胆火内郁，上扰于心，故心烦；三焦决渎失职，水道不调，则小便不利；枢机不利，经气郁滞，加之水饮内停，故胸胁满微结；三焦气化失司，津不上承，加之胆火灼津，则口渴；邪在胸胁而胃气尚和，故不呕；少阳郁热为水饮所遏，不能外达而上蒸，故但头汗出。值得注意的是，胸胁满微结，寓有水饮内结之意，与胸胁苦满不尽相同。本证为少阳胆及三焦俱病，以柴胡桂枝干姜汤于和解少阳、疏达三焦中兼以温化水饮。

【方义】

柴胡桂枝干姜汤即小柴胡汤去半夏、人参、生姜、大枣，加桂枝、干姜、栝楼根、牡蛎而成。柴胡、黄芩合用，清解少阳郁热；因渴而不呕，故去半夏、生姜之温燥；因水饮内结，故去人参、大枣之壅滞；加栝楼根、牡蛎逐饮开结；加桂枝、干姜通阳散寒，温化水饮；甘草调和诸药。本方寒温并用，攻补兼施，既可和解枢机，又可温化水饮。初服邪正相争，故微烦。复服气机宣通，表里皆和，则周身汗出而愈。

【临证要点】

主症：往来寒热，心烦，胸胁满微结，小便不利，渴而不呕，但头汗出。

病机：少阳枢机不利，水饮内结。

治法：和解少阳，温化水饮。方用柴胡桂枝干姜汤。

柴胡桂枝干姜汤主要用于胃炎、乙肝、肝硬化、慢性胆囊炎、糖尿病、肺心病、乳腺增生、鼻窦炎、慢性结肠炎、甲状腺功能减退、心律失常、间质性肺炎、室性早搏、前列腺炎、口腔炎、输尿管结石等，病机属少阳枢机不利，三焦失职，水饮内停，或是肝胆有热而脾胃有寒者，用之加减治疗，多能取效。

【明经指要】

少阳主手足少阳两经、胆与三焦两腑，少阳枢机不利，胆火内郁，还可导致三焦决渎失职，以致津液不布，停为水饮。本证提示少阳病不仅有枢机不利，胆火内郁的病机，少阳三焦不利，水饮内停也是其病机变化的一种。只有明确了少阳郁火与水停两种病机变化，方能全面掌握少阳病的病机特点。

六、柴胡加龙骨牡蛎汤证

【原文】

伤寒八九日，下之，胸满烦惊，小便不利，讝语，一身尽重，不可转侧者，柴胡加龍骨牡蠣湯主之。（107）

柴胡加龍骨牡蠣湯方

柴胡四兩　龍骨　黃芩　生薑（切）　鉛丹　人參　桂枝（去皮）　茯苓各一兩半　半夏二合半（洗）　大黃二兩　牡蠣一兩半（熬）　大棗六枚（擘）

上十二味，以水八升，煮取四升，内大黃，切如碁子[1]，更煮一兩沸，去滓，温服一升。本云柴胡湯今加龍骨等。

【词解】

[1] 碁（qí 其）子：碁，同棋。碁子，即六博游戏的博棋子。

【提要】

论少阳邪气弥漫，烦惊谵语的证治。

【解析】

伤寒八九日，误用下法，正气受损，邪气乘虚内陷，形成邪气弥漫，虚实夹杂，表里俱病的复杂局面。邪入少阳，枢机不利，故胸满；胆火上炎，胃热上蒸，心神被扰，轻则心烦，重则谵语；误下心气受损，加之邪热内扰，故惊惕不安；三焦不利，决渎失职，故小便不利；阳气内郁，不得通达，经气壅滞，故一身尽重，不可转侧。本证虽病情复杂，但其病机仍以少阳枢机失运，三焦不畅为主，故以柴胡加龙骨牡蛎汤和解少阳，通阳泄热，重镇安神。

【方义】

柴胡加龙骨牡蛎汤是由小柴胡汤去甘草，加龙骨、牡蛎、桂枝、茯苓、铅丹、大黄而成。方以小柴胡汤和解少阳，转运枢机，畅达三焦为主；加桂枝通阳，茯苓利水、安神，苓桂相伍又能温阳化气利水；加大黄泄热和胃；加龙骨、牡蛎、铅丹重镇安神；去甘草，以免甘缓留邪。本方寒温同用，攻补兼施，安内解外，使表里错杂之邪，得以解除。

方中铅丹有毒，用之宜慎，以少量暂服为妥。临证时或可以生铁落、磁石等品代用为宜。

【临证要点】

主症：胸胁苦满，心烦，心悸，惊惕不安，谵语，小便不利，一身尽重，不可转侧。

病机：邪犯少阳，弥漫三焦，表里俱病，虚实互见。

治法：和解少阳，通阳泄热，重镇安神。方用柴胡加龙骨牡蛎汤。

柴胡加龙骨牡蛎汤临床应用广泛，特别对于精神、神经方面的疾病，尤有效验，如抑郁症、焦虑症、精神分裂症、惊恐障碍、自主神经功能紊乱、小儿抽动症、失眠、癫痫、心脏神经官能症、消化性溃疡、甲状腺功能亢进、经断前后诸症、遗精、高血压、偏头痛、慢性疲劳综合征等，具有肝胆热郁病机者。

【明经指要】

本证病机复杂，证候多端，历代医家见解不一。学习或临证时应该抓住本证的两个特点，即以烦、惊、谵语等神志症状为主要表现，以少阳热郁为主要病机。

七、黄芩汤证与黄芩加半夏生姜汤证

【原文】

太陽與少陽合病，自下利者，與黃芩湯；若嘔者，黃芩加半夏生薑湯主之。（172）

黃芩湯方

黃芩三兩　芍藥二兩　甘草二兩（炙）　大棗十二枚（擘）

上四味，以水一斗，煮取三升，去滓，溫服一升，日再夜一服。

黃芩加半夏生薑湯方

黃芩三兩　芍藥二兩　甘草二兩（炙）　大棗十二枚（擘）　半夏半升（洗）　生薑一兩半，一方三兩（切）

上六味，以水一斗，煮取三升，去滓，溫服一升，日再夜一服。

【提要】

论少阳郁热内迫阳明下利或呕的证治。

【解析】

条文冠以"太阳与少阳合病"，但观其证候与方药，却病无太阳之证，方无太阳之药，病机的重点实在少阳。此证属少阳邪热内迫大肠，大肠传导失职之下利。其下利多因少阳热郁，疏泄不利而呈现黏腻臭秽不爽，里急后重等特点，可伴有腹痛、肛门灼热、口苦、脉弦数等脉症。治以黄芩汤清泻少阳郁热，坚阴止利。若少阳邪热内迫于胃，胃失和降，则见呕吐，可于黄芩汤中加半夏、生姜以和胃降逆止呕。

【方义】

黄芩汤药仅四味，方中黄芩苦寒，清泻少阳郁热，治肠澼下利；芍药酸苦微寒，坚阴止利，并于土中伐木而缓急止痛；甘草、大枣益气和中，厚土以御木。本方是治疗热利的祖方，《伤寒论》所论下利，包括后世泄泻和痢疾两种病证。本方既可治疗泄泻，尤能治疗痢疾。清·汪昂称本方"为万世治痢之祖"。金·张洁古根据"行血则便脓自愈，调气则后重自除"的理论，以本方去大枣，加木香、槟榔、肉桂、当归、黄连、大黄等，更名芍药汤，成为后世治疗痢疾的常用方。黄芩加半夏生姜汤，是在黄芩汤的基础上加半夏、生姜而成，于清热止利中，增降逆止呕之功。观黄芩加半夏生姜汤药物组成，为黄芩、芍药、半夏、生姜、大枣、甘草，实为小柴胡汤去柴胡、人参加芍药而成，本方乃小柴胡汤加减变法之一。小柴胡汤用柴胡，其意在解少阳在经之邪；黄芩汤及黄芩加半夏生姜汤去柴胡而留黄芩，其意在泄少阳在腑之热。

【临证要点】

主症：下利灼肛，或下利黏腻而不爽，有热臭气，甚则里急后重，腹痛，或见呕吐，伴发热，口苦，小便短赤，脉弦数。

病机：少阳邪热内迫阳明，胃肠升降功能失职。

治法：清热止利，或兼和胃降逆。方用黄芩汤，或黄芩加半夏生姜汤。

黄芩汤、黄芩加半夏生姜汤主要用治细菌性痢疾、阿米巴痢疾、小儿秋季腹泻、慢性结肠炎、肺炎、传染性单核细胞增多症、妊娠恶阻、带状疱疹、痤疮、鼻窦炎等，病机与本证相符者。

【明经指要】

论中言合病下利的条文有三条，32条太阳与阳明合病的下利，是太阳表邪内迫大肠所致，病机偏重于太阳，故以葛根汤发汗解表，升阳止利；256条阳明少阳合病之下利，是属热结旁流，病机偏重于阳明，故用大承气汤荡涤燥实而止利，是通因通用之法；而本条太阳与少阳合病之下利，实为少阳邪热内迫阳明所致，当属少阳与阳明合病，病机偏重于少阳，故以黄芩汤清热止利。

本方与葛根芩连汤均有苦寒坚阴清热之功，但本方中用芍药以柔肝敛阴和营，葛根芩连汤则用葛根以解表升阳。证属实热泄利兼表证者，以葛根芩连汤清热止利，表里双解；热利无表证者，则用本方治疗。

八、太阳少阳并病刺法

【原文】

太陽與少陽併病，頭項强痛，或眩冒，時如結胸，心下痞鞕者，當刺大椎第一間[1]、肺俞[2]、肝俞[3]，慎不可發汗。發汗則譫語、脉弦。五日譫語不止，當刺期門[4]。（142）

太陽少陽併病，心下鞕，頸項强而眩者，當刺大椎、肺俞、肝俞，慎勿下之。（171）

太陽少陽併病，而反下之，成結胸，心下鞕，下利不止，水漿不下，其人心煩。（150）

【词解】

[1]大椎第一间：督脉大椎穴。在第七颈椎和第一胸椎棘突之间。第一间为大椎的互词。

[2]肺俞：足太阳膀胱经穴，在第三、四胸椎棘突间，中线外旁开一寸五分处。

[3]肝俞：足太阳膀胱经穴，在第九、十胸椎棘突间，中线处旁开一寸五分处。

[4]期门：足厥阴肝经募穴，在乳头直下第六、七肋骨之间。

【提要】

论太阳少阳并病的证治及禁忌。

【解析】

上述三条论述了太阳少阳并病偏重于经脉的证候、治法及治禁。142条言太阳与少阳并病，是太阳经邪不解，又并入少阳之意。邪在太阳，经气不利，故头项强痛；邪犯少阳，循经上扰，则头目眩晕；邪郁少阳，经气壅滞，则心下痞硬，因经气郁结较甚，故时如结胸之状，但不同于结胸证硬满疼痛之甚，无休止之时。证属太少并病而病机偏重于经脉，故治疗以针刺为主，因其势而利导之，随其实而宣泄之。从选穴来看，大椎隶属于督脉，为六阳之会，刺之能发越邪热；肺外合皮毛，刺肺俞可解太阳之邪；肝胆互为表里，刺肝俞则可泄少阳之邪。合之则太少邪气得宣，经气畅达而愈。治法选穴与证候悉相合拍。因证属太少并病，自不可随意发汗，误汗则木火愈炽，扰及心神而发谵语。谵语与脉弦并见，提示此谵语之关键仍偏于少阳之火热，故刺期门穴以泄热安神。

171条与142条所述证候大致相同，同为太阳少阳并病，病机的重点都在于经气不利，故治疗都采取了针刺之法。但前者云慎勿下之，后者云不可发汗，说明太阳少阳并病，汗下皆非所宜。

150条论述了太阳少阳并病误用下法引起的变证。太少并病，汗下在所当禁，前两条已有明训。若下之，少阳邪热内陷与体内有形之痰水相结，成为结胸，而见心下硬满疼痛，心烦等症；同时误下亦可损伤脾胃，脾虚气陷则下利不止，胃失和降则水浆不入。此系正虚邪实之危候，须及时救治。

【明经指要】

综合少阳全篇，上述三条，可以从以下两个方面深入了解：其一，太阳少阳并病，临床同时表现出太阳少阳症候，第142、171条使用针刺方法治疗，以其症重在经脉；第146条临床也同时表现出太阳少阳症候，用柴胡桂枝汤治疗，以其证兼经腑。由是可知，若临床表现同时出现太阳少阳经腑症候，当可采用针、药并治之法。其二，太阳少阳并病治疗，可太少同治，而禁汗、下。若误治则易致邪气内陷，下陷之邪若与痰水相结，可成结胸实证；同时脾胃受损，若出现脾胃之气行将败绝之症，治疗攻实邪则伤正，扶脾胃则恋邪，攻补两难，易成危候，故当谨慎。

第五节　少阳病传变与预后

【原文】

傷寒六七日，無大熱，其人躁煩者，此爲陽去入陰[1]故也。（269）

【词解】

[1]阳去入阴：即去表入里之意。

【提要】

辨伤寒表病入里之证。

【解析】

伤寒六七日，病程较长，邪无外解向愈之机，则有向内传变之势。太阳主表，阳明主里，少阳为表里之枢机。如果少阳枢机不利，无法抗邪外出，邪气就通过少阳而内传。但是否发生传变以及传入何经，应以脉症为凭。

今无大热，是指表无大热，即发热恶寒、头痛、脉浮等表证已不存在，故本条"阳去"当理解为病离太阳之表。"入阴"指表无大热，躁烦，病邪已传入里。若邪入阳明，阳热亢盛，扰及心神，便可见躁烦，除本症外，还当见不恶寒，反恶热，口渴汗出，腹胀便秘，脉沉实有力等；若邪入阴经，阳衰阴盛，虚阳浮越，亦可见躁烦，但应当伴有吐利、肢厥、脉微等。总之，不论内传阳明还是邪陷三阴，均是表病入里，阳去入阴。

【原文】

傷寒三日，三陽爲盡，三陰當受邪，其人反能食而不嘔，此爲三陰不受邪也。（270）

【提要】

辨伤寒不传三阴之证。

【解析】

《素问·热论》的传经理论是以日数为凭，所谓"一日太阳，二日阳明，三日少阳，四日太阴，五日少阴，六日厥阴"，这只是大致趋势。对此，仲景指出病情是否发生传变，应以脉症为凭，不能拘泥于日数，详见原文第4、5条。本条又进一步强调了这一问题，伤寒三日，是指外感病过了三天，若按《黄帝内经》理论，三阳为尽，三阴当受邪，但是否发生传经，绝不可以日数为凭，而应以脉症为据，如果病人表现为能食不呕，不见太阴病之"腹满而吐"（273条），少阴病之"欲吐不吐"（282条），厥阴病之"饥而不欲食，食则吐蛔"（326条）等症，说明正气相对较旺，胃气尚和，疾病没有发生传变，故曰："此为三阴不受邪也。"本条总的精神是再次强调疾病是否发生传变，应以脉症为凭，不能拘于日数之说。

【原文】

傷寒三日，少陽脈小者，欲已也。（271）

【提要】

辨少阳病欲愈的脉象。

【解析】

邪入少阳，其脉多弦，乃胆火较盛所致。今少阳病已过数日，脉象由弦变为小者，说明少阳之邪渐退，其病欲愈。此脉小是脉象渐趋和平，除脉象外，其症状亦必逐渐减轻，故《素问·脉要精微论》云："大则病进。"反之，若脉小而症状加剧，出现肢冷吐利等证，则是邪胜正衰，病邪有内陷之势，不可与本条同论。

可见，少阳病的预后大体上有三种：一是痊愈，即治法得当或正气来复，表解里和，邪气得退。二是传经，即由于失治或误治导致邪气内传，或内传阳明，或邪陷三阴。三是变证丛生，即由于正虚邪盛或治疗不当，导致病机发生变化，少阳胆火与各种病理产物相结合而产生结胸、痞证、吐、泻、惊悸等证候。

第六节　少阳病欲解时

【原文】

少陽病欲解時，從寅至辰上[1]。（272）

【词解】

[1]从寅至辰上：指寅、卯、辰三个时辰。即从3时至9时。

【提要】

论少阳病欲解的时间。

【解析】

少阳属木，其气通于春，春建于寅，是阳气生发之始。从一日来看，子时为阴极之时，阴极之后，寅、卯、辰时为阳气生发之际，值此三时，少阳气旺，得自然界阳气之助，抗邪有力，故其病易解。但欲解时并不等于其病必解，临证时应趁这有利之机，及时施治，和解少阳，扶正祛邪，以加速疾病向愈。

附：热入血室证

【原文】

婦人中風，發熱惡寒，經水適來，得之七八日，熱除而脉遲身涼。胸脇下滿，如結胸狀，讝語者，此爲熱入血室[1]也，當刺期門，隨其實而取之。（143）

【词解】

[1]血室：胞宫，即子宫。

【提要】

论热入血室，胸胁下满谵语的针刺治法。

【解析】

妇人中风，发热恶寒是表证。证属外感，而适逢经水来潮，血室空虚，则表邪易乘虚化热内陷。热邪深入血室，与血相搏形成本证，故称热入血室。因表证已罢，故外热去而身凉。热与瘀血结于血室，脉道阻滞不利，故脉迟。肝之经脉循于两胁，肝为藏血之脏，今因血室郁滞，必致肝脉受阻，气血流行不利，故胸胁下满，如结胸状。血热上扰，神明不安，故发谵语。此皆热入血室所致，肝主藏血，故刺肝经之募穴期门，以泄血分之实热，使热去瘀解而病愈。

【原文】

婦人中風，七八日續得寒熱，發作有時，經水適斷者，此爲熱入血室，其血必結，故使如瘧

狀，發作有時，小柴胡湯主之。（144）

【提要】

论热入血室寒热如疟的证治。

【解析】

妇人中风，初起当有发热恶寒等表证。以其得病之初，适值经期，抗邪力弱，邪热陷入血室，与血相结，而经水适断。因血室瘀阻，气血不畅，故延及七八日后，续有寒热。此时之寒热，与初发之寒热属太阳表证不同，盖太阳之寒热，终日如是，无间歇之时，而热入血室之寒热，如发作有时疟状。

妇人感受外邪，经水适断，热入血室，与瘀血相搏，当有谵语及胸胁或少腹满等证。血室瘀阻，气血流行不畅，肝失疏泄，少阳不和，正邪纷争，故寒热发作有时。本证治法当因势利导，主用小柴胡汤以和解枢机、扶正祛邪，邪去则寒热自止，血结可散。

【原文】

婦人傷寒，發熱，經水適來，晝日明了，暮則讝語，如見鬼狀者，此爲熱入血室。無犯胃氣及上二焦[1]，必自愈。（145）

【词解】

[1]上二焦：合指上焦与中焦。

【提要】

论热入血室的证治与禁例。

【解析】

上两条言妇人中风，此条复言"妇人伤寒"，以明无论中风，抑或伤寒，一旦恰逢经水适来适断，均有表邪化热乘虚内陷，形成热入血室证之可能。

妇人伤寒发热，适值月经来潮，邪热乘机内陷血室，与血相结，此为热入血室。病在血分不在气分，气属阳，血属阴，阳气昼行于阳，夜行于阴，血分之热与夜行于阴之阳相合，邪热增剧而扰乱心神，故患者白天神志清楚，夜暮则神志昏糊，谵语妄言。

本证因血热上扰所致，与阳明腑实证不同，故不可用下法伤其胃气；又因其病不在上中二焦，亦不可妄用汗、吐等法。所谓"必自愈"，与桃核承气证"血自下，下者愈"的用意略同，说明瘀血尚有出路，邪有外泄之机，病可自愈。若经血已止而病仍在，则可参考前面两条原文，斟酌运用针刺期门，或用小柴胡汤加减。

【明经指要】

上述三条原文所论之热入血室证，皆属妇人之病，总由妇女经期感受外邪，以致邪热乘虚内陷，与血相结所致。其临床证候有三个特点：一是多由外感引起；二是与经水时来时断有关；三是多见神志症状。热入血室证可分为须治与自愈两种，须治者又可分为针刺治疗与药物治疗。143条为热随血陷，肝脉受阻，神明不安，当针刺期门以泄肝胆之热；144条为血因热结，少阳不和，正邪纷争，当以小柴胡汤和解祛邪；145条为热随血泄，邪有出路，故病可自愈。

扫一扫，查阅本章数字资源，含PPT、音视频、图片等

第一节 概 说

太阴病是三阴病的初始阶段。病入太阴，以脾阳虚弱、寒湿阻滞为主要病机，其性质为里、虚、寒证。

太阴包括手、足太阴二经和肺、脾二脏。但太阴篇主要论述的是足太阴脾的病变，手太阴肺的病证大多于太阳病篇论及。足太阴脾经起于足大趾内侧端，上行过内踝，沿下肢内侧前缘上行，入腹，属脾络胃，分支贯膈注心交于手少阴心经。由于经络相互络属，足太阴脾与足阳明胃互为表里。脾胃同居中焦，脾主运化，升清阳，主四肢，胃主受纳，腐熟水谷，二者共同完成饮食水谷的受纳、腐熟、运化、输布过程，而为后天之本。脾胃又为人体气机升降之枢纽，脾主升，以升为健，胃主降，以降为和，脾胃协调，则清阳得升，浊阴得降，水精四布，五脏得荣。脾喜燥恶湿，胃喜润恶燥热，二者燥润相济。太阴脾与少阴肾关系密切。肾司二便，火可暖土，少阴真阳的盛衰影响着太阴脾的运化功能。

若脾胃虚弱，或邪犯太阴，以致中阳不足，运化无力，寒湿内盛，升降失常则形成太阴病。太阴病的成因大致有三种情况：一是六淫邪气（主要是寒湿之邪）直犯中焦，或忧思伤脾，或饮食劳倦所伤，以致脾阳虚弱，运化失职。二是先天禀赋不足，脏气虚弱，脾阳不足而自病；或因脾胃素虚，复被邪气所犯而发病。三是三阳病失治误治，损伤中阳而转为太阴病。

太阴病以"腹满而吐，食不下，自利益甚，时腹自痛"等中焦虚寒证为主要表现，反映了太阴病脾阳虚弱，运化失司，寒湿内盛，升降失常的病机特点，因而作为太阴病的提纲证。太阴病分为本证和兼变证，本证以太阴病提纲证为主要表现，兼变证主要有太阴兼表证、太阴兼腹痛证以及寒湿发黄证等。

太阴病的治疗，仲景提出"当温之"的治疗大法，即太阴病本证治当温中散寒，健脾燥湿，用理中汤（丸）、四逆汤一类方剂。太阴病兼变证中，若兼表证，而里虚不甚，表证为主者，宜调和营卫，用桂枝汤；兼腹痛者宜通阳益脾，活络止痛，用桂枝加芍药汤；大实痛者宜化瘀通络导滞，用桂枝加大黄汤；属于寒湿发黄者则"于寒湿中求之"，即温阳散寒，除湿退黄。

太阴病是三阴病的初始阶段，其仅属中焦脾虚寒湿证，阳虚程度较轻，病变局限，一般预后较好。太阴病的转归主要有三个方面，一是治疗得当或自身阳气恢复，其病得愈。二是太阴病过用温燥，或寒湿郁久化热，阳复太过，可转属阳明。三是太阴病失治误治，阳衰加重，病邪内传入少阴或厥阴，病情恶化。

第二节　太阴病辨证纲要

【原文】

太陰之爲病，腹滿而吐，食不下，自利益甚，時腹自痛。若下之，必胸下結鞕[1]。（273）

【词解】

[1]胸下结硬：胸下即胃脘部，指胃脘部痞结胀硬。

【提要】

太阴病提纲证及误下变证。

【解析】

太阴病以脾阳虚弱，运化失职，寒湿内盛，升降失常为基本病机。脾阳虚弱则失于温煦运化，寒湿内阻，气机壅滞，故见腹部胀满。脾胃为人体气机升降之枢纽，今太阴脾阳虚弱，清阳不升，寒湿下趋则自发泄利；胃气不降，浊阴上逆则呕吐。脾虚不运，纳化失司，则食不下。自利是指自发性下利，非误治所致。"益甚"是指上述脾虚寒湿证，若失于治疗，脾虚不复，中阳虚弱日益加重，其泄利亦必日甚一日，故云："自利益甚。"时腹自痛是太阴虚寒腹痛的特点，乃因中焦阳虚，寒凝气滞，腹失温养所致，常表现为腹痛时作时止，喜温喜按。治疗当温中散寒，健脾燥湿，方用理中汤或丸。若将腹满、腹痛、呕吐、不欲食误认为阳明里实证而误用下法，使中阳更伤，脾胃更弱，运化停滞，水停食阻，寒凝气滞更甚，可导致胸下结硬。

腹满而吐，食不下，自利益甚，时腹自痛，反映了中阳不足，脾胃虚弱，寒湿内盛，升降失常的太阴病本质，为太阴病主症，凡具备此证即可诊断为太阴病，故立为太阴病提纲。

【明经指要】

本条提纲证除列举太阴病的主要见症外，直接点明太阴病的治疗禁忌，以此告诫医者凡太阴病当温运中阳，健脾燥湿，而禁用下法。另此条与131条"病发于阴而反下之，因作痞也"有前后呼应之妙。

阳明与太阴相为表里，皆见腹满疼痛，但两者性质截然不同。阳明主阖，其腹满疼痛，在于大便之不通；太阴主开，其腹满疼痛，则在于大便之下利。此外，太阴虚寒者，满、痛、吐、利可同时发生而且时痛时减，然复如故，吐下后满痛不减反增，余症亦随之加剧；阳明实热者，满痛不减，减不足言，下之则大便得通，满痛即减，余症也随之减轻或解除。

第三节　太阴病本证

【原文】

自利不渴者，屬太陰，以其藏有寒[1]故也，當溫之，宜服四逆輩[2]。（277）

【词解】

[1]有寒：指脾脏虚寒。

[2]四逆辈：辈，作"类"字解。四逆辈，指四逆汤、理中汤一类方剂。

【提要】

太阴病的主症、病机和治则。

【解析】

本条承提纲证进一步补充了太阴虚寒下利的辨证要点、病机和治法方例。自利为太阴病主症之一，乃因脾阳虚弱，运化失职，寒湿内盛，水湿下渗所致。因无热邪，仅是中焦脾胃阳虚，寒湿内停，且下利轻，津未伤，故口不渴。自利不渴不仅可与里热下利之口渴作鉴别，而且亦与少阴病"自利而渴"有别，是太阴寒湿下利的审证要点。此条与太阴病提纲证相参，使太阴病脾虚寒证的临床辨证要点更趋完善。太阴病总的病机为脾脏虚寒，故称"脏有寒"。治疗上仲景提出当温之的大法，即温中散寒，健脾燥湿。文中未言具体方药，而曰"宜服四逆辈"，即四逆汤、理中汤一类的方剂。临证可视病情的虚寒程度，单纯脾胃虚寒者宜理中汤（丸），重者由脾及肾，伴肾阳虚者宜四逆汤。

【临证要点】

主症：自利不渴，腹满而吐，食不下，自利益甚，时腹自痛。

病机：中阳不足，脾胃虚弱，寒湿内盛，升降失常。

治法：温中散寒，健脾燥湿。轻者方用理中汤，重者四逆汤。

【明经指要】

本条很好地体现了仲景辨证论治的精神。"自利不渴"，是言其主症，"属太阴"是言其病位，"脏有寒"是辨证结论，"当温之"是因机立法，"四逆辈"则是依法选方。虽仅仅23字，但内容丰富，层次清楚，言简意赅，理法方药一以贯之。

此外，本条又指出了太阴病里虚寒证治当以"四逆辈"温中散寒，健脾燥湿，仲景为何不明言理中汤，而以"四逆辈"例之？其实本条内涵十分丰富：①说明四逆汤具有补土生火之功效；②说明理中汤也是太阴病的主方；③体现了治中有防的治未病思想；④反映出并病同治的精神；⑤示人以灵活变通之法。

第四节　太阴病兼变证

一、太阴兼表证

【原文】

太陰病，脉浮者，可發汗，宜桂枝湯。（276）

【提要】

论太阴兼表的证治。

【解析】

原文举脉略证，文首冠以太阴病，揭示太阴脾虚寒的本质，其脉当缓弱或沉弱，今脉不沉反浮，当属太阴兼表之证，且太阴里虚不甚，病机向外。此证除脉浮外，当伴发热恶寒、四肢疼痛、便溏或脘腹胀满，食少纳差等症。以桂枝汤治之，既可调脾胃，又可解肌祛风和营卫，从而达到扶正祛邪的目的。本证为素有脾阳不足，复感风寒之邪而患病，故不可用麻黄汤发汗。然对此太阴兼表之表里同病，若里证较重者，应以四逆辈先温其里，后解其表，或用桂枝人参汤温里为主，兼以解表。

【临证要点】

主症：发热恶寒，四肢疼痛，食少纳差，脘腹胀满，便溏，脉浮。

病机：素体脾阳不足伴风邪袭表，营卫不和。

治法：调和营卫，温阳和里。方用桂枝汤。

二、太阴腹痛证

【原文】

本太陽病，醫反下之，因爾腹滿時痛者，屬太陰也，桂枝加芍藥湯主之；大實痛者，桂枝加大黃湯主之。（279）

桂枝加芍藥湯方

桂枝三兩（去皮）芍藥六兩 甘草二兩（炙）大棗十二枚（擘）生薑三兩（切）

上五味，以水七升，煮取三升，去滓，溫分三服。本云桂枝湯，今加芍藥。

桂枝加大黃湯方

桂枝三兩（去皮）大黃二兩 芍藥六兩 生薑三兩（切）甘草二兩（炙）大棗十二枚（擘）

上六味，以水七升，煮取三升，去滓，溫服一升，日三服。

【提要】

论太阳病误下邪陷太阴的证治。

【解析】

279 条言太阳病当用汗法，禁用攻下，今不当下而误下，故曰"反"。误下伤脾，脾伤则太阴经脉气血不和，气机壅滞则腹满；血脉拘急，经络不通则腹痛。因病位在脾，故曰"属太阴也"。本证气滞络瘀程度较轻，故腹痛时轻时重，时作时止，且腹部柔软，喜温喜按。然此虽属太阴，却与太阴病本证不同，彼为脾阳不足，寒湿内盛所致，故除见腹满时痛外，更见食不下、呕吐、下利等，当用理中汤或四逆汤类方治疗；而本证仅见腹满时痛，余症不显，为脾伤气滞络瘀所致，故治以通阳益脾，活络止痛，方用桂枝加芍药汤。"大实痛"是指腹痛剧烈，疼痛拒按，比"腹满时痛"为重，可伴便秘之症，乃脾络瘀滞较甚，不通则痛所致，故在上方基础上加大黄二两，增强化瘀通络导滞之功，名为桂枝加大黄汤。

【方义】

桂枝加芍药汤即桂枝汤倍用芍药而成，虽只有一味药量不同，但其配伍意义和方剂功效却有很大差别。桂枝加芍药汤重用芍药以导药入内，使整个药力在内发生作用，变桂枝汤解外为解内，变和外为和内。方中桂枝配甘草辛甘化阳，通阳益脾；生姜与大枣合用亦能辛甘合化，补脾和胃；重用芍药取其"主邪气腹痛，除血痹"的双重作用，一者与甘草配伍，缓急止痛，再者活血和络，经络通则满痛止。全方具有通阳活络、缓急止痛、建中益气之功，故用于腹满时痛十分恰当。

桂枝加大黄汤即桂枝加芍药汤再加大黄二两而成。加大黄亦有双重作用，其一因气血经络瘀滞较甚，腹满痛较重，故加大黄增强其活血化瘀、通经活络之功；其二因气滞不通，亦可导致大便不行，加大黄能导滞通便，邪气去则络脉和，其病自愈。

【临证要点】

①桂枝加芍药汤证

主症：以腹满时痛为主症，无食不下、呕吐、下利等明显的脾虚寒湿证。

病机：脾伤气滞络瘀。

治法：通阳益脾，活络止痛。方用桂枝加芍药汤。

②桂枝加大黄汤证

主症：在上证基础上腹痛较剧，疼痛拒按或伴便秘。

病机：脾伤气滞络瘀，郁滞较甚。

治法：通阳益脾，活络止痛，化瘀导滞。方用桂枝加大黄汤。

现代临床主要将桂枝加芍药汤、桂枝加大黄汤应用于胃脘痛（包括多种胃病）、慢性肠炎、慢性痢疾、肠结核、肠痉挛、肠麻痹、便秘、肠易激综合征等，证属脾虚邪陷，气滞络瘀或兼里实者。

【原文】

太陰爲病，脉弱，其人續自便利，設當行大黄芍藥者，宜減之，以其人胃氣弱，易動故也。（280）

【提要】

论太阴病脾胃虚弱，当慎用酸苦攻伐之药。

【解析】

280条曰太阴病，脉弱，这是太阴病的主脉，因脾阳虚弱，鼓动无力所致。阳虚日久，脾虚气陷，清阳不升，寒湿下注，可出现下利。此时即使出现络脉不和，气滞络瘀的腹满时痛或大实痛，需用大黄、芍药者，其用量宜轻，否则，必更伤脾胃，致中虚气陷，泄利不止而发生变证，故曰"易动故也"。"宜减之"含有适当减少用量或减去不用之义，必须使用时，应适当配伍培补脾胃之品，以兼顾脾胃虚弱体质。

【明经指要】

本条是强调应根据病人的体质及脉症来增减药量，使方药更适合于病情。针对素体脾胃虚弱之人，不仅栀子、大黄、芍药要少用或慎用，其他苦寒、攻伐、阴柔之品也须注意。《伤寒论》第81条"凡用栀子汤，病人旧微溏者，不可与服之"与本条内容相似，可联系起来理解。其精神在于强调临证治病用药，不仅要遵循辨证论治原则，而且还要注意病人的体质因素，尤其是脾胃状况，做到因人制宜。另外，本条将大黄、芍药并论，再参以《名医别录》："利膀胱大小肠"之说，可知芍药有通便之效。

三、太阴发黄证

【原文】

傷寒發汗已，身目爲黄，所以然者，以寒濕在裏不解故也。以爲不可下也，於寒濕中求之。（259）

【提要】

论太阴寒湿发黄的证治。

【解析】

伤寒过汗，损伤脾阳，使之运化失职，寒湿内生；或阳明实证清、下太过损伤脾胃阳气，或素有寒湿内停，虽发汗，寒湿不去而阳气反伤，以致寒湿中阻，进而影响肝胆疏泄功能，使胆汁不循常道，溢于周身，而致身目为黄。"以寒湿在里不解故也"，点明了本证发黄的病机关键为寒湿中阻。其发黄特点是黄色晦暗如烟熏而无光泽，同时伴有神疲乏力，口不渴或渴喜热饮，食欲不振，脘腹痞满，大便溏薄，舌淡苔白腻，脉沉缓等症。治疗"于寒湿中求之"，即温中散寒，除湿退黄，仲景未出方剂，但根据治疗大法，后世多用茵陈术附汤、茵陈五苓散治之。因本证属太阴脾虚，寒湿中阻，故禁用下法，否则必更伤脾胃阳气，加重病情。

【临证要点】

主症：身目发黄，黄色晦暗，倦怠乏力，畏寒肢冷，口不渴或渴喜热饮，食欲不振，脘腹痞满，大便溏薄，舌淡苔白腻，脉沉缓。

病机：寒湿中阻，脾阳不振，肝胆疏泄失职。

治法：温中散寒，除湿退黄。方用茵陈术附汤、理中汤加茵陈等。

【明经指要】

发黄有阳黄与阴黄之别，二者同属湿邪内蕴之发黄证，临床皆以身黄、目黄、小便不利而黄、食纳差等为主症，均以除湿退黄为治疗大法。但两者证治差异较大。阳黄多由湿热内郁，熏蒸肝胆所致，其症黄色鲜明如橘子色，无汗或但头汗出，发热，心烦，口渴，大便秘结或不畅，小便不利，舌苔黄腻，脉弦滑数。阴黄多由脾胃阳虚，寒湿中阻，土壅木郁所致，其症黄色晦暗，口不渴或渴喜热饮，大便稀溏，舌淡苔白腻，脉沉缓等。治疗上阳黄应清热利湿退黄，方用茵陈蒿汤、栀子柏皮汤等；阴黄应温中散寒，除湿退黄，方用茵陈术附汤、理中汤加茵陈等。而本条只云"以寒湿中求之"，不列方药，亦示人大法不可变而方可随证选用，灵活加减之意。

第五节　太阴病预后

一、太阴中风欲愈候

【原文】

太陰中風，四肢煩疼，陽微陰濇[1]而長者，爲欲愈。（274）

【词解】

[1]阳微阴涩：此处是指脉象，阴阳指脉之浮取沉取。阳微阴涩，即脉浮取微、沉取涩。

【提要】

论太阴中风欲愈的脉症特点。

【解析】

本证多因脾阳素虚，复感风邪所致。因脾主四肢，四肢为诸阳之本，脾阳与风邪相搏，"风淫末疾"，四肢气血运行不畅，故四肢烦疼。此症较轻，经过适当治疗或自身阳气来复可转愈，并可通过脉象测知。太阴外受风邪，应当脉浮，今浮取而微，说明风邪在表而轻微，外邪将解。脉沉取而涩，乃脾虚气弱夹有湿邪，脉行不畅之故。《素问·脉要精微论》："长则气治。"由涩转长，标志着脾阳渐复，气血渐充，邪气将去，因此说："脉阳微阴涩而长者，为欲愈。"

二、太阴阳复自愈证

【原文】

傷寒脉浮而緩，手足自溫[1]者，繫在太陰[2]；太陰當發身黄，若小便自利者，不能發黄；至七八日，雖暴煩下利日十餘行，必自止，以脾家實[3]，腐穢[4]當去故也。（278）

【词解】

[1]手足自温：手足温温发热。

[2]系在太阴：系，联系之意，即病属太阴。

[3]脾家实：实，此指正气充实。脾家实，即脾阳恢复之义。

[4]腐秽：指肠中腐败秽浊之物。

【提要】

辨太阴病的脉证，寒湿发黄及脾阳恢复的转归。

【解析】

本条首先论述了伤寒转属太阴的证候及与太阳中风的区别。伤寒，脉浮而缓，脉缓为太阴主脉之一，兼浮则是感邪所致。虽似太阳中风脉象，但无发热、头痛、汗出等症，而是手足自温，知非太阳病，而是属于太阴病。因脾主四肢，四肢为诸阳之本，太阴为至阴，感受外邪之后，抗邪之力不足，故无明显发热。太阴阳虚不甚，脾阳尚能达于四末，故虽身恶寒，但尚手足自温，这也是与少阴病手足厥逆不同之处。

其次论述了太阴寒湿可能发黄的机理。太阴为湿土之脏，各种原因导致脾阳虚弱，运化失职，寒湿困滞，土壅木郁，影响肝胆疏泄功能，胆汁外溢而身发黄。但湿郁发黄一般伴有小便不利、无汗或但头汗出，若小便自利，则湿有出路，寒湿不能郁阻于内，故不能发黄。可见小便利与不利，是太阴病能否形成发黄的先决条件。

最后论述太阴病阳复向愈的表现及机理。患太阴病七八日，突然发生烦扰不安，继而下利日十余行，此乃脾阳来复，正胜邪去，肠中腐秽随大便而出，是疾病向愈的佳兆，其后下利必自止。然而如何区别突然出现烦扰不安，伴下利日十余行是病情加重还是向愈呢？如果病情加重，则下利不能自止，同时伴有手足不温、神疲畏寒、苔腻不化等症。反之若伴手足温和，食欲转佳，精神慧爽，苔腻渐化，下利自止，则说明脾阳恢复，疾病向愈。

【明经指要】

太阴虚寒证，突然出现"暴烦下利"，有阳复病退和阳衰病进的两种情况，二者的预后转归截然不同，应详细辨别。若虽突然心中烦乱不安，日下利十余行，但泄利渐止，伴全身状况好转，精神慧爽，手足温暖，食欲增加，脉象和缓，是脾阳恢复，正气渐旺，正气驱邪，腐秽外排的佳兆，主病退向愈，预后良好；若下利不止，或下利清谷，伴躁烦不安，神疲畏寒，四肢厥逆，舌苔不退，脉沉微欲绝或无脉，乃太阴阳虚发展至少阴阳衰，阴寒内盛，虚阳躁动，示病进恶化，预后不良。

三、太阴转属阳明证

【原文】

傷寒脉浮而緩，手足自溫者，是爲繫在太陰。太陰者，身當發黃，若小便自利者，不能發黃。至七八日大便鞕者，爲陽明病也。（187）

【提要】

论太阴转出阳明的机转和特征。

【解析】

本条前半段内容与278条同，只是末尾略异，故移至此处，以资鉴别。278条论太阴病至七八日，脾阳来复，下利自止，其病向愈；而本条则是阳复太过，转属阳明。太阴脾与阳明胃同居中焦属土，但脾属阴土主湿，胃属阳土主燥，在生理情况下，二者升降相依，燥湿相济，维持正常的水谷纳化功能。在病理情况下，燥湿可以互化，寒热可以演变，虚实可以转换。本条即属太阴虚寒证过用温燥，阳复太过，化热伤津，由寒变热，由虚转实，由阴出阳，变成阳明病。转为阳明病的主要标志是"大便硬"，当然在此是举一端而略其他，临证时可抓住关键证候，以此类推，一隅三反，方不至误诊误治。凡转为阳明病者，当按阳明病辨证论治。

本条旨在说明太阴病与阳明病的相互转化关系。阳明病的来路除三阳病外，还可由太阴病转属而来，此即"实则阳明，虚则太阴"。

【明经指要】

综合 187、278 两条，可知太阴病有以下三种转归：其一，太阴寒湿内盛，小便不利，寒湿壅滞，可成为寒湿发黄之阴黄证；其二，脾阳恢复，正气渐旺，其病可自愈；其三，过用温燥，脾阳恢复太过，化热伤津，病转阳明。此外，太阴病阳衰阴盛，病情加重还可转属少阴或厥阴，当属第四种转归。

第六节 太阴病欲解时

【原文】

太陰病，欲解時，從亥至丑上[1]。（275）

【词解】

[1] 从亥至丑上：指亥、子、丑三个时辰。即由 21 时至次日 3 时之间。

【提要】

论太阴病欲解的时间。

【解析】

按阴阳消长规律，阴尽则阳生，太阴为至阴之脏，阴极于亥，阳生于子，至丑时阳气渐增。足太阴脾气旺于亥、子、丑时，此时脾气来复，阳气渐旺，正胜邪却，则疾病有欲解之机。治疗太阴病应抓住此有利时机，采用温阳健脾的方法，扶助正气，祛除病邪，促进病体早日康复。

扫一扫，查阅本章数字资源，含PPT、音视频、图片等

第一节 概 说

少阴病是外感病发展过程中的危重阶段。病至少阴，心肾阴阳气血俱虚，以全身性虚寒、虚热或阳郁证为主要特征。其病位在里，病性多属阴、属虚、属寒。

少阴，包括心肾二脏及其所属经脉。足少阴肾经，起于小趾下，斜行足心，循内踝之后，沿下肢内侧后缘上行，贯脊，属肾，络膀胱；直行者，过腹达胸，贯肝入肺，循喉咙，夹舌根；其分支，从肺出，络心。手少阴心经，起于胸中，属心系，下膈，络小肠；其分支，夹食道，连目系。由于经脉络属，少阴与太阳互为表里。

肾为先天之本，主藏精，主水，主生殖发育，为人体阴阳之根，先天真气之所系，元阴元阳之所寓，为水火之宅。心主血脉，主神明，主火，为君主之官。在生理情况下，心火在上，肾水在下，心火下温于肾，使肾水不寒，肾水上奉于心，使心火不亢，所谓心肾相交，水火既济，以维持人体的阴阳动态平衡。若病至少阴，心肾受病，可导致人体阴阳失衡，出现水火不济、心肾不交之证。

少阴病的成因有二：一是他经传来。多由三阳病或太阴病失治、误治，心肾受损，邪传少阴。因太阳与少阴相表里，太阳之邪，尤易内陷少阴，形成表里传经之变，即所谓"实则太阳，虚则少阴"。二是为外邪直中。多因年高体弱，或肾阳素虚，导致外邪直中少阴而发病。

少阴病以"脉微细，但欲寐"为提纲，揭示出邪入少阴，心肾阴阳俱衰，而以肾阳虚衰为主的病理特征。少阴病的分类，根据病性的不同，又分为少阴寒化证、少阴热化证和少阴阳郁证。

少阴寒化证为阳气虚衰，阴寒内盛所致，证见无热恶寒，身蜷而卧，呕吐，下利清谷，脉微细，但欲寐等一派虚寒之象。还可在阳虚阴盛的基础上出现阴盛格阳、阴盛戴阳、阳虚水泛、寒湿凝滞、下焦滑脱等病变。少阴热化证为阴虚火旺，心肾不交所致，证见心烦，不得眠，舌红少苔，脉细数等一派阴虚内热之象。还可出现少阴阴虚、水热互结等证。少阴为三阴之枢，若少阴气机不畅，枢机不利，阳气内郁，则有阳郁致厥之证。少阴病兼变证主要有太少两感证、热盛伤阴证、热移膀胱证、伤津动血证等。此外手少阴心经和足少阴肾经其支脉都上达咽喉，所以当邪郁少阴经脉时可出现咽痛证。

少阴病的治疗，总以扶正为要。少阴病本证寒化证宜回阳救逆，代表方四逆汤；热化证宜育阴清热，代表方黄连阿胶汤；阳郁致厥证，宜调畅气机、透达郁阳，代表方四逆散。其兼变证仍然要本着辨证论治的原则，随证选用麻黄细辛附子汤、大承气汤等。少阴咽痛证以利咽止痛为主要治法。

病至少阴，大多病情危重，不过若能及时采用正确的方法治疗，也可转危为安。但如果失治误治预后多有不良，因此需随时注意病情变化，判断预后吉凶。一般而言，凡阳回阴续者生，阳亡阴竭者死。阳气的存亡，往往是决定预后的关键因素。

第二节　少阴病辨证纲要

一、少阴病提纲

【原文】

少陰之爲病，脉微細，但欲寐[1]也。（281）

【词解】

[1]但欲寐：精神萎靡，呈似睡非睡状态。

【提要】

少阴病辨证提纲。

【解析】

少阴包括心肾两脏，心主血，主神明，属火；肾藏精，内寓真阴真阳，主水。病至少阴，心肾虚衰，阴阳气血俱不足。阳气衰微，鼓动无力，故脉微；阴血不足，脉道不充，则脉细。"阳气者，精则养神，柔则养筋"，阳虚不能养神故精神萎靡，肾虚精气不足则体力疲惫，因此患者呈似睡非睡、闭目倦卧的衰弱状态。脉微细反映阴阳俱虚，但欲寐反映心肾虚衰，以此脉症说明少阴病是以全身性虚衰为病理特征的疾病，具有代表意义，所以作为少阴病的提纲证。

【明经指要】

《伤寒论》六经病提纲证中，唯太阳、少阴两经，脉象症状均有论述，暗含二者须对比研习。陈慎吾曰："少阴病者，全身机能衰退之人感受风寒之证也。凡邪之中人，其人素壮实者则发为太阳，素虚弱者则发为少阴。"本条"脉微细，但欲寐"所提示的恰是一种体质虚弱与正气不足的状态，与太阳病的发病恰恰属于虚实之分。此外，少阴病提纲中虽未言下利、恶寒、手足厥冷等具体症状，但却进一步突出了体质在少阴病发病上的重要意义。

但欲寐是正气衰竭，病情危重的标志，类似于现代医学中的嗜睡、意识淡漠等精神衰竭之象，其相似证候为嗜卧、多眠睡，当须鉴别。如37条之嗜卧乃邪气已去，正气未充，必安然静卧，脉静身和而无所苦；231条阳明中风之嗜卧乃三阳合病，热盛神昏，必伴有脉弦浮大，短气，腹满而喘，胁下及心痛，鼻干不得汗，一身及目悉黄等邪热弥漫之症；第6条风温之多眠睡乃温热之邪充斥内外，神明被扰之昏睡，必伴有脉阴阳俱浮，自汗出，身重，鼻息必鼾，语言难出等热邪炽盛之症。而本病则是阴阳俱虚，神明失养，多伴以脉微细及正气衰竭之虚候，仔细辨识，不难分别。

二、少阴寒化证辨证要点

【原文】

少陰病，欲吐不吐[1]，心煩，但欲寐。五六日自利而渴者，屬少陰也，虚故引水自救，若小便色白[2]者，少陰病形悉具，小便白者，以下焦虚有寒，不能制水，故令色白也。（282）

【词解】

[1]欲吐不吐：想吐而又无物吐出。

［2］小便色白：小便色清不黄。

【提要】

少阴寒化证的病机及辨证要点。

【解析】

少阴寒化证，为心肾阳气虚衰所致。肾阳为一身之元阳，肾阳虚衰常致脾胃阳虚，升降失常，胃气不降，浊阴上逆则欲吐，复因胃腑空虚，故又无物吐出；阴盛于下，虚阳上扰则心烦；阳虚不能养神而致但欲寐。至此少阴阳虚之证已初见端倪，此时当早与温阳之剂救治。若失治迁延，至五六日，邪入更深，肾阳虚更甚，不能温化脾土，脾气不升，寒湿下注，则自利，阳虚不能蒸化津液，津不布达而口渴。根据以上症状初步可判定"属少阴"。"虚故引水自救"是对口渴机理的补充说明，但口渴一症，有寒热之别，因而提出"小便色白"作为少阴阳虚寒盛之辨证依据。小便色白是由于下焦肾阳虚衰，不能温化水液之故。至此，欲吐不吐、心烦、但欲寐、自利而渴、小便色白，少阴阳衰阴盛之外症迭见，故仲景云："少阴病形悉具"。

虚寒性下利大多没有"口渴"一症，本条提出"自利而渴"，属少阴，其意在于揭示少阴下利的特殊性。少阴为病阴本不足，故其下利多伴口渴。而太阴为病，大多"自利不渴"，即提示医者，这也正是少阴下利与太阴下利的鉴别要点之一。小便的辨证在《伤寒论》中具有特殊的辨证价值。本条"小便色白"与小便清长是有区别的。小便清长，包括小便颜色清亮，也包括量的多少及排出的顺畅与否。而原文的"小便色白"似乎只包括颜色，而不涉及量及排出情况。原文"虚故饮水自救"明显强调，少阴病下利会造成津液的损伤，津液不足导致小便排出量的减少，应该明确区分。《素问·至真要大论》云："诸病水液，澄澈清冷，皆属于寒。"而本条所论"小便白者"专指虚寒，即"以下焦虚有寒"，"不能制水"也不宜理解为小便量多或小便清长。本条原文所指应是下利较重，导致小便量少而色清。

【明经指要】

本条对少阴虚寒证的辨证，具有重要价值。既以欲吐不吐，心烦但欲寐，自利而渴，小便色白点出少阴寒化证的辨证要点；又以下焦虚有寒阐明少阴寒化证之病机；更以欲吐不吐与腹满而吐，自利而渴与自利不渴相互对比，辨少阴虚寒下利与及太阴虚寒下利；以心烦但欲寐与心烦不得卧相比较，而辨少阴寒化与少阴热化；以自利而渴小便白与自利而渴小便赤，辨少阴寒利与厥阴热利。因此，本条不仅对临床辨证具有极重要的指导意义，而且也为后人树立了辨证论治的典范。

【原文】

病人脉陰陽俱緊，反汗出者，亡陽也，此屬少陰，法當咽痛而復吐利。（283）

【提要】

少阴病阴盛亡阳的脉症。

【解析】

"脉阴阳俱紧"之阴阳是指尺寸而言，本证是言寸关尺三部脉俱紧，颇似太阳伤寒证主脉，但文中未言头痛、发热等表证，而言"此属少阴"，故知脉阴阳俱紧当是沉紧，为阳虚寒盛之故。寒盛不应有汗，今见汗出，故曰："反。"此乃少阴阴寒太盛，虚阳外亡之象，故曰："亡阳也。"因少阴之脉循喉咙，虚阳循经上扰，结于咽部，故咽痛。然此咽痛应是不红不肿而微痛，与实热咽痛截然不同。肾阳虚衰，中焦失于温煦，脾胃升降失常，寒湿下注则下利，浊阴上逆则呕吐。本证虽未提出治法，但已见亡阳之变，急当回阳救逆，应以四逆汤一类方剂为治。

三、少阴病治禁

【原文】

少陰病，脉細沉數，病爲在裏，不可發汗。（285）

【提要】

少阴里证禁用汗法。

【解析】

少阴病脉细沉数为少阴热化证的典型脉象，沉主里，细数为阴虚内热，故云："病为在里。"里证不可发汗，更何况阴虚内热之证，若发汗可致阴血更虚，内热更盛，而致变证丛生。本条虽未明确言及少阴阳虚脉象，但细沉已隐含着微细，况且阳虚危重者也每可见沉细数之脉，由此提示少阴阳虚寒化证也禁用汗法。

【原文】

少陰病，脉微，不可發汗，亡陽故也；陽已虚，尺脉弱濇者，復不可下之。（286）

【提要】

少阴病阴阳两虚禁用汗、下法。

【解析】

本条承接上条，仍以脉象提示禁忌。少阴病，脉微为肾阳虚弱，阳气亡失，不可发汗，发汗可致阳气外泄，险象环生。在阳气已虚的情况下，复见尺脉弱涩，则阴血亦虚，此时不但不可发汗，也不可攻下，若误用攻下则可导致阴阳双竭。此条仅言阳虚禁汗，阴阳两虚禁下，并非意味着阳虚可下、阴阳两虚可汗，实乃互文见义，暗含阳虚亦禁下，阴阳两虚亦禁汗之旨。应知汗、下均为攻邪之法，无论阳虚、阴虚、阴阳两虚，乃至所有虚证，均不可贸然使用。

【明经指要】

此两条连论少阴不可犯"虚虚"之戒，嘱咐告诫之意明显，不可不慎。少阴虚寒证以回阳为急务，以扶正为大法，故汗、吐、下法皆在禁例。285条脉细沉数，按之无力者为阳虚，故当禁汗；若沉细数而按之稍有力者，亦为虚热之象，仍不可发汗。286条指出阳虚脉微，或阴血少而尺脉涩者，既不可下，亦不可汗。其根本的宗旨是少阴病属虚，禁用攻伐之法。

第三节　少阴病本证

一、少阴寒化证

（一）四逆汤证

【原文】

少陰病，脉沉者，急溫之，宜四逆湯。（323）

四逆湯方

甘草二兩（炙）　乾薑一兩半　附子一枚（生用，去皮，破八片）

上三味，以水三升，煮取一升二合，去滓，分溫再服。强人可大附子一枚、乾薑三兩。

少陰病，飲食入口則吐，心中溫溫[1]欲吐，復不能吐。始得之，手足寒，脉弦遲者，此胸中實，不可下也，當吐之。若膈上有寒飲，乾嘔者，不可吐也，當溫之，宜四逆湯。（324）

【词解】

[1]温温（yùn 运）：温，同愠。心中自觉蕴结不适。

【提要】

少阴病阴盛阳衰的证治。

【解析】

323 条论四逆汤证的脉象与急温之法。条文以脉代证，提示少阴病施治宜早，切勿拖延。此条以"少阴病"冠首，则当结合提纲证综合分析。故此脉当是在微细之脉的前提下，加之沉而难寻，这标志少阴阳气已虚，阴寒内盛，若不及早救治，则恶寒、身蜷吐利、四肢厥逆、但欲寐等症将相继出现，甚则有格阳、亡阳之虞，故治当急温，以四逆汤急救回阳。因此，本条据脉定治，乃见微知著，防微杜渐，具有防患未然之积极意义，但具体在临证时还要脉症合参。

324 条论少阴阳虚寒饮内生与胸中实邪阻滞的辨治。少阴阳虚，失于气化，浊阴上逆，与实邪阻滞，胸膈不利，气机上逆，均可出现饮食入口则吐、心中温温欲吐、复不能吐等症。两证的辨证要点在于：若病初起，即兼见手足寒，脉弦迟者，则是邪阻胸中之实证。由于痰食之邪阻滞胸膈，下及脾胃，使胃失和降，拒食纳入，故饮食入口即吐，不进食时，胸中也郁郁不舒而泛泛欲吐，但因痰实之邪胶着难出，故虽欲吐而复不能吐；痰食郁遏胸中阳气，不达四末，故手足寒；邪结阳郁，则脉象弦迟有力。证属痰食阻滞于胸膈，病位偏上，故不可攻下，治宜因势利导，"其高者，因而越之"，当施以吐法去其膈上之邪，可选用瓜蒂散一类的涌吐剂。反之，若起病后数日乃见此证，且脉不是弦迟有力而是沉而微细，则属少阴肾阳虚衰。少阴寒化证属肾阳虚衰，气化失职，以致寒饮不化，停于膈上，虽可出现类似实邪阻滞于胸膈的症状，但少阴为病，阳虚为本，寒饮为标，故必兼见脉微细、但欲寐等一派阳虚征象。其干呕是由于肾阳虚不能温养脾胃，使胃失和降，胃气上逆，而胃中又无物可吐所致。据此可判定为少阴寒化证，因此决不能用吐法，如误用吐法则更伤正气，致虚虚之变。此证当温之，宜选用四逆汤温阳化饮，阳复饮去则病愈。

【方义】

本方主治少阴阳虚阴盛之四肢厥逆，故方名四逆。方中生附子入肾经，为温肾回阳之主药；干姜温脾散寒，以壮后天之本；炙甘草健脾益气，以资化源。三药合用，共奏回阳救逆、温补脾肾之功效。

【临证要点】

主症：四肢厥逆，身蜷恶寒，自利而渴，小便色白，脉微细，但欲寐。

病机：肾阳虚衰，阴寒内盛。

治法：温肾回阳。方用四逆汤。

四逆汤常用于现代医学之循环系统疾病，如心力衰竭、休克、心肌梗死、完全性右束支传导阻滞、病态窦房结综合征，呼吸系统疾病之肺气肿、肺心病、支气管哮喘，以及消化系统疾病之急慢性肠胃炎、胃下垂等，辨证属于阳气大虚，阴寒极盛者。

【明经指要】

四逆汤作为少阴病寒化证的代表方，此两条原文所述症状却非常简单，故当与本篇及其他篇相关条文互参。323 条更多体现的是强调与总结的意义，意在突出少阴病预后严重，应未雨绸缪，及早治疗，故"急温之，宜四逆汤"。其意与 101 条"有柴胡证，但见一证便是"有异曲同工之妙，意在只要明确少阴病的诊断，就不必等待证候齐备，符合寒化指征即可应用四逆汤回阳救逆。

（二）通脉四逆汤证

【原文】

少陰病，下利清穀，裏寒外熱，手足厥逆，脉微欲絕，身反不惡寒，其人面色赤，或腹痛，或乾嘔，或咽痛，或利止脉不出者，通脉四逆湯主之。（317）

通脉四逆湯方

甘草二兩（炙） 附子大者一枚（生用，去皮，破八片） 乾薑三兩（强人可四兩）

上三味，以水三升，煮取一升二合，去滓，分温再服，其脉即出者愈。面色赤者，加葱九莖；腹中痛者，去葱，加芍藥二兩；嘔者，加生薑二兩；咽痛者，去芍藥，加桔梗一兩；利止脉不出者，去桔梗，加人參二兩。病皆與方相應者，乃服之。

【提要】

少阴病阴盛格阳证的证治。

【解析】

本条所论之下利清谷，手足厥逆，脉微，为少阴寒化证典型脉症，在此基础上，若见脉微欲绝，则提示此证非一般性少阴寒化证，而是真阳衰竭之危候。阳气极虚，阴寒内盛，病生格拒之变，阴盛格阳，虚阳外浮，则身反不恶寒。虚阳上浮则面色赤，特点为嫩红色，且游移不定，与属热属实的阳明病"面合色赤"及二阳并病的"面色缘缘正赤"而不游移截然不同。本证为阴盛格阳证，论中所云"里寒外热"实指内真寒外假热。由于阴阳格拒证势危重，复杂多变，故除主症外，又多有或然症：阴寒凝结，脾络不通则腹痛；阴寒犯胃，胃失和降，胃气上逆则干呕；虚阳上浮，扰及咽部则咽痛；阳气欲绝，下利至甚，无物可下，阴液将竭则利止脉不出。此证较四逆汤证危重，如进一步发展则会阴阳离决，已非四逆汤所能胜任，需大力回阳，急驱内寒，故用通脉四逆汤破阴回阳，通达内外。

【方义】

通脉四逆汤与四逆汤药味相同，但重用附子，倍用干姜，以大辛大热之药，急驱内寒，破阴回阳，通达内外。面赤，加葱白宣通上下阳气；腹痛，加芍药缓急和络止痛；干呕，加生姜温胃降逆止呕；咽痛，加桔梗利咽开结止痛；利止脉不出，加人参大补气阴，固脱复脉。方后提出"病皆与方相应者，乃服之"，示人处方选药必须符合病机，兼症不同，又当随症加减，才能收到预期效果。

【临证要点】

主症：下利清谷，手足厥逆，脉微欲绝，身反不恶寒，其人面色赤。

病机：阴寒内盛，格阳于外。

治法：破阴回阳，通达内外。方用通脉四逆汤。

通脉四逆汤常用于现代医学之冠心病心衰、休克、脑血管意外、无名热、急慢性肠胃炎等，辨证属于阳虚阴盛，格阳于外者。

【明经指要】

本条所述通脉四逆汤证的主症与或然症并见，症状繁多，但临床辨证的关键在于真寒假热即"里寒外热"的辨识。通脉四逆汤证是少阴病寒化证的危重证候，阴寒内盛，格阳于外，治法当破阴回阳、通达内外，必以重剂生附子配合干姜的通脉四逆汤方能起效。《伤寒论》原文第61条干姜附子汤也用生附子和干姜，然其采用顿服方法，其关键突出失治、误治所导致变证之"急"；而本证则侧重突出证候之"重"。

本证之身反不恶寒，面色赤，是虚阳外越的反映，应与阳明病之身热恶热，面合色赤相鉴别。虚阳浮越的面赤必红而娇嫩，游移不定，且必伴有其他里寒之证候；阳明热盛的面合色赤，是面部通红而不游移，且必伴有其他热证。虚阳浮越虽也可见身热，然病人虽觉热而热必不甚，并且久按之则热减；阳明身热则为按之灼手，久按而热益甚。此外，阳明之热多口舌干燥，大渴引饮；虚阳浮越之热必口和舌润，虽渴亦不能多饮，或喜热饮。这些都可作为辨证时的参考。

（三）白通汤证

【原文】

少陰病，下利，白通湯主之。（314）

白通湯方

葱白四莖　乾薑一兩　附子一枚（生，去皮，破八片）

上三味，以水三升，煮取一升，去滓，分溫再服。

【提要】

少阴病阴盛戴阳证的证治。

【解析】

本条叙证简略，当与315条、少阴病脉症提纲及阴盛格阳证合参。既然是少阴阳虚，阴寒内盛，则当见恶寒蜷卧、四肢逆冷、脉微细、但欲寐等症，在此基础上见下利，乃肾阳虚衰较重，阴寒内盛，伤及脾阳，脾肾虚衰，寒湿下注所致。本条省略一关键症状"面赤"，因通脉四逆汤方后加减法中有"面色赤者加葱九茎"，白通汤正是四逆汤去甘草加葱白，故当见面赤，只有见到这一症状才能诊断为阴盛戴阳证，面赤为阴寒内盛，虚阳被格于上所致。

【方义】

本方即四逆汤去甘草，减干姜用量，加葱白而成。其中附子直入肾经，温补肾阳而散寒，壮先天之本；干姜入脾胃经温中土之阳，壮后天之本；姜附合用，破阴回阳力量更强。葱白辛温走窜，宣通上下，使格拒之势得解，上浮之阳得回，诸症随之而去。

【临证要点】

主症：下利，面赤，恶寒蜷卧，四肢逆冷，脉微细，但欲寐等。

病机：阴寒内盛，格阳于上。

治法：破阴回阳，宣通上下。方用白通汤。

现代临床主要应用于各种原因引起的心力衰竭、尿毒症、肝昏迷、霍乱、肠伤寒及雷诺病等，辨证属于阳虚阴盛戴阳证者。

【明经指要】

依据少阴病原文，少阴寒化下利共有四方可治，分别是通脉四逆汤、白通汤、白通加猪胆汁汤及真武汤。临床中，通脉四逆汤主治的下利，具有完谷不化的特征，其阳气虚衰程度最重；真武汤主治的下利为肾阳虚弱，水气不行之利，相对较轻；白通汤主治的下利，病情较通脉四逆汤证略轻，但病势很急；真武汤主治的下利，具有阳虚水泛的特点。

（四）白通加猪胆汁汤证

【原文】

少陰病，下利脉微者，與白通湯。利不止，厥逆無脉，乾嘔煩者，白通加猪膽汁湯主之。服湯脉暴出[1]者死，微續[2]者生。（315）

白通加猪膽汁湯方

葱白四莖　乾薑一兩　附子一枚（生，去皮，破八片）　人尿五合　猪膽汁一合

上五味，以水三升，煮取一升，去滓，内膽汁、人尿，和令相得，分温再服。若無膽，亦可用。

【词解】

［1］脉暴出：指脉搏突然浮大躁动。

［2］微续：指脉搏由小到大，逐渐浮起。

【提要】

少阴病阴盛戴阳证服热药发生格拒的证治与预后。

【解析】

本条可分为三段理解：第一段从"少阴病"至"与白通汤"，论少阴病阴盛戴阳证的证治，与314条基本相同。但本条补述了脉微，使白通汤证更加完备。

第二段从"利不止"至"白通加猪胆汁汤主之"，论服白通汤后发生格拒的证治。阴盛戴阳之证，给予白通汤，理应证情有减，今不但下利不止，反而出现四肢厥逆、无脉、干呕、心烦等病情加重之征象。利下不止，自比下利为甚，此乃真阳衰微，不能固摄所致，不仅有亡阳之虑，而且有液竭之忧；厥逆无脉，自甚于厥逆脉微，此乃阳亡阴竭，心肾俱衰，血脉既不能充盈，复无力鼓动之征；至于干呕、心烦，乃阴寒极盛格拒热药，反逆于上则呕，阴不系阳，虚阳扰心则烦。纵观上证，乃阴阳格拒有加重之势，而导致加剧的原因，并非药不对证，而是由于阴寒太盛，对大热之药拒而不受，反而更激发寒邪之势，以致服药后证情反而增剧。当此之时，应遵《黄帝内经》"甚者从之"之法，于白通汤中加入咸寒苦降之人尿、猪胆汁以为反佐，使之引阳入阴，庶可避免再致格拒，从而达到破阴回阳的目的。

第三段从"服汤"至"微续者生"，论服白通加猪胆汁汤后的两种转归。服汤后，如果脉突然出现浮大躁动之象，则为阴液枯竭，孤阳外脱，预后不良；如果脉由沉伏不至，而缓缓出现，渐趋明显，此乃阴液未竭，阳气渐复，预后良好。总之，本证为寒盛格拒热药，治宜破阴回阳，反佐寒药以解格拒。

【方义】

白通加猪胆汁汤即白通汤加人尿、猪胆汁而成，以白通汤破阴回阳，通达上下，加人尿、猪胆汁之咸寒苦降，引阳入阴，使热药不被寒邪所格拒，以利于发挥回阳救逆作用。此外，人尿、猪胆汁皆属血肉有情之品，于此阴寒内盛，虚阳被格，下利阴伤之时，尚有补津血，增阴液之效。

【临证要点】

主症：白通汤证兼见寒盛格拒热药之症，包括下利不止，厥逆无脉，面赤，干呕，心烦。

病机：阳脱阴竭，寒热格拒。

治法：破阴回阳，宣通上下，兼咸苦反佐。方用白通加猪胆汁汤。

现代临床主要将白通加猪胆汁汤应用于虚寒性腹泻、烦躁症、顽固性心力衰竭、咽峡炎及皮肤结节性红斑等疾病。

【明经指要】

本条所论证候属少阴寒化下利的重症，故服白通加猪胆汁汤后，仍有可能出现死证。下利一症，除辨发病的缓急，寒热虚实以外，重症中多有津液严重受损之病机特点，所以白通汤中加猪胆汁、人尿，为血肉有情之品，除反佐、引阳入阴的配伍意义外，其咸寒益阴之理，意义尤为

重要。

白通加猪胆汁汤与四逆汤、通脉四逆汤、白通汤同属四逆汤类方，然功用略有不同。四逆汤功在回阳救逆，主治阳衰阴盛证，症见下利清谷，手足厥逆，恶寒蜷卧，脉沉微细；通脉四逆汤功在破阴回阳，通达内外，主治阴盛格阳证，症见下利清谷，手足厥逆，脉微欲绝，其人面色赤，身反不恶寒；白通汤功在破阴回阳，宣通上下，主治阴盛戴阳证，症见下利脉微，恶寒厥逆，面色赤；此汤功在破阴回阳，宣通上下，咸寒苦降，兼滋阴液，主治阴寒太盛，与阳药格拒之证，症见利不止，厥逆无脉，干呕心烦。临证之际，应仔细鉴别证候类型，斟酌而用。

（五）真武汤证

【原文】

少陰病，二三日不已，至四五日，腹痛，小便不利，四肢沉重疼痛，自下利者，此爲有水氣。其人或欬，或小便利，或下利，或嘔者，真武湯主之。（316）

真武湯方

茯苓三兩　芍藥三兩　白朮二兩　生薑三兩（切）　附子一枚（炮，去皮，破八片）

上五味，以水八升，煮取三升，去滓，温服七合，日三服。若欬者，加五味子半升、细辛一兩、乾薑一兩；若小便利者，去茯苓；若下利者，去芍藥，加乾薑二兩；若嘔者，去附子、加生薑，足前爲半斤。

【提要】

少阴病阳虚水泛证的证治。

【解析】

少阴病二三日不已，至四五日，邪气递深，肾阳日衰，阳虚寒盛，制水无权，可致水气不化，泛溢为患。水泛上焦，寒水犯肺，肺气上逆，则见咳嗽；水泛中焦，寒水犯胃，胃气上逆则呕吐；水饮内渍于肠，则腹痛下利；水停下焦，阳虚气化不行，则见小便不利；水泛肌表，浸淫肢体，则见四肢沉重、疼痛。水饮内停，变动不居，内而脏腑，外而四肢，上中下三焦，无处不到，见症虽多，但总属肾阳虚衰兼水气为患，故用真武汤主治。

本条应与太阳病篇 82 条相互参照，前者是太阳病过汗损伤少阴之阳而成，本条是少阴病邪气渐深，肾阳日衰所致，病因虽异，表现不一，然病机皆属阳虚水泛，故均主以真武汤。

【方义】

真武汤方义详见"辨太阳病脉证并治"，本条方后对真武汤有加减变化，当需注意。若咳者，是水寒犯肺，加干姜、细辛以温散水寒，加五味子以敛肺止咳；小便利则无须利水，故去茯苓；下利甚者，是阴盛阳衰，芍药酸寒，易动胃气，故去之，加干姜以温里；水寒犯胃而呕者，可重用生姜以和胃降逆，原方去附子，然附子为本方主药，以不去为宜。

【临证要点】

主症：腹痛，小便不利，四肢沉重疼痛，下利。其他主症参见 82 条。

病机：肾阳虚衰，水邪泛溢。

治法：温补肾阳，化气行水。方用真武汤。

真武汤现临床应用于慢性肾小球肾炎、肾病综合征、糖尿病肾病、慢性肾功能衰竭、肾结石、肾积水、心肾综合征、慢性心功能衰竭、血栓闭塞性脉管炎、高血压、哮喘、慢性支气管炎、尿崩症、甲状腺机能减退症、慢性胃炎、胃下垂、肠炎、胃及十二指肠球部溃疡、倾倒综合征、肠易激综合征、便秘、慢性腹泻、便血、消化不良、经闭、白带异常、崩漏、产后泄泻、产后水肿、乳汁不通、羊水过多症、慢性盆腔炎、梅尼埃病、失眠、双手震颤等，只要辨证准确，常有理想效果。

【明经指要】

本证辨证当316条与82条合参，症可见腹痛、四肢沉重疼痛、小便不利、下利、头眩、心悸、身重、振振欲擗地等。然其见症虽多，但证以肾阳虚衰、阴寒内盛、气化不利为本，寒水泛溢为标，用真武汤温阳利水、标本兼顾，充分体现了仲景抓主症、辨病机、治病求本的学术思想。

（六）附子汤证

【原文】

少陰病，得之一二日，口中和[1]，其背惡寒者，當灸之，附子湯主之。（304）

附子湯方

附子二枚（炮，去皮，破八片）　茯苓三兩　人參二兩　白朮四兩　芍藥三兩

上五味，以水八升，煮取三升，去滓，溫服一升，日三服。

少陰病，身體痛，手足寒，骨節痛，脉沉者，附子湯主之。（305）

【词解】

[1]口中和：指口中不苦、不燥、不渴。

【提要】

少阴病阳虚寒湿身痛的证治。

【解析】

304条指出了少阴病阳虚寒湿证的审证要点。所谓"口中和"，指口中不苦、不燥、不渴，是表明里无邪热。背为督脉循行部位，阳虚而寒湿凝滞，督脉先受影响，故背恶寒。本证主以灸药并行之法，内服附子汤以温阳除湿，外用灸法以温通经脉。至于所灸穴位，一般认为可灸大椎、关元、气海等穴。

305条承上条续论阳虚寒湿凝结之证治。本条"手足寒""脉沉"是辨证的关键所在。少阴阳衰阴盛，寒湿凝结，留着筋脉骨节，故身体痛、骨节痛；阳气虚衰，不能温达四末，故手足寒；阳虚阴盛，寒湿凝滞，故脉沉。治以附子汤扶阳温经，散寒除湿止痛。

【方义】

附子汤中重用炮附子，温经驱寒镇痛，与人参相伍，温补以壮元阳为主药，辅以白术、茯苓健脾以除寒湿。《神农本草经》载芍药"除血痹……利小便"，佐以芍药和营血而通血痹，既可加强温经利湿止痛的效果，又可养血育阴，以防术、附之燥。诸药相合，共起温阳化湿，驱寒镇痛的作用。

【临证要点】

主症：背恶寒，口中和，身体痛，手足寒，骨节痛，脉沉。

病机：肾阳虚衰，寒湿内盛。

治法：温阳散寒、镇痛除湿。方用附子汤。

现代临床主要将附子汤应用于风湿性关节炎、风湿性肌肉疼痛、习惯性流产、妊娠腹痛、妊娠中毒症、慢性盆腔炎、慢性附件炎等，辨证属于阳虚寒湿盛者。

【明经指要】

"背恶寒"可见于附子汤证与白虎加人参汤证，两证一为阳虚寒湿凝滞，一为燥热伤津耗气，

一寒一热，治法迥异，当如何鉴别？304条以口中不苦、不燥、不渴的"口中和"排除了发热、大汗出、口中燥渴引饮、背微恶寒的阳明燥热津气两伤证。故而"口中和"是里无邪热的佐证，乃辨证之关键。仲景此处又一次使用了排除诊断法，意蕴深长。

身痛一症，《伤寒论》中有多处论及，如麻黄汤证、桂枝新加汤证以及附子汤证等，临证时须详加鉴别。麻黄汤证的身痛为风寒之邪闭郁肌表，营阴郁滞，必伴有发热、脉浮，手足不寒，治当开腠发汗，汗出邪去则身痛自除；桂枝新加汤证的身痛，系气营两虚，肌体失养，证见汗后身痛，脉沉迟，治当补气养营，疏通营卫，营卫利，气血充而身痛可止；附子汤证的身痛，因少阴阳虚，寒湿凝滞，证见手足寒、背恶寒、口中和，脉沉，治当扶阳温经，散寒除湿，阳气复寒湿去，则身痛即愈。

附子汤与真武汤两方的药味大部分相同，皆用附子、白术、茯苓、芍药。所不同处，附子汤术附倍用，并伍人参，重在温补元阳，散寒湿；真武汤术附半量，更佐生姜，重在温散水饮。前者扶正力强，后者祛邪为主。

（七）吴茱萸汤证

【原文】

少陰病，吐利，手足逆冷，煩躁欲死者，吳茱萸湯主之。（309）

【提要】

少阴病阳虚阴盛，浊阴犯胃的证治。

【解析】

本条首冠少阴病，加之有吐利、厥逆，颇似四逆汤证，但从治用吴茱萸汤来看，本证应属少阴寒邪上干中焦，而致中阳不足，寒浊中阻。中焦升降失司，清浊混淆，气机逆乱，故见吐利交作，阳气被阴寒所郁而不达四末，故见手足逆冷。文中虽是吐利并称，但是以吐为主。此"烦躁欲死"一症不是阴盛阳亡，而是气机逆乱，吐泻交作所致，其特点是虽烦躁特甚，但精神及一般状态尚好，亦无脉微欲绝等象。治以吴茱萸汤复中阳，降寒浊。

【方义】

见"辨阳明病脉证并治"篇。

【临证要点】

主症：吐，利，手足逆冷，烦躁欲死。

病机：肾阳虚衰，寒邪上干于胃，浊阴上逆。

治法：温胃散寒，暖肾降浊。方用吴茱萸汤。

【明经指要】

本条与后文之296条"少阴病，吐利躁烦，四逆者死"症状相似，但彼为死证，而此为可治证。其原因在于彼为阴盛阳衰，阳不胜阴，此为阴盛阳虚，阴阳剧争。本条之烦躁欲死，是形容病人烦躁的程度，乃以心烦为主，为邪正剧争所致；彼条则为躁烦，乃以手足躁动为主，是阴盛亡阳之候。另外，本证是手足逆冷在前，烦躁欲死在后，彼证是躁烦在前，四肢逆冷在后；此证是手足逆冷，彼证是四肢逆冷，二者之间亦有明显区分。故彼为阴盛阳亡之死候，此为邪正剧争之征兆。而在临床上，孰为吴茱萸汤之可治证，孰为阴阳离决之死证，最重要的还是要看病人的整体状态及失神与否，此为最紧要处，不可不知。此外，有些注家认为，吴茱萸汤证以呕吐为主，四逆汤证以下利为主，就两方的作用异同而言，此说颇有道理，可作参考。

（八）桃花汤证

【原文】

少陰病，下利便膿血者，桃花湯主之。（306）

桃花湯方

赤石脂一斤（一半全用，一半篩末） 乾薑一兩 粳米一升

上三味，以水七升，煮米令熟，去滓，温服七合，内赤石脂末方寸匕，日三服。若一服愈，餘勿服。

少陰病，二三日至四五日，腹痛，小便不利，下利不止，便膿血者，桃花湯主之。（307）

【提要】

少阴病虚寒下利便脓血，滑脱不禁的证治。

【解析】

306 条论述了少阴虚寒性下利便脓血的主要表现及用方。但仅从"下利，便脓血"很难辨别其属寒、属热、属虚、属实。以方测之，知此证非属热，当属寒，为少阴虚寒性下利，便脓血。少阴病的下利便脓血，多为脾肾阳衰，络脉不固而统摄无权，大肠滑脱所致。临床所见应是脓血杂下，其色晦暗不鲜，无里急后重之感，且无臭秽之气，兼见腹痛绵绵，喜温喜按，口淡不渴，舌淡苔滑。此与热性下利便脓血之脓血色鲜，里急后重，肛门灼热，腹痛如绞，口渴喜冷，舌红苔黄之证迥别。治宜桃花汤温涩固脱。

307 条是对上条桃花汤证的补充。少阴病二三日至四五日，寒邪内入，阳虚寒滞，故腹痛。脾肾阳衰，统摄无权，滑脱不禁，故下利不止，便脓血。而阳气虚弱，气化失司，故小便不利，仍用桃花汤温涩固脱。

【方义】

桃花汤药用三味，以赤石脂涩肠固脱为主药，辅以干姜温中阳，佐以粳米益脾胃。三药合用，可提高涩肠固脱的功效。赤石脂一半生药入煎，长泡久煮，取其温涩之气，一半为末冲服，留着肠中，取其收敛之性。本方临床所用，非必定有脓血，大凡属于滑脱不禁，皆可应用。但对实邪未尽者，则非所宜。

【临证要点】

主症：下利不止，便脓血，色赤暗，白多红少，腹痛绵绵，小便不利，舌淡，苔白，脉沉弱。

病机：脾肾阳虚，滑脱不禁。

治法：温涩固脱。方用桃花汤。

现代临床主要将桃花汤应用于慢性结肠炎、慢性痢疾、慢性阿米巴痢疾、消化道出血、功能性子宫出血等疾病。

【明经指要】

本方煎煮法特点鲜明。赤石脂一半煎汤，一半散用，这样既取其温涩之气，又可使药末直接作用于肠道，更好地发挥药物的固涩作用，可见仲景临证手法之缜密精巧。

（九）正虚气陷证

【原文】

少陰病，下利，脈微濇，嘔而汗出，必數更衣，反少者[1]，當温其上，灸之[2]。（325）

【词解】

[1]数更衣,反少者:指大便次数多而量反少。

[2]当温其上,灸之:温灸上部之穴位,如百会穴。

【提要】

少阴病阳虚血少下利的特征及治法。

【解析】

少阴下利,脉见微涩,微为阳虚,涩为血少。阳虚而阴寒上逆则呕,卫外不固则汗出;阳虚而气下陷,摄纳无权,故大便频数而数更衣;下利津伤,无物可下,故量反少。所谓"数更衣,反少者",乃为少阴阳虚血少下利的特征。本证不仅是阳气阴血两虚,而且是既有阳虚气陷,又有阴盛气逆,用温阳有碍于血少,用降逆有碍于下利,用升阳又有碍于呕逆,所以汤剂难施,然而毕竟以阳虚气陷为主,故宜用灸法以温其上,以升提阳气而止利。

二、少阴热化证

(一)黄连阿胶汤证

【原文】

少陰病,得之二三日以上,心中煩,不得臥,黄連阿膠湯主之。(303)

黄連阿膠湯方

黄連四兩　黄芩二兩　芍藥二兩　雞子黄二枚　阿膠三兩(一云三挺)

上五味,以水六升,先煮三物,取二升,去滓,内膠烊盡,小冷,内雞子黄,攪令相得,温服七合,日三服。

【提要】

少阴病阴虚火旺的证治。

【解析】

少阴心肾阴血素亏,感受外邪易从热化。心属火,位居上焦,肾属水,位居下焦。生理情况下,心火下交于肾,使肾水不寒,肾水上济于心,使心火不亢,谓之心肾相交,水火既济。若肾阴亏虚,不能上济于心,心火独亢于上则心中烦、不得卧,是谓心肾不交,水火不济。临床还当伴见口干咽燥、舌红少苔、脉沉细数等阴虚火旺的脉症。本证肾阴亏虚,心火亢旺,治宜清心火、滋肾阴、交通心肾,方用黄连阿胶汤。

【方义】

黄连阿胶汤是滋阴降火的代表方,方中重用黄连、黄芩泻心火,正所谓"阳有余,以苦除之";芍药、阿胶、鸡子黄滋肾阴,亦即"阴不足,以甘补之"。方中鸡子黄为血肉有情之品,擅长养心滋肾,宜生用,当在药液稍凉时加入。诸药合用,共奏清心火、滋肾阴、交通心肾之功效。

【临证要点】

主症:心中烦,不得卧,口干咽燥,舌红少苔,脉沉细数。

病机:阴虚火旺,心肾不交。

治法:滋阴清火,交通心肾。方用黄连阿胶汤。

该方现代临床广泛用于内、妇、儿、五官、男科,如失眠、抑郁症、特发性室速、快室率心房纤颤、头痛、耳鸣、胸胁痛、下利、经前烦躁、月经失调、更年期失眠、小儿癫痫、小儿营养不良性低热、面疮、口疮、舌炎、齿衄、咽痛、慢性非细菌性前列腺炎、阳痿早泄等属于阴虚火亢者，疗效显著。

【明经指要】

心烦不得卧（眠）在本论诸多病证中均可见到，故临床须加以鉴别。黄连阿胶汤证为少阴肾阴不足，心火亢旺，症见心烦不得眠，伴有咽干口燥、舌红少苔、脉细数等阴伤之证，治以滋阴清火为主。少阴寒化证由于虚阳浮越，阴阳离决，也可见烦躁不得卧寐，与本证热化阴虚火旺不难区别。栀子豉汤证属无形邪热扰于胸膈，症见心中懊恼、卧起不安、虚烦不得眠、舌苔薄黄、脉数等，而无阴伤之候，治宜清宣胸膈郁热。

（二）猪苓汤证

【原文】

少陰病，下利六七日，欬而嘔渴，心煩不得眠者，豬苓湯主之。（319）

豬苓湯方

豬苓（去皮） 茯苓 阿膠 澤瀉 滑石各一兩

上五味，以水四升，先煮四物，取二升，去滓，內阿膠烊盡，溫服七合，日三服。

【提要】

少阴病阴虚有热，水热互结的证治。

【解析】

少阴下利，有寒热之分。本条下利伴见心烦不得眠，当属肾阴亏损，阴虚有热，水热互结之证。除上述见症外，应与阳明病篇223条猪苓汤证互参，还当见小便不利。水性变动不居，若水气偏渗大肠则下利；水气上逆犯胃，胃气不降则呕；水气上逆射肺，肺气不利则咳；水热互结下焦，气化不利，津不上承则口渴；阴虚有热，水气不化则小便短赤不利；阴虚有热，上扰神明则心烦不得眠。少阴热化，阴虚为本，水结为实，正虚邪实，故治以利水清热育阴，方用猪苓汤。

【方义】

见"辨阳明病脉证并治"篇。

【临证要点】

主症：心烦不得眠，小便不利，或见下利、咳、呕、渴等。

病机：阴虚有热，水热互结。

治法：利水清热育阴。方用猪苓汤。

临床应用见"辨阳明病脉证并治"篇。

【明经指要】

本条与阳明病篇223条猪苓汤证同为阴虚水热互结，但发病原因有所区别，223条为阳明病误下伤阴，热陷下焦，水热互结而致，本证则为少阴本病阴虚，水热互结。

黄连阿胶汤证、猪苓汤证、栀子豉汤证三者都有心中烦，不得眠，且都有热象，但其病机、证候各不相同。黄连阿胶汤证是心火亢旺，肾水不足所致，故其心烦、失眠伴有舌红少苔，脉细数等症，其阴虚火旺，以心火亢旺为主，故可用芩连苦寒直折；猪苓汤证是水气内停，兼阴虚内热，以小便不利，水气不化为主，治疗用猪苓汤重在利水清热；栀子豉汤证是邪热内郁胸膈所引起，故除心烦不眠外，还有头汗出，甚至胸中窒、心中结痛等症，治宜清宣郁热而除烦，因为郁热而非实火所致，故不用芩连苦寒直折，而用栀子、豆豉凉而辛散，宣透郁热。

真武汤证与猪苓汤证皆为肾虚水饮为患，均见有下利、咳、呕、小便不利等症，但两证病性有虚寒、虚热之别。前者为肾阳虚，气化失司，阳虚水泛所致，故伴有腹痛，四肢沉重疼痛，舌淡苔白，或心下悸，头眩，身瞤动，振振欲擗地，脉沉，因此用真武汤温阳利水；后者肾阴虚，邪从热化，主水功能失职，水热互结，故伴有心烦不得眠、口渴欲饮水、舌红少苔、脉细数，因此用猪苓汤育阴清热利水。

三、少阴阳郁证

【原文】

少陰病，四逆，其人或欬，或悸，或小便不利，或腹中痛，或泄利下重[1]者，四逆散主之。(318)

四逆散方

甘草（炙） 枳實（破，水漬，炙乾） 柴胡 芍藥

上四味，各十分，擣篩，白飲和服方寸匕，日三服。欬者，加五味子、乾薑各五分，并主下利；悸者，加桂枝五分；小便不利者，加茯苓五分；腹中痛者，加附子一枚，炮令坼[2]；泄利下重者，先以水五升，煮薤白三升，煮取三升，去滓，以散三方寸匕內湯中，煮取一升半，分溫再服。

【词解】

[1]泄利下重：下利重坠不爽感。

[2]坼（chè 彻）：破裂。

【提要】

少阴病阳郁致厥的证治。

【解析】

本条冠以"少阴病，四逆"，明确本证属少阴病，且以四逆为主症。然少阴病四逆，以阳衰阴盛者居多，当伴见恶寒蜷卧、下利清谷、脉微细等里虚寒之症，治以四逆汤。本证四肢厥逆，既未见上述里虚寒征象，又治以四逆散，故其主要病机当为少阴枢机不利，阳气郁遏在里，不能透达于四末。阳气内郁所致四逆，一般程度较轻，多表现为手足不温或指头微寒，治宜疏畅气机、透达郁阳，方用四逆散。

本证诸多或然症，主要由枢机不利、阳气郁遏所致，或病有兼夹而成。若兼肺寒气逆则为咳，兼心阳不足则为悸，兼气化失职则小便不利，兼阳虚中寒则腹中痛，兼中寒气滞则泄利下重。

【方义】

四逆散药用四味，柴胡解郁行气，和畅气机，透达郁阳；枳实行气散结；芍药和血养阴，缓急止痛；甘草缓急和中。诸药合用，使气机调畅，郁阳得伸而四逆可除。

至于诸或见症，则以原方加味化裁，随证治之。若咳，加五味子、干姜以温肺敛气；若心悸，加桂枝温通心阳；若小便不利，加茯苓淡渗利水；若腹中痛，加附子温阳散寒止痛；若泄利下重，加薤白通阳行滞。

【临证要点】

主症：四肢厥逆。或见腹痛、泄利下重、咳嗽、心下悸、小便不利。

病机：少阴阳气内郁，不达四末。

治法：疏畅气机，透达郁阳。方用四逆散。

四逆散现代临床广泛用于治疗反流性食管炎、急慢性胃炎、消化性溃疡、肠易激综合征、胰

腺炎、胆道蛔虫症、慢性胆囊炎、慢性肝炎、肝纤维化、肝硬化、甲状腺功能亢进症、高催乳素血症、心脏神经官能症、顽固性咳嗽、椎动脉型颈椎病、肋间神经痛、淋巴结核、乳腺增生病、痛经、附件炎、小儿厌食症、睾丸肿胀（鞘膜积液）和阳痿等，辨证属于枢机不利、气结阳郁者。

【明经指要】

本方在论中的功效应为疏畅气机，透达郁阳。而当下习用的疏肝解郁之说，实乃金元之后药物归经理论逐渐形成后而产生的，乃为后世之发展。另从方后所附的或然症加减法来看，多为温阳补阳之药，此与肝气郁滞之说不合。

第四节　少阴病兼变证

一、少阴兼表证

（一）麻黄细辛附子汤证

【原文】

少陰病，始得之，反發熱，脉沉者，麻黄細辛附子湯主之。（301）

麻黄細辛附子湯方

麻黄二兩（去節）　細辛二兩　附子一枚（炮，去皮，破八片）

上三味，以水一斗，先煮麻黄，減二升，去上沫，内諸藥，煮取三升，去滓，温服一升，日三服。

【提要】

少阴病阳虚兼表证的证治。

【解析】

少阴病以阳虚阴盛的里虚寒为主，多为无热恶寒，今始病即见发热，故曰："反发热。"初得病即发热，多见于太阳病，然太阳病其脉当浮，今脉不浮反沉，知非纯为表证。脉沉主里，为少阴里虚寒之征象。此乃少阴阳虚阴不出阳，少阴之阳不足不能透达太阳，故见发热脉沉等少阴病阳虚兼表证，谓之"太少两感"。表里同病，当区别表里轻重缓急而确定表里先后治则。本证少阴阳虚里寒，然未见呕吐、下利清谷、四肢厥逆等症，示人里阳虚而不甚，故宜温阳解表，表里同治，用麻黄细辛附子汤。

【方义】

本方麻黄发汗解表，附子温经扶阳，细辛辛温雄烈，通达内外，外助麻黄解表，内合附子温阳。三药合用，共奏温阳发汗、表里双解之效。

【临证要点】

主症：发热不甚，恶寒无汗，头身痛，神疲乏力，脉沉。

病机：少阴阳虚兼表。

治法：温阳解表。方用麻黄细辛附子汤。

麻黄细辛附子汤现代临床广泛用于治疗呼吸系统、循环系统、泌尿系统、运动系统及妇科、儿科、五官科等多种疾病，如感冒、支气管炎、肺炎、支气管哮喘、肺气肿、肺心病、心肌炎、心律失常、冠心病、风心病、窦房结综合征、急慢性肾炎、肾绞痛、遗尿、尿潴留、坐骨神经痛、血管或神经性头痛、肌肉神经痛、肋间神经痛、面神经麻痹、重症肌无力、骨质增生、荨麻疹、疱疹、乳腺病、过敏性鼻炎、急性喉炎等，证属阳虚阳郁阳气不升者。

【明经指要】

麻黄细辛附子汤论中凡一见，主治少阴阳虚兼表之证。然此方从药物组成分析，实有温阳、升阳、通阳之效。当今临床阳虚、阳陷、阳郁之证颇多，故此方临证范围甚广。

（二）麻黄附子甘草汤证

【原文】

少陰病，得之二三日，麻黄附子甘草湯微發汗。以二三日無證[1]，故微發汗也。（302）

麻黄附子甘草湯方

麻黄二兩（去節） 甘草二兩（炙） 附子一枚（炮，去皮，破八片）

上三味，以水七升，先煮麻黄一兩沸，去上沫，内諸藥，煮取三升，去滓，温服一升，日三服。

【词解】

[1]无证：《金匮玉函经》及《注解伤寒论》均作"无里证"。无里证，指无呕吐下利等里虚寒证。

【提要】

少阴病阳虚兼表证情轻缓的证治。

【解析】

本条证候当与301条脉症合参，"二三日无里证"是本证的辨证关键。因少阴寒化阳虚为本，病亦有自表起者，但少阴表证发热多轻浅，病程多较短，邪迅即传里，出现典型的少阴里虚寒证。病至二三日，未出现厥逆、呕吐、下利清谷等里虚寒证，说明本证阳虚不甚。治以"微发汗"，提示本证少阴阳虚兼表，证情轻缓。

"无里证"不仅是本证的辨证要点，同样也是301条的辨证要点，如两证已出现典型的里虚寒证，则当先回阳救逆，而非温经发汗、表里同治之所宜。

【方义】

麻黄附子甘草汤即麻黄细辛附子汤减去细辛，加炙甘草而成，较301条证，此证表邪更轻，里虚程度不甚，故不用细辛外通内助，而加炙甘草之甘缓以达微汗而不伤正气之目的。

【临证要点】

主症：发热不甚，无汗恶寒，头身痛，神疲乏力，脉沉。病势较轻。

病机：少阴阳虚兼表，证轻势缓。

治法：温里阳而微汗解表。方用麻黄附子甘草汤。

麻黄附子甘草汤现代临床用于治疗支气管哮喘、肺源性心脏病、冠心病心律失常、病态窦房结综合征、慢性心功能不全、急慢性肾炎、遗尿、关节疼痛、低热、偏瘫等，辨证属肾阳素虚，感受外邪，且正虚不甚者。

【明经指要】

本条与301条相比，彼言始得之，其病势较急，此言得之二三日，是病势较缓，且正气较虚，因此在用药上虽同用麻黄、附子，但又有佐以细辛之辛散与佐以甘草之甘缓的区别。综合以上两条，再参合太阳病篇第92条"病发热头痛，脉反沉，若不差，身体疼痛，当救其里，宜四逆汤"，可知少阴阳虚兼表证症有轻重，法有异同，药有侧重，大抵可概括为三点：其一，若太少两感初病之时，病邪偏表，证势较重，里虚较轻者，宜麻黄细辛附子汤；其二，若上证病程稍长，正气较虚，病势较缓，宜麻黄附子甘草汤；其三，太少两感证，若服上两方而不差者，是病势偏里，里虚较甚，治当先温其里，宜四逆汤。

二、少阴急下证

【原文】

少陰病，得之二三日，口燥咽乾者，急下之，宜大承氣湯。（320）

少陰病，自利清水，色純青，心下必痛，口乾燥者，可下之[1]，宜大承氣湯。（321）

少陰病，六七日，腹脹不大便者，急下之，宜大承氣湯。（322）

【词解】

[1]可下之：《金匮玉函经》卷四、《注解伤寒论》卷六均作"急下之"。

【提要】

少阴三急下证的证治。

【解析】

320条口燥咽干是审证要点。少阴病得之二三日，即见口燥咽干，示人燥热炽盛，灼伤津液，病势急速。燥热灼津，真阴将竭，故当急下，治用大承气汤峻泻燥实，以救将竭之真阴。

321条自利清水是审证要点。此自利清水色纯青，是燥屎内结，迫液旁流；燥热炽盛，其下利必臭秽异常；燥屎内阻，腑气壅滞不通，必心下痛；燥热灼伤真阴必口干燥。证属热结旁流，火炽津枯，治当急下，用大承气汤釜底抽薪以救真阴。

322条腹胀、不大便为燥屎内结，腑气壅滞；其腹胀必腹满不减，减不足言。少阴病六七日，病程较长，热化日久，有土实水竭之虞，故当急下，用大承气汤去其燥结以救肾水。

320、321、322三条叙证虽简，但据用大承气汤急下推知，还当伴有其他燥屎内阻之证。此三证为少阴阴虚，邪从燥化，致胃燥津枯，这是病由少阴涉及阳明，而阳明燥热反灼真阴。燥结不去则浊热不除，欲救将竭之真阴，则必泻阳明之燥实。

【临证要点】

主症：口燥咽干，或自利清水、色纯青，腹痛拒按，或腹胀满不大便。

病机：少阴水亏土燥，真阴将竭。

治法：急下存阴。方用大承气汤。

【明经指要】

阳明病篇有三急下证，少阴病篇也有三急下证，它们之间有着内在的联系。阳明三急下证，是论阳明腑实证病势急，发展快，有劫伤少阴真阴之势时，应以大承气汤急下，以泄热存阴；少阴三急下证，是论少阴之阴被燥热所灼，有阴亡津竭之势时，应以大承气汤急下燥热，釜底抽薪而存阴液。阳明三急下证，是从腑热灼伤脏阴而论，少阴三急下证，是从脏阴被腑热耗伤而论。从腑者言其邪，从脏者言其正。两者一从燥热亢极之角度论述，一从真阴被伤之角度论述，实为一个问题的两个方面，实则所下者均为阳明之燥热，所存者皆属人体真阴。将阳明三急下证与少阴三急下证参合考虑，可以提示医者在辨证论治的过程中，既要看到邪气的一面，也要照顾到人体的正气，做到祛邪与扶正兼顾。两个三急下法，祛邪是手段，护正是目的，在阳明中，意在救其胃津，在少阴中，意在救其肾水。然无论阳明、少阴，凡急下者，必须见有燥实内结之证，尤其是少阴三急下，必须以阳明之实与少阴之虚并见为辨证依据。

三、热移膀胱证

【原文】

少陰病，八九日，一身手足盡熱者，以熱在膀胱，必便血也。（293）

【提要】

少阴病阴虚热化，移热膀胱的变证。

【解析】

少阴与太阳互为表里，太阳、少阴为病，易表里互传。太阳误治可伤及少阴肾脏，变为肾虚证，反之少阴肾虚亦可波及太阳之腑膀胱。本证即少阴病肾阴亏虚，化生内热，虚火日炽，八九日后，移热于膀胱，变为膀胱热证。膀胱为太阳之腑，主一身之表，热邪循膀胱经外燔，故一身手足尽热。热邪内伤阴络，又可小便见血。治宜育阴清热，宁络止血。清代医家柯韵伯认为，轻者可用猪苓汤，重者用黄连阿胶汤，可供临床参考。

【明经指要】

少阴病一般可见恶寒身蜷而利等少阴虚寒证，而今见"一身手足尽热"，是少阴阳气来复太过化热之象，其病由阴转阳，证由寒变热，由里达表，由少阴之脏转出太阳之腑。太阳属膀胱，为诸阳主气，总六经而统营卫，为一身之外藩，故热在太阳则一身手足尽热。少阴之脏移热于膀胱之腑，热伤血络，则见便血之症。"一身手足尽热"是本证的辨证要点：其一，可有别于阴盛格阳证，其证身热不恶寒，但手足必冷；其二，作为热在膀胱的标志，膀胱外应皮毛，热在膀胱，故一身手足尽热。

四、伤津动血证

【原文】

少陰病，欬而下利讝語者，被火氣劫[1]故也，小便必難，以強責少陰汗[2]也。（284）

【词解】

[1]被火气劫：劫，作强取解。被火气劫，即为被火法迫汗所伤。

[2]强责少阴汗：强责，过分强求的意思。强责少阴汗，指少阴不当发汗而强用发汗的方法。

【提要】

少阴病火劫伤阴的变证。

【解析】

少阴病咳而下利，多为水气病，若阳虚水泛，治宜真武汤，若阴虚水热互结，治宜猪苓汤，无论阳虚或阴伤，皆不可用汗法。今误用火法，强发其汗，致火热内迫，劫伤津液。胃中干燥，热扰心神则谵语；阴液耗竭，化源不足则小便难。本条提示少阴阴气本虚，即使有水气，也不可用火法逼汗，由此推之，辛温汗法亦当慎用，否则伤及真阴，救治不易。

【原文】

少陰病，但厥無汗，而強發之，必動其血，未知從何道出，或從口鼻，或從目出者，是名下厥上竭[1]，爲難治。（294）

【词解】

[1]下厥上竭：因阳气虚于下而致厥逆，故称下厥；因阴血自口鼻目等上窍出而耗竭，故称上竭。

【提要】

少阴病强汗动血的变证。

【解析】

少阴肾阳虚衰，外不能温煦四肢则手足厥逆；内不能蒸化津液以作汗故无汗，治当温补肾阳。今但厥无汗，并无表证，而强发其汗，不但更伤其虚阳，而且有动血竭阴之弊。一则阳气伤则血失统摄，二则峻剂强汗则伤及络脉。虚阳浮躁，激动营血，血随虚阳上溢，或从口鼻，或从目出，形成血从上出的上竭危候。阳气衰于下而致厥逆，阴血出于上窍而涸竭，故曰："下厥上竭。"下厥非温不可，血气冲逆，又不宜辛热，上竭之血当清，但又不得碍于下厥，顾此则失彼，攻补两难，故曰："难治。"

【明经指要】

本条与293条之热移膀胱证皆有出血倾向，但病机不同，预后迥异。前者一身手足尽热而便血，是阴病转阳，阳热有余而迫血妄行，一般预后尚可；本条所见下厥上竭，乃阴阳离决之象，故多数预后极差，实为难治之证。

第五节　咽痛证

一、猪肤汤证

【原文】

少陰病，下利咽痛，胸滿心煩，猪膚湯主之。（310）

猪膚湯方

猪膚一斤

上一味，以水一斗，煮取五升，去滓，加白蜜一升，白粉[1]五合，熬香[2]，和令相得[3]，温分六服。

【词解】

[1]白粉：米粉。

[2]熬香：即炒出香味。

[3]和令相得：即调和均匀。

【提要】

少阴阴虚，虚热上扰咽痛的证治。

【解析】

手少阴心经，起于心中，下络小肠，其支脉夹咽；足少阴肾经，从肾上贯肝膈，入肺中，循喉咙，夹舌本。少阴下利伤阴，阴虚生热，虚热循经上扰，经气不利则咽痛、胸满、心烦。因其证以阴虚为主，故治疗既不宜苦寒，亦不宜温补，所以用猪肤汤滋肾润肺，和中止利。

本证虽有咽痛，但非实热所致，故咽痛红肿不甚，咽部干涩疼痛而轻微，伴口干咽燥。与风热实邪而致的红肿显著、疼痛剧烈者有别，亦与阳虚阴盛亡阳之咽痛不红不肿者有异，临床应当注意鉴别比较。

【临证要点】

主症：咽喉疼痛轻微，红肿不甚，咽部干涩，伴下利，胸满，心烦。

病机：少阴阴虚，虚火上炎。

治法：滋肾润肺，和中止利。方用猪肤汤。

猪肤汤主要用于治疗慢性咽炎、慢性扁桃体炎、声音嘶哑、失喑、虚火牙痛、口腔溃疡、牙龈出血、牙周炎、原发性血小板减少性紫癜、肺结核、细菌性痢疾、再生障碍性和营养不良性贫血、糖尿病、尿崩症、干咳、手足皲裂等，只要辨证属于肺肾阴虚而有热者，皆可用猪肤汤加减治疗。

【方义】

猪肤汤由猪肤、白蜜、米粉组成，为甘润平补之剂。猪肤即鲜猪皮，甘润微寒，滋阴润肺而退虚热；白蜜甘寒，滋阴润燥，清虚热以止咽痛；米粉甘淡，炒香则和胃补脾以止利。诸药合用，共奏滋阴降火、养阴润燥、甘缓止痛之效。

二、甘草汤证与桔梗汤证

【原文】

少陰病，二三日，咽痛者，可與甘草湯，不差，與桔梗湯。（311）

甘草湯方

甘草二兩

上一味，以水三升，煮取一升半，去滓，溫服七合，日二服。

桔梗湯方

桔梗一兩　甘草二兩

上二味，以水三升，煮取一升，去滓，溫分再服。

【提要】

少阴客热咽痛的证治。

【解析】

外感邪热客于少阴经脉，经气不利故致咽痛，病之初起，邪热轻浅，仅见咽喉轻微红肿疼痛，用甘草汤清热解毒而止咽痛。若服甘草汤而咽痛不除，是肺气不宣而客热不解，用桔梗汤清热解毒，开肺利咽。

【方义】

甘草汤，用生甘草一味，凉而泻火，清热解毒，消痈肿而利咽喉。桔梗汤在甘草汤基础上加桔梗辛开苦泄，宣肺散结，利咽止痛。二药相伍，为治疗实热咽痛之基础方，适用于客热咽痛而病情轻浅者。

【临证要点】

主症：咽部轻度红肿疼痛。一般不伴全身症状。

病机：少阴客热，循经上扰。

治法：清热解毒，开肺利咽。方用甘草汤或桔梗汤。

甘草汤和桔梗汤是治疗风热咽痛的基础方，如常用于治疗急性扁桃体炎、扁桃体周围炎、急性咽炎、急性喉炎、急性会厌炎等，亦用于口舌生疮、肺痈肺痿之痰涎多、舌猝肿大、疔疮等；还有报道治疗小儿遗尿、溃疡病、红茴香中毒、蟾蜍胆中毒、木薯中毒、毒蕈中毒等病证。上述病证辨证属风热郁肺者，可选用本方加减治疗。

三、苦酒汤证

【原文】

少陰病，咽中傷，生瘡[1]，不能語言，聲不出者，苦酒湯主之。（312）

苦酒湯方

半夏（洗，破如棗核）十四枚　雞子一枚（去黃，內上苦酒，著雞子殼中）

上二味，内半夏著苦酒[2]中，以雞子殼置刀環[3]中，安火上，令三沸，去滓，少少含嚥之，不差，更作三劑。

【词解】

[1]生疮：咽部受损，局部发生溃烂。

[2]苦酒：汉代一种以糯米酿制的东西，其味苦涩，饮后身微热，现四川山区尚有酿制者。因多处已无售，可以米醋代之。

[3]刀环：刀柄一端之圆环。可架鸡蛋壳于环中，今可用粗铁丝作圆环代柄以置蛋壳。

【提要】

少阴病咽中生疮的证治。

【解析】

邪热与痰浊阻闭咽喉，致使咽部损伤，局部肿胀或溃烂，痰热闭阻，波及会厌，使声门不利，则不能语言，声不出。治以苦酒汤清热涤痰，消肿散结，敛疮止痛。

【方义】

苦酒汤由半夏、鸡子清、苦酒组成。方中半夏涤痰散结，鸡子清甘寒清热消肿，苦酒消肿敛疮。半夏得鸡子清，有利咽之功而无燥津之弊，半夏得苦酒，更能辛开苦泄，以增涤痰敛疮之力。本方的服用方法为少少含咽之，意在使药物直接持久作用于咽部，以提高疗效。

【临证要点】

主症：声哑咽痛，红肿溃烂，有阻塞感，甚或不能语言。

病机：痰热壅阻，咽喉不利。

治法：清热涤痰，敛疮消肿。方用苦酒汤。

苦酒汤主要用于治疗口腔溃疡、咽喉部红肿溃烂的扁桃体炎、急性化脓性扁桃体炎、扁桃体周围炎、急性咽炎、急性喉炎、急性会厌炎、失喑、食道炎等，只要辨证属于痰热壅阻咽喉者，均可用此方加减治疗。

四、半夏散及汤证

【原文】

少陰病，咽中痛，半夏散及湯主之。（313）

半夏散及湯方

半夏（洗）　桂枝（去皮）　甘草（炙）

上三味，等分。各别擣篩已，合治之，白飲和服方寸匕，日三服。若不能散服者，以水一升，煎七沸，内散兩方寸匕，更煮三沸，下火令小冷，少少嚥之。半夏有毒，不當散服。

【提要】

少阴客寒咽痛的证治。

【解析】

本条叙述简略，仅据"咽中痛"一证，难辨寒热虚实，然以方测证，当为寒邪客于咽喉，邪气闭郁，痰湿阻滞所致。因属寒邪痰湿客阻咽喉，故咽部一般不见红肿，同时可伴见恶寒、痰涎多、气逆欲呕、舌淡苔润等。治用半夏散及汤，通阳散寒，涤痰开结。

【方义】

半夏散及汤由半夏、桂枝、炙甘草组成。方中半夏涤痰开结，桂枝、炙甘草通阳散寒，缓急止痛，三药合用，共奏通阳散寒、涤痰开结之功。半夏散及汤是一方两法：此方可作散剂服，方法是取三药等分为末，日3次，每次3～9g；亦可取散剂入水煎服。本方服法为少少含咽，或频频含咽、徐徐咽下等，旨在使药力持久作用于患处。

【临证要点】

主症：咽中痛，无红肿。可伴有恶寒、痰涎多、气逆欲呕、舌淡苔润等。

病机：寒客咽喉，痰湿凝聚。

治法：通阳散寒，涤痰开结。方用半夏散及汤。

半夏散及汤主要治疗咽喉病如喉痹、急慢性咽炎、急慢性扁桃体炎、音哑；亦有报道用于治疗食管炎、食道癌等，只要辨证属寒客咽喉，痰湿凝聚者，均可用本方加减治疗。

【明经指要】

少阴咽痛四证，猪肤汤证因少阴阴虚，虚热上扰所致，症见咽部干涩疼痛较轻，红肿不甚，下利，胸满，心烦等，治以滋肾润肺，和中止利；甘草汤证、桔梗汤证为邪热客于少阴经，上犯咽部所致，症见咽部红肿疼痛较为轻微，无全身症状，治以清热解毒，开肺利咽；苦酒汤证为痰热相结，壅阻咽喉而成，以咽喉部红肿溃烂、咽中伤、生疮、不能语言为主，治以清热涤痰，敛疮消肿；而本证则是寒邪痰湿客阻咽喉，其咽痛一般较甚，无明显红肿，同时伴有恶寒，痰涎缠喉，咳吐不利，气逆欲呕等症。治以半夏散及汤散寒利咽，涤痰开结。

第六节　少阴病预后

一、正复欲愈证

【原文】

少陰病，脉緊，至七八日，自下利，脉暴微[1]，手足反温，脉緊反去者，爲欲解也，雖煩下利，必自愈。（287）

少陰中風，脉陽微陰浮者，爲欲愈。（290）

【词解】

［1］脉暴微：暴，突然；微，与紧相对而言。指脉紧突然变为脉和缓。

【提要】

少阴病阳回自愈的辨证。

【解析】

287条"少阴病，脉紧"，是少阴阴寒内盛，寒邪凝敛所致。至七八日后见下利者，有两种可能：一为邪盛正衰，当见下利清谷，恶寒蜷卧，手足厥逆，甚则自汗躁烦，此乃阴盛阳亡之危候；一为正胜邪退，阳气渐复，其病向愈。今见"脉暴微"是指脉象由紧突然变为和缓，是寒邪消退之象。手足反温，标志着阳气来复，故称"为欲解也"。此时烦而下利是因为阳气来复，与邪相争则烦，寒从下泄，驱邪外出则下利，故云："必自愈。"本条用"手足反温""脉紧反去"作为少阴寒化证向愈的临床表现，揭示此类病证，当用扶阳抑阴之法，促使阳气恢复，阴寒消退。本条"虽烦下利"，与太阴病278条"虽暴烦下利日十余行，必自止"，同属阳复邪退之佳兆，只是本条为肾阳恢复，278条属脾阳恢复。

290条阐述少阴中风欲愈的脉象。本条脉之"阴""阳"，是指尺脉和寸脉。少阴中风，乃少阴感受风邪之证。少阴为阴经，其为病多有正气不足，故少阴中风寸脉当浮，尺脉应沉。寸脉浮为表受风邪之征，尺脉沉为正气不足之象。今反见寸脉微而尺脉浮，寸脉微表示邪气已微，尺脉浮表示阳气来复，正复而邪衰，故曰"为欲愈"。当然在临床辨证时还须结合其他证候综合分析。

二、阳回可治证

【原文】

少陰病，下利，若利自止，惡寒而蜷卧[1]，手足溫者，可治。（288）

少陰病，惡寒而蜷，時自煩，欲去衣被者，可治。（289）

少陰病，吐利，手足不逆冷，反發熱者，不死。脉不至者，灸少陰[2]七壯[3]。（292）

【词解】

[1]蜷卧：指身体四肢蜷曲而卧。

[2]灸少阴：灸少阴经的穴位。

[3]七壮：一炷为一壮。七壮，即灸七个艾炷。

【提要】

少阴病阳复可治之证。

【解析】

288条论少阴寒化证手足温者可治。少阴病下利，恶寒而蜷卧为肾阳虚衰阴寒内盛所致。今利自止，有两种可能：一为阳亡阴竭，无物可下而利止。在这种情况下，利虽止，但四肢始终厥冷，病情毫无改善，为病情危重，如通脉四逆汤证之"利止脉不出"，即属此例。一为阳气恢复，阴寒渐去之利止。此则必见手足转温等阳复阴退佳兆，虽仍恶寒蜷卧，但预后较好，故云："可治。"四逆汤、通脉四逆汤等方，可酌情选用。

289条论少阴寒化证阳气来复，时自烦欲去衣被者可治。少阴病阳衰阴盛，恶寒而蜷，喜近衣被，多静而不烦。如由恶寒蜷卧转为时时自烦，欲去衣被，是阳气来复与寒邪相争所致，故云："可治。"阳气来复则必伴见手足转温等阳复征象，若时自烦，欲去衣被而手足厥逆，脉微欲绝，则为虚阳外越而躁动不安，非阳复，而为阳脱。

292条论阳复可治证及吐利后脉不至的治法。少阴寒化证出现呕吐下利，一般有手足逆冷等症，今未见手足逆冷，说明阳虚不甚，尚能温煦四末。少阴寒化证当无发热，若发热而手足不逆冷，知非亡阳重症而是阳气来复，阴寒消退，故谓"不死"。少阴寒化证脉不至，如与肢厥、恶寒、身蜷等同时出现，为阳气大衰，阴阳有离决之征。本条脉不至，伴手足不逆冷而反发热，乃因吐利导致升降失常，气血逆乱，阳气一时不续所致，可用灸法以温通阳气，阳气通则脉自复。论中提出"灸少阴七壮"，未言及穴位，后世医家认为，可灸少阴太溪、涌泉及关元、气海等穴位。

三、正衰危重证

【原文】

少陰病，惡寒身蜷而利，手足逆冷者，不治。（295）

少陰病，吐利躁煩，四逆者死。（296）

少陰病，下利止而頭眩，時時自冒[1]者死。（297）

少陰病，四逆惡寒而身蜷，脉不至，不煩而躁者死。（298）

少陰病，六七日，息高[2]者死。（299）

少陰病，脉微細沉，但欲卧，汗出不煩，自欲吐，至五六日自利，復煩躁不得卧寐者死。（300）

【词解】

［1］冒：冒者，指以物蔽首之状。此指眼发昏黑，目无所见的昏晕状态。

［2］息高：息指呼吸，息高是指吸气不能下达，呼吸浅表，为肾不纳气的表现。

【提要】

少阴病之危候。

【解析】

295 条论纯阴无阳的危候。少阴病恶寒身蜷，为阳气虚衰，失于温煦；下利为阳衰阴盛，寒湿下注；更见手足逆冷，为元阳衰败，纯阴无阳之象，故云"不治"。"不治"为病情危重，预后不良之意，临证当用四逆汤或通脉四逆汤回阳救逆。本条与 288 条皆有恶寒蜷卧而利，均属少阴寒化重症。但 288 条经过治疗手足转暖，乃阳气渐复之象，故谓可治；本条证虽经一段治疗，仍无丝毫阳复之象，故云："不治。"

296 条论少阴阴盛阳绝的危候。少阴病吐利交作，为肾阳虚衰，阴寒内盛，累及脾胃，升降失常所致；躁烦是正不胜邪，虚阳欲脱之征；更兼四肢厥逆，乃阳绝阴盛，虚阳外浮，神不内守之征，故属危殆，预后不良。本条与 309 条比较：309 条以呕吐为主，而下利不甚，因剧烈呕吐，导致手足逆冷，使病人烦躁难忍，虽有"欲死"之势，但并非危重，故用吴茱萸汤泄浊通阳。本条虽吐利交作，但以下利为甚，逆冷见于四肢，且神志躁扰不宁，为虚阳外越，神不守舍所致，故预后不良。

297 条论阴竭于下，阳脱于上的危候。少阴病，下利止有两种转归：一为阳复阴退之顺证，其人多脉转和缓，手足转温等；一为阴津竭于下，阳脱于上之逆证，其人多脉微欲绝，手足逆冷等。本条属于后者，乃下利过甚，阴津涸竭无物可下的结果。时时自冒，为阴液竭于下，阳气脱于上，残阳扰乱清窍所致。阴阳有离决之势，故预后不良。

298 条论少阴病阴盛阳绝的危候。少阴病，四逆，恶寒而身蜷，为肾阳虚衰，阴寒内盛之象，脉不至为真阳败绝，无力鼓动血行所致。不烦而躁，即病人神志昏迷而手足无意识的躁动，是阳脱神亡的表现。此证不仅阳气败绝，且神气将亡，预后不良，故曰："死。"本条与 292 条皆有脉不至，一则主生，一则主死。292 条之脉不至，是因为骤然吐利，阳气一时不能接续，虽脉不至，但手足不逆冷，非阳气败绝，故用灸法通阳复脉，多有阳回脉复之望。本条脉不至是少阴阳衰阴盛重证发展而成，不仅肾阳衰微，且阴寒极盛，故难于救治。

299 条论少阴肾气绝于下，肺气脱于上的危候。肺主气，司呼吸，肾主纳气，为气之根。少阴病日久，出现浅表性呼吸，是肾不纳气，吸气不能下达，肺气欲脱的危候，预后不良，故曰："死。"

300 条论少阴病阴阳离决的危候。脉微细沉是少阴病本脉；但欲卧为少阴病本证；不烦是阳衰至极，无力与阴邪相争；自欲吐为阳虚阴盛，阴寒上逆；汗出为阴盛阳衰，阳气外越。此证已属阳衰阴盛，若能急温回阳，尚有救治的可能。若迁延失治，至五六日，更增下利，则阳衰阴盛更甚，又现烦躁不得卧寐，系阳气外脱，阴阳有离决之势，预后极差，故云"死"。

【明经指要】

由本节可知，少阴寒化证的基本病机为肾阳虚衰，其预后重在肾阳的存亡，阳存则生，阳亡则死。又因肾阳为一身阳气之根本，故治疗少阴寒化证，当以"急温"为首务，不可稍有懈怠，以免病情恶化，难以救治。

第七节　少阴病欲解时

【原文】

少陰病，欲解時，從子至寅上[1]。（291）

【词解】

[1]从子至寅上：指子、丑、寅三个时辰，即从23时至次日5时之前。

【提要】

少阴病欲解时。

【解析】

从子时至寅时，为自然界阴气已衰，阳气渐长之时。少阴病多心肾阳衰，阴寒内盛，若正气渐复，又得自然界阳气之助，则有利于阳气的恢复及阴寒的消退，故此三时为少阴病的欲解时。方有执《伤寒论条辨》云："子丑寅，阳生之时也。各经皆解于其所王之时，而少阴独如此而解者，阳进则阴退，阳长则阴消，且天一生水于子，子者少阴生王之地，故少阴之欲解，必于此时欤。"

附：备考原文

【原文】

少陰病，下利便膿血者，可刺。（308）

第六章
辨厥阴病脉证并治

扫一扫，查阅本章数字资源，含PPT、音视频、图片等

第一节 概 说

厥阴病是伤寒六经病的最后阶段。厥者，极也，尽也。厥阴有"阴极阳衰""阴尽阳生"的含义。《素问·至真要大论》说："厥阴何也？岐伯曰：两阴交尽也。"因此，病至厥阴既有阴极阳衰、阴阳离决的危重证候，又有阴尽阳生、阴证转阳的机转。

厥阴指足厥阴肝经、手厥阴心包经及其所络属的脏腑而言。足厥阴之脉起于足大趾，沿下肢内侧中线上行，环阴器，抵小腹，夹胃属肝络胆，上贯膈，布胁肋，上行连目系，出额与督脉会于巅顶。手厥阴之脉起于胸中，出属心包络，下膈历络三焦。其支者，循胸出胁上抵腋下，循上臂内侧中间入肘中，下前臂行两筋之间入掌中，至中指出其端。肝主藏血，寄相火，主疏泄，性喜条达而恶抑郁，与胆为表里，对脾胃的受纳、消化和气机的升降起重要作用。手厥阴心包为心之外卫，代心用事。心包之火以三焦为通路而达于下焦，使肾水温暖以养肝木。

在生理情况下，肝胆疏泄条达，一身气机和畅，肝火不亢，肾水不寒，胆木生发之机充盛，以维持人体各部分组织器官正常的功能活动。若病入厥阴，则肝失条达，气机不利，阴阳失调。由于厥阴为六经中最后一经，具有阴尽阳生，极而复返的特性，故厥阴为病，在阴寒盛极之时，每有阳气来复之机，其病往往是阴中有阳。正如《诸病源候论》所云："阴阳各趋其极，阳并于上则上热，阴并于下则下冷。"故厥阴病的特征，以上热下寒、寒热错杂为主。

厥阴病的形成，一般有三种途径：其一，三阳误治或失治，邪气内陷。其中以少阳之邪最易陷入厥阴，以少阳与厥阴相表里故也，此属表里经传。其二，太阴、少阴病不愈，致使邪气进一步内传厥阴，此属循经相传。其三，本经发病，多因先天禀赋不足，脏气虚弱，以致邪气直犯厥阴，此即外邪直中。根据临床观察，三种情况以前两种较为多见。

厥阴为病，因肝失条达，木火上炎，脾虚不运，易形成上热下寒的病机变化，本篇提纲证所论的消渴，气上撞心，心中疼热，饥而不欲食等上热下寒证，反映了厥阴病寒热错杂的证候特点，故作为厥阴病的代表证。然厥阴受邪，阴阳失调，若邪气从阴化寒，则为厥阴寒证；从阳化热，则为厥阴热证。病至厥阴，正邪相争，阴阳消长，而有阴阳胜复的特点。因阴胜则厥，阳复则热，阴阳互有争胜，故表现为手足厥逆与发热交替出现，则为厥热胜复证。此证可根据厥逆与发热时间的长短，程度的轻重，来判断阴阳消长，病势的进退及预后。若由于"阴阳气不相顺接"，表现为四肢厥冷者，则称之厥逆证。邪犯厥阴，肝失疏泄，影响脾胃，升降失调，还可见呕吐、哕、下利等症。此外，厥阴病篇中，还列举了多种病因所致的厥逆，以及呕吐、哕、下利等症，这类病证并非皆属厥阴，但应从鉴别角度，对比认识，以提高临床辨证论治能力。

厥阴病的治法，因证而异，一般遵循"寒者温之，热者清之"的原则。上热下寒证，宜清上温下。厥阴寒证，有温经散寒养血之法；热证有凉肝解毒之法等。但厥阴病比较复杂，临证之时，还应根据具体病情，结合患者素体情况，"随证治之"。

厥阴病的预后及转归，主要有以下几个方面：厥阴阳复，可出转少阳；厥阴邪微正复，可有向愈之机；厥阴阳复太过，可发生痈脓、便血或喉痹；若阳亡阴竭者，则预后不良。

第二节　厥阴病辨证纲要

【原文】

厥陰之爲病，消渴，氣上撞心[1]，心中疼熱[2]，飢而不欲食，食則吐蚘，下之利不止。（326）

【词解】

[1]气上撞心：心，泛指心胸及胃脘部。气上撞心，即病人自觉有气上冲心胸部位。

[2]心中疼热：自觉胃脘部疼痛，伴有灼热感。

【提要】

厥阴病辨证提纲。

【解析】

厥阴肝为风木之脏，主疏泄而内寄相火，邪入厥阴，疏泄失常，一方面气郁化火，上炎犯胃而为上热，另一方面肝气横逆，克伐脾土而为下寒，遂成上热下寒之证。肝郁化火，灼伤津液，故见消渴；足厥阴之脉夹胃上贯于膈，肝火循经上扰则见气上撞心，心中疼热；肝火犯胃，胃热消谷则嘈杂似饥；肝木乘脾，脾气虚寒，运化失职，故不欲饮食；脾虚肠寒，上热与下寒相阻格，故食入则吐；若患者素有肠道蛔虫寄生，则可能由于蛔虫上窜于胃而随食物吐出。此上热下寒之证，治宜土木同调、清上温下之法，可选用乌梅丸治之。若医见上热误用苦寒攻下，则致脾阳更伤，下寒更甚，而见下利不止的变证。

此为厥阴病开篇第一条原文，概括反映了厥阴有阴尽阳生之机，发病每易出现阴中有阳，寒热错杂的特点，故为厥阴病提纲。

【明经指要】

厥阴病提纲证与太阴病提纲证述证方式相类，是以临床见症与误治后的结果点出本经病的性质。太阴误下因脾胃俱损，升降之职失常，故气机痞塞心下而见胸下结硬；厥阴误下，因上热不为寒药而伤，而下寒则因误下更甚，脾气不升，故见下利不止。此亦进一步揭示了厥阴病上热下寒之性质。六经病提纲证各有侧重，其中，太阳、少阴以脉症相和而论，太阴、厥阴，以症状与误治的结果而论；少阳以自觉症状而论，阳明以病机而论。六经提纲之所以如此行文，实有深意。其意就在于互为补充，一隅三反，主要示人分经审证时，既要脉症合参，又要知脉症从舍；既要依据医生诊查所得，也要了解病人的自觉症状；既要知审证的关键依据，又要从误治的反应中体味本经病的特点。但是归根到底，审经辨病的目的还是要明其病位，知其病性，定其病机，如此方能做出正确的诊断，进而确定正确的治则，选用适合的方药。

本条之消渴应与太阳蓄水证之消渴相鉴别。本条消渴乃厥阴肝火燔炽，灼伤津液，为上热证，当伴有舌红苔黄，心中疼热等症状，治宜乌梅丸清上温下。太阳蓄水证之消渴，为太阳之腑膀胱气化失职，水停气阻，津不上承，属下焦蓄水证，故伴有小便不利，少腹里急，或脉浮，发热等症状，治宜五苓散温阳化气利水。

第三节 厥阴病本证

一、厥阴寒热错杂证

（一）乌梅丸证

【原文】

傷寒脉微而厥，至七八日膚冷，其人躁無暫安時者，此爲藏厥[1]，非蚘厥[2]也。蚘厥者，其人當吐蚘。今病者静，而復時煩者，此爲藏寒[3]，蚘上入其膈，故煩，须臾復止，得食而嘔，又煩者，蚘聞食臭出，其人常自吐蚘。蚘厥者，乌梅丸主之。又主久利。（338）

乌梅丸方

乌梅三百枚 細辛六兩 乾薑十兩 黄連十六兩 當歸四兩 附子六兩（炮，去皮） 蜀椒四兩（出汗[4]） 桂枝六兩（去皮） 人参六兩 黄蘗六兩

上十味，異擣篩[5]，合治之，以苦酒漬乌梅一宿，去核，蒸之五斗米下，飯熟擣成泥，和藥令相得，内臼中，與蜜杵二千下，丸如梧桐子大，先食飲服十丸，日三服，稍加至二十丸。禁生冷、滑物、臭食等。

【词解】

[1]脏厥：肾脏真阳极虚而致的四肢厥冷。

[2]蛔厥：蛔虫内扰，气机逆乱而致的四肢厥冷。

[3]脏寒：此指脾脏虚寒，实为肠中虚寒。

[4]出汗：用微火炒至油质渗出。

[5]异捣筛：将药物分别捣碎，筛出细末。

【提要】

辨脏厥与蛔厥，以及蛔厥的证治。

【解析】

本条可分为三段理解。第一段从"伤寒脉微而厥"至"非蛔厥也"，论脏厥的脉症，并提出应与蛔厥相鉴别。脏厥与蛔厥，均可见脉微而四肢厥冷。但脏厥的厥冷程度严重，不仅四肢厥逆，而且周身肌肤皆冷，加之病人躁扰无片刻安宁之时，乃真阳衰败，脏气垂绝的表现，其病凶险，预后不良。此证与蛔厥的病机证治有别，故云："非蛔厥也。"脏厥证的治疗，当以扶阳抑阴为主，可选用四逆汤类方。

第二段从"蛔厥者"至"乌梅丸主之"，论蛔厥的证治。蛔厥因蛔虫内扰所致，多有吐出蛔虫的病史，故曰："其人当吐蛔。"由于肠寒胃热，蛔虫避寒就温，不安于肠而上窜于胃，蛔虫上扰，故见心烦，甚则伴有剧烈腹痛和呕吐。若蛔虫内伏不扰，其心烦、腹痛、呕吐等症即可随之缓解或消失，故曰："须臾复止。"若病人进食，蛔虫因闻到食物气味，动而上窜，不仅心烦、腹痛、呕吐等症又作，且可因胃气上逆，蛔虫随之吐出。说明蛔厥证心烦、呕吐、腹痛等症状的发作或加重与进食有关。蛔虫内扰，气机逆乱，阴阳气不相顺接，故见四肢厥冷。可见蛔厥证具有时静时烦，时作时止，诸症发作或加重与进食有关，痛剧时虽手足厥冷，但周身肌肤不冷，且有吐蛔史等特征，与"肤冷，其人躁无暂安时"的脏厥自然有别。蛔厥证为上热下寒、蛔虫内扰所成，治当清上温下、安蛔止痛，方用乌梅丸。

第三段为文末"又主久利"，补述乌梅丸不仅能治疗蛔厥，又可治疗寒热错杂、虚实互见的久利不止之证。

【方义】

乌梅丸中重用乌梅，并用醋渍增益其酸性，为安蛔止痛之主药。附子、干姜、细辛、蜀椒、桂枝，取其辛以伏蛔，温以祛寒；黄连、黄柏，取其苦以驱蛔，寒以清热；人参、当归补气养血；米饭、蜂蜜和胃缓急。本方酸苦辛甘并投，寒温攻补兼用，以其酸以安蛔，以其苦以下蛔，以其辛以伏蛔，为清上温下、安蛔止痛之良方。因乌梅味酸入肝，兼具益阴柔肝、涩肠止泻的功效，故本方又可治寒热错杂、虚实互见之久利，实为厥阴病寒热错杂证之主方。原方为丸剂，现代多用汤剂，使用方便，加减灵活。

【临证要点】

主症：时静时烦，呕吐，腹痛，时作时止，与进食有关，痛剧时手足厥冷，有呕吐蛔虫病史。

病机：上热下寒，蛔虫内扰。

治法：清上温下，安蛔止痛。方用乌梅丸。

现代临床对乌梅丸的应用较广，包括胆道蛔虫症、蛔虫性肠梗阻、慢性肠炎、结肠炎、急性菌痢、过敏性腹泻、十二指肠球部溃疡、慢性萎缩性胃炎、崩漏、带下、痛经、月经不调以及慢性角膜炎、角膜溃疡等，辨证属于寒热错杂，病变部位与肝经循行部位有关者。

【明经指要】

本条文表面虽是论治蛔厥，但蛔厥发生的原因实为肠寒胃热，即上热下寒，寒热错杂。此证本在厥阴肝木而标在脾胃，乌梅丸以当归乌梅养肝血而令肝气不逆，用黄连、黄柏以清上热，用附子、干姜、蜀椒以温下寒，以桂枝、细辛温通上下，更以人参、米饭、蜂蜜扶脾和胃而助正。本方为有制之师，正契合厥阴寒热错杂之证治，实为厥阴病之主方。另，此方之法，亦暗合《金匮要略·脏腑经络先后病脉证》篇第1条"夫肝之病补用酸，助用焦苦，益用甘味之药调之"之大法。

蛔厥证与少阴寒厥证均有四肢厥逆、呕吐、腹痛等症，二者的区别在于：蛔厥证的厥逆多见于剧痛之时，痛减或痛止时消失，腹痛拒按，时作时止，时静时烦，进食后随即发生呕吐与腹痛，证属上热下寒，治宜乌梅丸清上温下。少阴寒厥证手足厥逆，持续不减，腹痛喜温喜按，呕吐常与下利清谷、恶寒蜷卧、脉沉微等相伴见，证属阳衰阴盛，治宜四逆汤回阳救逆。

（二）干姜黄芩黄连人参汤证

【原文】

傷寒本自寒下，醫復吐下之，寒格[1]更逆吐下，若食入口即吐，乾薑黄芩黄連人參湯主之。（359）

乾薑黄芩黄連人參湯方

乾薑　黄芩　黄連　人參各三兩

上四味，以水六升，煮取二升，去滓，分温再服。

【词解】

[1]寒格：指下寒与上热相格拒，以饮食入口即吐为特征。

【提要】

上热下寒相格拒证的证治。

【解析】

"本自寒下"，是其人素有脾气虚寒下利。"伤寒"，指复感外邪。本虚寒下利而复感外邪，医者不解虚实，误用吐下，致使脾气更虚，下利更甚，且外邪内陷，入里化热，邪热被下寒格拒，形成寒格于下，拒热于上的"寒格"。上热则胃气上逆而呕吐或食入口即吐，下寒则脾气下陷而下利。治用干姜黄芩黄连人参汤，清上温下，辛开苦降。寒热相格得除，则呕利自止。

一般来说，食入即吐，属于胃热；朝食暮吐或暮食朝吐，属于胃寒。本条之"食入口即吐"乃胃热气逆之证，也是辨别本证上热的主要依据。

【方义】

干姜黄芩黄连人参汤的药物组成同方名。方中黄芩、黄连苦寒清泄胃热，干姜辛温散寒开格，人参甘温补中益气。上热清则呕吐止，下寒除则下利止，中气复则升降有序而寒热相格之势得解。诸药合用，清上温下，调和脾胃，为仲景治疗寒热错杂，虚实互见呕吐、下利之基础方，论中治疗脾胃不和，寒热错杂痞证的三泻心汤均含有这一用药法则。

【临证要点】

主症：食入口即吐，下利便溏。

病机：胃热脾寒，寒热相格。

治法：苦寒泄降，辛温通阳。方用干姜黄芩黄连人参汤。

现代临床主要将干姜黄芩黄连人参汤应用于消化性溃疡、急慢性肠炎、痢疾等病证属中虚夹热，寒热夹杂之证。亦有用于治疗尿毒症性胃炎、肾炎、慢性痢疾、小儿秋季腹泻等，辨证属于上热下寒者。

【明经指要】

本证与黄连汤证皆属上热下寒证。二者的区别是：黄连汤证胃热尚轻，脾虚较重，寒多热少，以下寒为主，故见腹中痛，欲呕吐。方中只用一味黄连清上热，加用桂枝、炙甘草、大枣温阳扶脾。本证胃热较甚，脾虚较轻，热多寒少，以上热为主，故以食入口即吐为主。方中黄连、黄芩并用，以清降胃热，散寒只用干姜，补虚单用人参。

（三）麻黄升麻汤证

【原文】

伤寒六七日，大下后，寸脉沉而迟，手足厥逆，下部脉[1]不至，喉咽不利[2]，唾脓血，泄利不止者，爲難治，麻黄升麻湯主之。（357）

麻黄升麻湯方

麻黄二兩半（去節）　升麻一兩一分　當歸一兩一分　知母十八銖　黄芩十八銖　葳蕤[3]十八銖（一作菖蒲）　芍藥六銖　天門冬六銖（去心）　桂枝六銖（去皮）　茯苓六銖　甘草六銖（炙）　石膏六銖（碎，綿裹）　白朮六銖　乾薑六銖

上十四味，以水一斗，先煮麻黄一兩沸，去上沫，内諸藥，煮取三升，去滓，分温三服。相去如炊三斗米頃令盡，汗出愈。

【词解】

[1]下部脉：有两种解释，一指寸口脉的尺脉，一指三部九候中的趺阳脉与太溪脉。

[2]喉咽不利：咽喉疼痛，吞咽困难。

[3]葳蕤：即玉竹。

【提要】

论上热下寒，正虚阳郁的证治。

【解析】

伤寒六七日，言病程稍长，但表邪未解，仍当先解其表。若表邪未解而误用苦寒攻下，病不得愈，反使表邪内陷，阳气郁遏，伤阴损阳而发生一系列变证。邪陷于里，阳郁不伸，则寸脉沉而迟，手足逆冷。阳气受损，寒盛于下，则下部脉不至。热盛于上，灼伤津液，则喉咽不利，灼伤肺络，则吐脓血。脾虚寒盛，清阳下陷，则泄利不止。证属阳郁不伸，寒热错杂，虚实互见。若单治其寒则助其热，单治其热又增其寒，欲补其虚必实其实，欲泻其实则虚其虚，故曰："难治。"本证的关键在于阳郁不伸，故治以麻黄升麻汤发越郁阳，兼清上温下，滋阴和阳。

【方义】

麻黄升麻汤中重用麻黄、升麻发越郁阳为君，使郁阳得伸，邪能外达。知母、黄芩、石膏、葳蕤、天冬滋阴清热，以除上热。桂枝、白术、干姜、茯苓、甘草温阳健脾，以除下寒。当归、芍药养血和阴。诸药相合，集温、清、补、散于一体，共奏发越郁阳、清上温下、滋阴和阳之功。本方药味虽多，但重点突出，用量悬殊，而主次分明，配合严谨有序，可谓有制之师。方以发越内陷之邪，升散内郁之阳为主，药后可使汗出邪去，阳气得伸而病解，故方后注云："汗出愈。""相去如炊三斗米顷令尽"，是指药物要在短时间内服完，意在使药力集中，作用持续，以达祛除病邪的目的。

【临证要点】

主症：咽喉不利，唾脓血，泄利不止，手足厥逆，寸脉沉迟，下部脉不至。

病机：阳气内郁，肺热脾寒。

治法：发越郁阳，清肺温脾。方用麻黄升麻汤。

该方多适用于肺系及肠胃病证。如肺结核、自发性气胸、结核性胸膜炎、慢性喘息性支气管炎、老年性口腔炎、无菌性肠炎、慢性非特异性溃疡性结肠炎、自主神经功能紊乱、结核性腹膜炎以及银屑病等，辨证属于阳气内郁、寒热错杂者。

【明经指要】

本证与乌梅丸证、干姜黄芩黄连人参汤证虽均为上热下寒证，但本证以邪陷阳郁为主，上热是肺热，下寒是脾寒；乌梅丸证的上热是肝胃有热，下寒是脾肠有寒；干姜黄芩黄连人参汤证的上热是胃热，下寒是脾寒，而且后两者都没有阳气内郁的病机。

二、厥阴寒证

（一）当归四逆汤证

【原文】

手足厥寒，脉细欲绝者，当归四逆汤主之。（351）

当归四逆汤方

当归三两　桂枝三两（去皮）　芍药三两　细辛三两　甘草二两（炙）　通草二两　大枣二十五枚（擘，一法，十二枚）

上七味，以水八升，煮取三升，去滓，温服一升，日三服。

【提要】

论血虚寒凝致厥逆的证治。

【解析】

手足厥寒，当察气血阴阳，辨其寒热虚实。四肢逆冷，脉微欲绝，属少阴阳衰、阴寒内盛之寒厥证。今手足厥寒，而不言四肢逆冷，说明其厥逆的范围仅在手足而未过肘膝，其程度是虽寒而不至于冷，即本证厥逆的程度较寒厥证的四肢逆冷为轻。脉细欲绝与脉微欲绝有别，细主血虚，微主阳虚。本证手足厥寒与脉细欲绝并见，是血虚感寒，寒凝经脉，气血运行不畅，四末失于温养所致，故治以当归四逆汤养血通脉，温经散寒。

从临床可见，由于血虚寒凝部位的不同，患者可出现不同的临床表现。若寒凝经脉，留着关节，则见四肢关节疼痛，或身痛腰痛，或指尖、趾尖青紫；若寒凝胞宫，则见月经愆期，经期腹痛，经血量少色暗；若寒凝腹中，则见脘腹冷痛。这些都是当归四逆汤证常见的临床表现。

【方义】

当归四逆汤即桂枝汤去生姜，倍用大枣，加当归、细辛、通草而成。方中当归补肝养血以行血，配以芍药益营养血，桂枝、细辛温经散寒以通阳，通草入血分而通行血脉，炙甘草、大枣补中益气以生血。诸药合用，养血通脉，温经散寒，是临床治疗血虚寒凝证的首选方剂。

【临证要点】

主症：手足厥寒，脉细欲绝。或见四肢关节疼痛，身痛腰痛，或见月经愆期，量少色暗，痛经等。

病机：血虚寒凝，血脉不畅。

治法：养血通脉，温经散寒。方用当归四逆汤。

现代临床将当归四逆汤广泛应用于内、外、妇、皮肤、骨伤等科疾病，包括血栓闭塞性脉管炎、雷诺病、坐骨神经痛、肩关节周围炎、颈椎病、腰椎间盘突出、骨折后期肢端肿胀、冠心病、风湿性心脏病、心肌梗死、偏头痛、风湿性关节炎、小儿麻痹症、血管神经性水肿、末梢神经炎、前列腺肥大、痛经、闭经及多形性红斑、硬皮病、冻疮、皮肤皲裂等，辨证属于寒凝肝脉，血虚肝寒者。

【明经指要】

本证当与通脉四逆汤证相鉴别。通脉四逆汤证为少阴阳衰阴盛，虚阳外越致厥，故见脉微欲绝，且伴有下利清谷，身反不恶寒或发热等真寒假热证。本证属厥阴肝血不足，或复感外寒，寒凝经脉致厥，故见脉细欲绝，并可伴见头晕，面色苍白，肢节、少腹冷痛等血虚寒凝的表现。

（二）当归四逆加吴茱萸生姜汤证

【原文】

若其人内有久寒[1]者，宜当歸四逆加吳茱萸生薑湯。（352）

當歸四逆加吳茱萸生薑湯方

當歸三兩　芍藥三兩　甘草二兩（炙）　通草二兩　桂枝三兩（去皮）　細辛三兩　生薑半斤（切）　吳茱萸二升　大棗二十五枚（擘）

上九味，以水六升，清酒六升和，煮取五升，去滓，溫分五服（一方，水、酒各四升）。

【词解】

[1]久寒：指脏腑陈寒痼冷。

【提要】

论血虚寒凝厥证兼内有久寒的证治。

【解析】

本条承接上文，论述血虚寒凝证兼"内有久寒者"，可选用当归四逆加吴茱萸生姜汤治疗。"内有久寒"，是言患者素有呕吐脘痛，舌卷囊缩，寒疝痛经，少腹冷痛等肝胃沉寒痼疾。既有血虚寒凝经脉，又有寒邪沉积脏腑，故治以当归四逆加吴茱萸生姜汤养血温经，暖肝温胃，以驱在内之久寒。

【方义】

当归四逆加吴茱萸生姜汤取当归四逆汤养血通脉，外散经脉之寒，以复脉回厥；加吴茱萸、生姜内温肝胃之寒，以除痼疾。更有清酒以增强温通血脉、温散内寒之力。本方煎服法：将药物放入水酒各半的溶液中，煎煮，分5次温服。

既见手足厥寒，又兼内有久寒，但方中不加附子、干姜，却用吴茱萸、生姜，此因厥阴为风木之脏，内寄相火，附子、干姜大辛大热、入肾而温肾中之阳，且易化燥伤阴。而吴茱萸、生姜，宣泄芳降，直入厥阴，散寒而不燥伤阴液。

【临证要点】

主症：在当归四逆汤证的基础上，兼有脘腹冷痛、呕吐涎沫、寒疝囊缩等肝胃沉寒证。

病机：血虚寒凝，兼肝胃沉寒。

治法：养血温经，暖肝温胃。方用当归四逆加吴茱萸生姜汤。

目前临床主要将当归四逆加吴茱萸生姜汤应用于头痛、血栓闭塞性脉管炎、雷诺病、肢端动脉痉挛症、腰椎管狭窄、坐骨神经痛、心功能不全、胃及十二指肠溃疡、慢性胃炎、硬皮病、类风湿性关节炎、疝气、痛经、月经不调、冻疮、阳痿、阴缩等，辨证属于血虚而肝胃寒凝者。

【明经指要】

352条紧承351条论述血虚寒凝致厥兼内有久寒的证治，"内有久寒"之"内"，提示病位已深入脏腑之意；"久寒"即陈寒痼冷，寓病情较久，顽固难治之意。两条原文对比，前者血虚寒凝重在经脉，以手足厥寒等肢体症状为主；本条除寒凝经脉证外，还有陈寒痼冷，沉积脏腑。故临床见手足厥寒迁延多年，或头痛日久，或脘腹冷痛，或舌卷囊缩，或寒疝痛经等。而此时当归四逆汤已显力弱，宜加吴茱萸、生姜、清酒等增强其暖脏散寒之功。

（三）吴茱萸汤证

【原文】

乾嘔吐涎沫，頭痛者，吴茱萸湯主之。（378）

【提要】

论肝寒犯胃，浊阴上逆的证治。

【解析】

本条"干呕吐涎沫"，是谓或干呕，或吐涎沫。《医宗金鉴》释曰："今干呕者，有声无物之谓也；吐涎沫者，清涎冷沫随吐而出也，此由厥阴之寒，上干于胃也。"厥阴肝寒犯胃，胃失和降则干呕；胃寒饮停，冷溢于口，故吐清稀涎沫。厥阴肝经与督脉会于巅顶，阴寒之邪循经上攻，故见头痛以巅顶为甚，痛连目系，遇寒加重。本证为肝寒犯胃，浊阴上逆，治以吴茱萸汤暖肝温胃，散寒降浊。

【方义】

见"辨阳明病脉证并治"篇。

【临证要点】

主症：头痛，呕吐或干呕吐涎沫，舌淡苔白或白腻，脉沉细弦紧等。

病机：肝寒犯胃，浊阴上逆。

治法：暖肝温胃，散寒降浊。方用吴茱萸汤。

【明经指要】

吴茱萸汤在《伤寒论》中凡三见，分载于三篇。一为阳明虚寒"食谷欲呕"（243条），以其"得汤反剧者属上焦"，辨阳明呕吐有虚寒、实热之不同。二为"少阴病，吐利，手足逆冷，烦躁欲死"（309条），乃少阴阳虚阴盛，寒浊犯胃，但未至阳衰，阳气尚能与阴邪抗争，而与296条阳气将绝"吐利躁烦，四逆"的死证相鉴别。本条（378条）则为肝寒犯胃，浊阴上逆。三条叙证存在区别，但阴寒内盛，浊阴上逆的病机是一致的，故可异病同治，均用吴茱萸汤温阳散寒降浊。

三、厥阴热证

【原文】

热利下重者，白頭翁湯主之。（371）

白頭翁湯方

白頭翁二兩　黃蘗三兩　黃連三兩　秦皮三兩

上四味，以水七升，煮取二升，去滓，温服一升，不愈，更服一升。

下利欲飲水者，以有熱故也，白頭翁湯主之。（373）

【提要】

论厥阴热利的证治。

【解析】

下利有寒热之分。"热利下重"四字，言简意赅，明确概括了白头翁汤证下利的病性和特点。"热"，指出了本证病性为热，自当有发热、渴欲饮水、舌红、苔黄腻等热象；"利"，说明了病证，《伤寒论》所言下利，既指泄泻，又指痢疾。此处当指热性痢疾。"下重"，即里急后重，表现为腹痛急迫欲下，而肛门重坠大便难出。此为本证的临床特征。究其原因，当为厥阴肝经湿热，下迫大肠，气滞壅塞，秽浊郁滞，欲下不得所致。由于湿热邪毒郁遏不解，损伤肠道络脉，化腐成脓，故便中常夹有红白黏液或脓血。治宜白头翁汤清热燥湿，凉肝解毒。

热利是指热性痢疾而言，《黄帝内经》谓之"肠澼"。厥阴下利有寒热之分。厥阴热利，是由于肝经湿热内蕴，气机不畅，肠间阴络受伤而致，其病机为肝经湿热，郁于下焦，阴络受伤。因为肝热下迫大肠，而下焦血分受伤，秽气郁滞于魄门，故见下利而里急后重。下重为湿热利的关键证候，便脓血更是一个特征证候。因为厥阴肝主藏血，热迫血分，灼伤阴络腐化为脓，故下重而便脓血。因热必伤津，津伤而口渴欲饮水故为常见症状。此外，常伴有腹痛、发热、舌红苔黄腻等表现。

【方义】

白头翁汤药用四味，白头翁味苦性寒，善清肠热，疏肝凉血，是治疗热毒赤痢之要药。秦皮苦寒偏涩，清肝胆及大肠湿热，主热利下重，与白头翁配伍，清热解毒，凉肝止利，为治疗厥阴热利的主药。黄连、黄柏苦寒而味厚重，清热燥湿，坚阴厚肠。四药均是苦寒，寒能胜热，苦能燥湿，相伍为用，共奏清热燥湿、凉血止利之功，为临床治疗热利下重的常用方剂。现代除口服外，还可水煎保留灌肠。

【临证要点】

主症：下利便脓血，血色鲜艳，里急后重，肛门灼热，伴发热、口渴、舌红、苔黄等热象。

病机：肝经湿热，下迫大肠。

治法：清热燥湿，凉肝止利。方用白头翁汤。

现代临床主要将白头翁汤应用于细菌性痢疾、阿米巴痢疾、急性胃炎、肠炎、慢性结肠炎等胃肠道疾病。取本方清热燥湿之功，后世变通用以治疗泌尿系感染、盆腔炎、阴道炎、崩漏、阴痒、黄水疮、直肠癌等疾病。取本方凉肝解毒之功，还可用于急性结膜炎、病毒性结膜炎等眼科疾患。

【明经指要】

白头翁汤证与少阴病桃花汤证，均可见下利便脓血，但病机有寒热之别，虚实之异。桃花汤证为脾肾阳虚，滑脱不禁所致，故其下利滑脱失禁，脓血颜色晦暗，无里急后重，且无臭秽之气，常伴有腹痛绵绵、喜温喜按、口不渴、舌淡苔白等症，治宜温中祛寒，涩肠止利。白头翁汤证属肝经湿热，下迫大肠，其下利里急后重，肛门灼热，脓血颜色鲜红，大便臭秽，常伴见腹中绞痛、口渴喜冷饮、舌红苔黄等症，治宜清热燥湿，凉肝解毒。

第四节　辨厥热胜复证

【原文】

伤寒先厥，后發熱而利者，必自止，見厥復利。（331）

伤寒先厥後發熱，下利必自止，而反汗出，咽中痛者，其喉爲痹[1]。發熱無汗，而利必自止，若不止，必便膿血，便膿血者，其喉不痹。（334）

【词解】

[1]其喉为痹：痹者，闭塞不通也。此处指咽喉肿胀，吞咽不利。

【提要】

此二条讨论寒利作止与厥热的关系。

【解析】

厥阴病的发展过程中，可出现厥热胜复之象，此乃邪正相争，阴阳消长所致。正邪互有进退，阳胜则发热，阴胜则厥寒，故其表现以手足厥冷下利与发热交替出现为特征。

331条论述厥热与寒利的关系。伤寒病入厥阴，症见四肢厥冷，是阳气衰微，不能外达于四肢；其所伴见的下利，当为寒利。若医疗调护得当，阳气来复，则厥冷自消；阳气恢复，脾运得健，则下利可止，这是阳复佳兆。若阳复之后，又见手足厥冷、下利，是阳气又衰，寒邪复盛，病将复作之象。

334条论述厥阴阳复太过的两种病证。先厥后发热，是阳复阴退的表现。虚寒下利，阳气来复，利当自止。厥阴寒厥，本身是在阴阳不足的基础上产生的，因此厥阴病有易寒易热的特点。在治疗寒厥时，若阳复太过，则易伤阴而转为热证。邪热内迫，壅遏气血，有偏气偏血的不同和偏上偏下的差异。若邪热偏在气分，阳升较甚，则多表现在上的变证，出现汗出，咽痛等；若邪热偏在血分，壅聚于内，则易出现便脓血，因为邪热已从下泄，故一般不出现咽痛。

【原文】

伤寒病，厥五日，熱亦五日，設六日當復厥，不厥者自愈。厥終不過五日，以熱五日，故知自愈。（336）

傷寒發熱四日，厥反三日，復熱四日，厥少熱多者，其病當愈。四日至七日，熱不除者，必便膿血。（341）

傷寒厥四日，熱反三日，復厥五日，其病爲進。寒多熱少，陽氣退，故爲進也。（342）

【提要】

论根据厥热时间长短与比例判断预后的方法。

【解析】

从331条可知厥证的解除，常常会有一个过程，在这个过程中每每会出现厥热反复的现象。为了把握这种变化，张仲景提出了以厥与热的时间长短进行判断的方法。一般说来但厥无热，为阳气不复，病情危重；厥而见热，为阳气来复，病有好转；厥多热少，为阳复不及，病仍发展；厥与热相等，为阳复适中，其病向愈；厥少热多，阳气回复，其病当愈；若厥回热不止，为阳复太过，则邪从热化。

336条论厥与热相等，疾病将愈。厥热日数相等，提示体内阴阳平衡，故病能自愈。

341条论厥少热多当愈与阳复太过的变证。伤寒发热四日，厥三日，复热四日，发热日数长于厥冷日数，其病可愈。但病愈必须阴阳平衡，若阳复太过，热久不退可伤及阴络而便血。

342条论厥多于热其病为进。对于常见的寒性厥证而言，厥为阴盛，热是阳复。厥胜于热，说明阳气日渐不足，抗邪能力也日渐衰减，故主病进。以上各条所言之日数，只为说明时间长短而设，不可拘泥。

【原文】

傷寒始發熱六日，厥反九日而利。凡厥利者，當不能食，今反能食者，恐爲除中[1]。食以索餅[2]，不發熱者，知胃氣尚在，必愈，恐暴熱[3]來出而復去也。後日脉[4]之，其熱續在者，期之旦日[5]夜半愈。所以然者，本發熱六日，厥反九日，復發熱三日，并前六日，亦爲九日，與厥相應，故期之旦日夜半愈。後三日脉之，而脉數，其熱不罷者，此爲熱氣有餘，必發癰膿也。（332）

傷寒脉遲六七日，而反與黃芩湯徹其熱[6]。脉遲爲寒，今與黃芩湯，復除其熱，腹中應冷，當不能食，今反能食，此名除中，必死。（333）

【词解】

[1]除中：证候名，中气败绝之危候。表现为证情危殆而反思饮食。

[2]索饼：饼，可作为面食的通称。索饼，面条。

[3]暴热：指发热突然出现。

[4]脉：此处作诊察解。

[5]旦日：明天。

[6]彻其热：彻，除也。即除其热。

【提要】

论厥热胜复中出现的除中证。

【解析】

332条论厥热胜复过程中的除中疑似证、阳复太过证，可分为三段理解：第一段从"伤寒始发热六日"至"其热续在者，期之旦日夜半愈"，辨除中疑似证。伤寒始发热六日，厥反九日而利，是厥多于热，阴寒内盛，正不胜邪，其病为进。其厥利属阴盛阳衰，故当不能食，今反能食，则有两种可能：一是阳复阴退，胃阳恢复；一是胃气垂绝，除中危候。此时，可采用喂食索饼的方法加以试探，食后不发热或仅有微热，表明胃气尚在，病有向愈之机，故曰："必愈。"如果食后突然发热，热又马上消失，犹如"回光返照"，乃将绝之胃阳完全发露于外，此名除中证。究竟属于哪种情况，尚需继续观察。"后日"，宋本同，《金匮玉函经》《注解伤寒论》卷六作"后三日"，可参。本段意为食后微热者，持续三天以上，到第四天的半夜时分，待阴阳趋于相对平衡，则病当愈。至于病愈在夜半，乃因夜半少阳之气起，人得天阳相助，故有获愈之机。

第二段从"所以然者"至"故期之旦日夜半愈"，自注说明阳复转愈的机理。本病发热六日，厥反九日，今又复发热三日，厥与热的时间相等，阴阳趋于平衡，故病当愈。然而，所举日数仅作为判断阴阳是否平衡的一个标志，临床之时不可过于拘泥。

第三段从"后三日脉之"至"必发痈脓也"，论阳复太过的变证。如果后三日诊见脉数，发热不退，则为阳复太过，热气有余。邪热偏盛，郁蒸经脉，气血壅滞，故可能发生痈脓的变证。

333 条论除中证的成因、特征及其预后。伤寒脉迟主寒，证属里寒证，在治疗上自当用扶阳抑阴的一类方剂。为什么会以黄芩汤彻其热？文中"伤寒六七日"是其眼目，可能是因伤寒阳虚寒利，在六七日时正当阳气初回，而利尚未止，已见微热口渴，医者辨识不清，误认为是热利，而与黄芩汤，是以寒治寒，必致中阳更伤，而出现腹中冷痛、不能食等症。中阳虚衰，受纳腐熟无权，本不能食，今反能食者，是胃气垂绝的表现，名为除中。上条疑似除中，尚须食以索饼法以进一步辨证，本条证情明显，病情险恶，预后不良，所以断为"必死"。《素问·标本病传论》云："小大不利者治其标。"此条之义，与此相同。

【明经指要】

在临床上，能够引起除中发生的原因不一，332 条以厥多热少而反能食，疑似除中；333 条因中寒误投黄芩汤，导致除中。一般而言，除中证多发生在疾病的后期真脏之气将竭之时，病人临终前突然能食，或神昏骤然转清，这些都是假象，是疾病迅速恶化的先兆，临床当细心观察，认真辨别。中焦虚寒之人服用黄芩汤导致除中证，是仲景举例而言，旨在说明除中证不只是因疾病恶化而引发，有时也可由误治引起。

第五节　辨厥逆证

一、厥逆的病机与证候特点

【原文】

凡厥者，陰陽氣不相順接，便爲厥。厥者，手足逆冷者是也。（337）

【提要】

厥逆的病机与证候特点。

【解析】

厥逆不是单独的疾病，而是可以出现于多种疾病过程中的一种症状。人体在正常情况下，阴阳相贯，如环无端。阴阳之气相辅相成，相互维系，气血和顺，则厥逆不生。导致厥逆的病因很多，如寒、热、痰、水等，但其病机皆在于"阴阳气不相顺接"。《注解伤寒论》："手之三阴三阳，相接于手十指，足之三阴三阳，相接于足十趾，阳气内陷，阳不与阴相顺接，故手足为之厥冷也。"可见，不论病因属寒、属热、属痰、属水、属虫积，厥逆发生的最终机理都是导致了阴阳经脉之气失调，阴阳气不能顺接于手足。因此，就厥逆的病机而言，是"阴阳气不相顺接"，导致阳气不能正常布达温煦，四肢失温则厥；就其证候特征而言，为"手足逆冷"。

【明经指要】

《黄帝内经》言厥有两类，肢厥与昏厥。其中肢厥在《素问·厥论》则分为"阳气衰……，阴气独在，故手足为之寒"的寒厥和"阴气虚……阳气独胜，故手足为之热"的热厥。《伤寒论》肢厥限定为四肢厥冷，自此以后，肢厥特指四肢逆冷，而不再称手足热为厥。

二、厥逆证治

（一）热厥

1. 热厥的特点与治禁

【原文】

傷寒一二日至四五日，厥者必發熱，前熱者後必厥，厥深者熱亦深，厥微者熱亦微。厥應下之，而反發汗者，必口傷爛赤[1]。（335）

【词解】

[1]口伤烂赤：口舌生疮，红肿溃烂。

【提要】

热厥的特点、治则与治禁。

【解析】

本条分两段讨论：第一段从开始至"厥微者热亦微"，论热厥的发病过程和证候特点。"伤寒，一二日至四五日"，是指热厥证的出现，有从热证逐渐演变而来的一个过程。"厥者必发热，前热者后必厥"说明热与厥的因果关系即热为因，厥为果，热厥的证候特点是在厥的同时伴有热证的临床表现如发热等，热厥的病机是热邪内伏到一定程度，郁遏阳气不能外行温煦四肢。因此，先热后厥是诊断热厥证的重要依据之一。"厥深者热亦深，厥微者热亦微"是说明因热所致的厥，其厥和邪热郁遏的程度成正比关系。邪热深重，手足逆冷就重；邪热轻浅，手足逆冷就轻。热厥是属于内真热外假寒的病证，临床表现除手足厥冷外，尚可见胸腹灼热、口渴引饮、便秘溲赤、舌红苔黄等。

第二段从"厥应下之"至"必口伤烂赤"，论热厥的治疗原则与治疗禁忌。"厥应下之"是治疗热厥证的基本原则。热厥属里热实证，治以清泻为主，故文中"下之"，不能仅理解为攻下，应包括清热、泄热二法。热结于里，肠中燥结，当用攻下之法。若腑实未成，仅无形邪热内郁，则当用清法。因热厥属阳热内郁，邪不在表，故禁用辛温发汗，若误用辛温之品，引热上行，助热伤津，蒸腐于上，可发生口舌生疮，红肿溃烂的变证。所以文末告诫后人："而反发汗者，必口伤烂赤。"

【明经指要】

热厥和阴盛格阳的寒厥，皆有发热和厥冷。热厥属于内真热外假寒，特点是先热后厥，热重转厥，见厥而热不退；阴盛格阳的寒厥为内真寒外假热，特点是先厥后热，见热而厥不止。

2. 热厥轻症

【原文】

傷寒熱少微厥[1]，指頭寒，嘿嘿不欲食，煩躁，數日小便利，色白者，此熱除也，欲得食，其病爲愈。若厥而嘔，胸脇煩滿者，其後必便血。（339）

【词解】

[1]微厥：程度轻微的厥冷。

【提要】

热厥轻症及其转归。

【解析】

按 335 条所言"热微者厥亦微","伤寒热少微厥"当属热厥轻症。由于阳热内郁较轻，故仅表现为指头寒，与手足逆冷相比，范围小，程度轻。邪热内郁，胃气不和，故见嘿嘿不欲饮食。热郁内扰心神，故见烦躁。火热内郁，小便当见黄赤，文中不明言，属省文也，从后文"数日小便利，色白者"可推知。热厥轻证，有向愈与加剧两种转归。若经过数日，小便畅利，尿色由黄转清，说明里热已除，气机畅行；欲得饮食，表明胃气已和，故"其病为愈"。若数日后未见小便利、欲得食等向愈之象，症候由原来指头寒变为四肢厥冷，除嘿嘿不欲饮食外又增呕吐，再加胸胁烦满，说明郁热不得清透而加重，影响肝胆疏泄，经气不利，病情加剧，此即厥深热深之证。如病情进一步加重，热伤下焦血络，迫血妄行，则可引发便血。

3. 热厥重症

【原文】

傷寒脉滑而厥者，裏有热，白虎湯主之。（350）

【提要】

热厥重症的证治。

【解析】

虚寒致厥，脉多微弱，今虽四肢厥冷，但脉象动数流利而呈滑象，滑脉是本条辨证的关键。滑脉属阳主热，故当为热厥。因热邪内伏，阳被热郁而不达四末，故手足厥冷。"里有热"概括了本证的病机关键。脉滑与大承气汤证中的脉迟截然不同，此里热属无形之热而非有形之结，治疗当以白虎汤清热回厥。文中言"里有热"，示在手足逆冷的同时，当伴见胸腹灼热、口渴心烦、小便短赤等症。

本证属无形邪热内盛致厥，治以白虎汤辛寒清解里热；临床若见有形燥热实邪内结致厥者，则宜承气汤类方苦寒攻下。

【方义】

见"辨阳明病脉证并治"篇。

【临证要点】

主症：四肢厥冷，胸腹灼热，口渴舌燥，心烦尿赤，脉滑。

病机：邪热内盛，阳郁于内，不能通达四肢。

治法：清热回厥。方用白虎汤。

（二）寒厥

1. 阳虚阴盛厥

【原文】

大汗出，熱不去，内拘急[1]，四肢疼，又下利厥逆而恶寒者，四逆湯主之。（353）

大汗，若大下利，而厥冷者，四逆湯主之。（354）

【词解】

[1]内拘急：腹中拘挛急迫。

【提要】

论阳虚阴盛寒厥的证治。

【解析】

353 条为阳虚寒厥兼表证治。阳虚卫外不固，则大汗出，而大汗出又加重阳气阴津的损伤；阳气不足，阴津亏损，筋经失于温养，则内见腹内拘急，外见四肢疼痛；阳虚不能正常腐熟水谷，水谷杂下，故为下利；阳衰阴盛，四肢失于温煦故手足厥逆而恶寒。本证热不去，是说原有之发热仍在，证属表证未罢，表里同病，以里证为重且急者，与 92 条"病发热头痛，脉反沉，若不差，身体疼痛，当救其里，宜四逆汤"，225 条"脉浮而迟，表热里寒，下利清谷者，四逆汤主之"相似。阳虚为甚，自当先里后表，故用四逆汤回阳救逆。

关于"热不去"，也有认为是阴寒极盛，虚阳被格于外之征。"热不去"不论是兼表不解还是阴寒极盛，虚阳被格于外，其治均当以四逆汤急救回阳，以除厥利。

354 条亦论阳虚寒厥证治。大汗大下，均能伤阳。若大汗或大下利之同时见有四肢厥冷，是阳虚失温之明征，也是寒厥最基本的病理和表现，故以四逆汤扶阳治厥。

2. 冷结关元厥

【原文】

病者手足厥冷，言我不結胸，小腹滿，按之痛者，此冷結[1]在膀胱關元[2]也。（340）

【词解】

[1]冷结：阴寒凝结。

[2]膀胱关元：关元为任脉经穴，在脐下三寸。膀胱关元是指脐下少腹，膀胱所在的部位。

【提要】

冷结膀胱关元致厥证。

【解析】

病者手足厥冷，形成原因不一，当细辨其因。言我不结胸，说明没有实邪结于胸胁的病变，病位不在上中二焦。厥阴经脉"过阴器，抵小腹"，此症见小腹满，按之痛，是寒在厥阴经脉，提示病在下焦。此证当属下焦阳虚，阴寒凝结膀胱关元之证。关元为三阴经脉与任脉相会之处，冷结在此，阻碍下焦气机，故小腹满，按之痛。阳气因寒阻而不达四末，则手足厥冷。病为阳虚寒凝，临床上尚可见喜温怕寒、小便清长、舌淡苔白、脉沉迟弱等。本条虽未列治方，但根据病情，灸可选关元，药物可选用当归四逆加吴茱萸生姜汤温散寒结。

（三）痰厥

【原文】

病人手足厥冷，脉乍紧[1]者，邪[2]結在胸中，心下滿而煩，飢不能食者，病在胸中，當須吐之，宜瓜蒂散。（355）

【词解】

[1]脉乍紧：乍，忽然，脉乍紧指脉忽然变紧。

[2]邪：此指停痰、食积等致病因素。

【提要】

痰食阻滞于胸而致厥的证治。

【解析】

病人手足厥冷的同时，脉象忽然变紧，是由于"邪结在胸中"所致。紧脉不仅主寒主痛，亦主内伤饮食，《金匮要略·腹满寒疝宿食病》篇即明确指出："脉紧如转索无常者，有宿食也。"痰食之邪内阻，气血流行不畅，故脉乍紧。痰食有形之邪停留胸中，阻遏阳气，不能充达四末，故手足厥冷。宿食停痰阻滞，胸阳被郁，浊阴不降，则见胸中满而烦。邪结胸中，不在胃中，故病人知饥；但因痰食壅滞则不能食。病在胸中，病位偏高，病势向上，故治用瓜蒂散因势利导，涌吐胸中之实邪。即《黄帝内经》所谓："其高者，因而越之。"实邪得吐，不结胸中，阳气畅行，则厥逆可愈。

【方义】

见"辨太阳病脉证并治"篇。

【临证要点】

主症：四肢厥冷，心下满而烦，饥不能食，脉乍紧。

病机：痰食阻滞胸中，阳郁不达四末。

治法：涌吐停痰宿食。方用瓜蒂散。

【明经指要】

《伤寒论》中涉及痰食阻滞而用吐法者共有三条。除本条外，太阳病篇中166条，少阴病篇324条亦为瓜蒂散证。166条因痰停胸中，影响卫气运行，出现太阳病类似证。324条因痰食阻滞胸膈，影响胃气和降，出现少阴寒饮上逆类似证。本条同样为瓜蒂散证，因痰结胸中，影响胸阳布散，出现痰厥证。三者表现不一，病机相同，故治法主方亦同。

（四）水厥

【原文】

伤寒厥而心下悸，宜先治水，当服茯苓甘草汤，却[1]治其厥。不尔[2]，水渍入胃[3]，必作利也。（356）

【词解】

[1]却：然后。

[2]不尔：不这样，指不先治水。

[3]水渍入胃：水饮之邪浸入到肠。

【提要】

论阳虚水停中焦致厥的证治。

【解析】

伤寒厥而心下悸，为水停心下胃脘的病证。太阳病篇127条云："太阳病，小便利者，以饮水多，必心下悸。"《金匮要略·痰饮咳嗽病》云："水停心下，甚者则悸。"可见心下悸是水饮内停的主症之一。胃阳不足不能化饮，水气凌心则悸；水饮内停，阳气被遏，不能通达四末，故手足厥冷。厥与悸皆因水饮为患，宜先治水，当以茯苓甘草汤温阳化饮，水饮得去，阳气恢复而畅行，则悸厥可愈。若水饮去而厥仍不回，再议治厥。若不先治水，直接治其厥，为先后本末倒置，不仅悸与厥难愈，水饮还可进一步浸入肠中，传导失职，续发下利。这里的胃，泛指肠道。

【方义】

见"辨太阳病脉证并治"篇。

【临证要点】

主症：四肢厥而心下悸，口不渴。

病机：胃阳不足，水停中焦。

治法：温中阳，化水饮。方用茯苓甘草汤。

三、厥证治禁与寒厥灸法

【原文】

諸四逆厥者，不可下之，虚家[1]亦然。（330）

傷寒五六日，不結胸，腹濡[2]，脉虚復厥者，不可下，此亡血[3]，下之死。（347）

傷寒脉促，手足厥逆，可灸之。（349）

【词解】

[1]虚家：素体虚弱的病人。

[2]腹濡：腹部按之柔软。

[3]亡血：阴血亏虚，并非尽亡。

【提要】

论虚寒厥证的治禁及灸法。

【解析】

330条论虚寒厥证禁用下法。"诸四逆厥者"，非指各种厥证，当为虚寒类厥证。临床上厥证种类很多，有寒热虚实之分，但以虚寒者较为多见。如阳虚阴盛之厥，治当温复阳气；血虚寒凝之厥，又当温经养血，均禁用苦寒攻下。若误投下法，必犯虚虚之弊，导致病情加重。"虚家亦然"是引申说明，凡是素体虚弱之人，不论气虚、血虚、阳虚，都禁用攻伐泻下之剂。

本条"不可下之"，335条"厥应下之"，这是两个不同范畴的治则，彼条是邪热致厥的治疗原则，而本条是虚寒致厥的治禁。两者同为厥证，但病机不同，治法亦异。

347条论血虚致厥的脉症及治禁。伤寒五六日，若表邪入里化热，并与痰水相结而成结胸者，当见胸胁满痛，心下痛，按之石硬，脉沉实有力等证候。此言"不结胸，腹濡"，可知并非邪热与痰水互结，故不可贸然攻下。"此亡血"说明本证病机为阴血亏虚。脉虚，是血脉不充之象。复厥，为血虚阳气不得四布所致。阴血不足者，也可能伴有大便秘结，但切不可把血虚之便秘误认为阳明腑实之证而妄投攻下之剂，否则可能导致病情恶化，预后不良，故曰："下之死。"

349条论阳虚厥证可用灸法。伤寒见脉促，当辨其寒热虚实。脉促有力，为阳盛主热；脉促而无力，为阳虚主寒。本条脉促与手足厥逆并见，多为阴盛阳虚之证。钱潢《伤寒溯源集》指出："此所谓脉促者，非结促之促，乃短促之促也。阴邪太盛，孤阳不守，故脉作虚数而短促。"阳虚阴盛，导致阴阳气不相顺接则四肢厥逆。治宜温灸，以通阳散寒回厥。至于温灸何处？有医家主张灸太冲穴，亦有主张灸关元、气海穴者，可酌情选之。亦可灸药并用，据脉症而适当选用回阳救逆之剂，如四逆汤、通脉四逆汤等。

第六节　辨呕哕下利证

一、辨呕证

（一）阳虚阴盛证

【原文】

嘔而脉弱，小便復利[1]，身有微熱，見厥者難治，四逆湯主之。（377）

【词解】

[1]小便复利：复，仍然之意，表示没有变化。小便复利，即指小便仍然清长而通利。

【提要】

论述阳虚阴盛呕逆的证治。

【解析】

呕为临床常见症状，病性有寒热虚实之分，证情有轻重之别，当结合脉症以综合判断。今症见"呕而脉弱"，脉弱为正虚阳弱之征象，本证是里阳虚，胃寒气逆而致呕。"小便复利"，即小便清长而利，是因阳虚失于固摄所致。结合呕而脉弱及小便通利来看，本证应属脾肾虚寒，火不生土之候。虚寒之证，出现"身有微热"，若属阳气回复之兆，当无肢厥表现，现仍见四肢厥冷，则非阳复，而是阴盛格阳，虚阳外越之象。阳虚阴寒内盛，格阳于外，故预测其证"难治"。应急用四逆汤回阳破阴，挽救浮越之虚阳。

【明经指要】

本证既然以呕为主症，且属阴寒之呕，为何不用吴茱萸汤？这是因为阳虚之程度严重，吴茱萸汤虽长于温胃阳而止呕，但温复肾阳之力不足。本证之呕由阳虚阴寒上逆，胃气不降，且脉弱而小便利，知胃阳不足之根，在于肾阳之虚衰，故以四逆汤回阳抑阴主之，治疗充分体现出切中疾病的关键所在。为何本证"身有微热"属于阴盛格阳证，却不用通脉四逆汤？因为通脉四逆汤即是四逆汤加重干姜、附子的用量而成，二者并无本质的区别。若阳虚阴寒格阳严重者，当用通脉四逆汤救治，若阴寒格阳不甚者，则只需以"四逆汤主之"，这正是仲景制方法度的精妙之处。

（二）邪传少阳证

【原文】

嘔而發熱者，小柴胡湯主之。（379）

【提要】

论述病邪由厥阴转出少阳的证治。

【解析】

厥阴与少阳相表里，少阳病进，可入厥阴；厥阴病退，也可转出少阳，故有"实则少阳，虚则厥阴"之说。"呕而发热"，提示当有少阳心烦喜呕、往来寒热等症出现，为胆热内郁，胆逆犯胃所致。厥阴病，脏邪还腑，里病达外，阴证转阳，是病情向愈之佳兆。本证除呕而发热外，还可见口苦、咽干、心烦、不欲食、脉弦等脉症，当用小柴胡汤和解少阳，因势利导，达邪外出。

【明经指要】

联系太阳病篇、少阳病篇的相关条文，可以看出少阳病形成的原因有多种形式，或由太阳病传经而入少阳，或因病邪侵入少阳，或从厥阴脏邪还腑，只要符合胆热内郁的病机，即可用小柴胡汤，而不必拘泥于来路的不同。

（三）痈脓致呕证

【原文】

嘔家[1]有癰膿者，不可治嘔，膿盡自愈。（376）

【词解】

[1]呕家：指素有呕疾之人。

【提要】

论述痈脓致呕的治禁。

【解析】

呕家有痈脓者，提示呕因痈脓而发，必久有内热，气血腐败，蕴而成脓。此时若人体正气不衰，驱邪外出而呕者，为邪有出路。医生不可见呕则止呕，应因势利导，治疗当以排脓为主，令脓排尽，其呕则有自愈之转机。

【明经指要】

此条虽简略，却寓意深刻，揭示了治病必求于本以及给邪以出路的思想，对临床极富指导意义。"不可治呕"即不可强以止呕，或单纯止呕之意。以此推断，本证治疗当以消痈排脓法为主，使内痈除而脓无生源，故呕必自止，可与《金匮要略》的排脓汤试用。

二、辨哕证

（一）误治胃寒证

【原文】

伤寒大吐大下之，極虛，復極汗者，其人外氣怫鬱[1]，復與之水，以發其汗，因得噦[2]，所以然者，胃中寒冷故也。（380）

【词解】

[1]外气怫郁：外气，指体表之气。怫郁，有郁遏、不舒畅之意。外气怫郁，指体表之气不宣，可表现为肌表无汗而有郁热感。

[2]哕：即呃逆，是由胃气上逆动膈而致，症状特点为呃呃连声，其声短促，不能自主。

【提要】

论述误治伤阳，胃寒致哕证。

【解析】

伤寒经过大吐、大下误治后，使正气大伤，身体极度虚弱。此时本不应再行汗法，但医者不察病情，重发其汗，以致中阳大伤。"其人外气怫郁"说明误治后正气大虚，表气被郁，而见面赤，无汗等。此类似表证，而实非单纯的表证。医者误认为表证不解，复与水疗之法以发其汗，则阳从汗泄。几经误治，而使中阳极虚，胃中虚寒，气逆不降，故生呃逆。"所以然者，胃中寒冷故也"为自注句，阐明了本证哕的病机在于胃中虚寒。原文未出方治，治法当以温中散寒，和胃降逆，可选用理中汤、吴茱萸汤、四逆汤之类。

（二）哕而腹满证

【原文】

伤寒噦而腹满，视其前后，知何部不利，利之即愈。（381）

【提要】

论述哕逆证的辨证与治则。

【解析】

哕有虚实之分，一般而言，证见哕而腹满，多与实邪内结有关。实邪阻滞，气机壅塞则腹满。中焦气机不利，胃气上逆则哕逆。治疗总以通利为原则，使实邪去，胃气降，则腹满消，而哕逆止。"视其前后，知何部不利，利之即愈"是强调找到哕逆产生的症结所在而治病必求于本的原则。"前"指小便，若因湿邪阻滞，膀胱气化不利者，治当利小便，使湿邪得化，浊气得降，哕逆自止；"后"指大便，若因肠中燥屎内结，腑气不通，治当通其大便，攻除燥屎，使胃气得降，哕逆腹满则愈。原文未出治方，若因湿邪阻滞，膀胱气化不利之小便不通者，宜用五苓散；若因肠中燥屎内结之大便不通者，宜选用承气汤类方。

【明经指要】

哕证有虚实之异，不可不辨。虚证之哕，其声低微，每隔多时发作一次，且伴有肢冷、便溏、脉弱等虚衰证候，多属胃气败绝，如上条 380 条即属此类。此外，199 条"阳明病不能食，攻其热必哕"，226 条"若胃中虚冷，不能食者，饮水则哕"，232 条"腹满加哕者不治"等，皆属虚证。实证之哕，其声响亮高亢，连续不断，并伴有腹满便结，发热，脉滑数有力等实热证候，是肺胃邪气阻滞，气机上逆所致。除本条外，231 条"小便难，有潮热，时时哕"，111 条"或不大便，久则谵语，甚者至哕"等，皆属实证。本条以实证之哕的辨治为例，说明辨证需要精细到一定的程度，才能把握病证的关键，治疗才能切中要害，使药到病除。

三、辨下利证

（一）下利辨证

【原文】

伤寒四五日，腹中痛，若轉氣下趣[1]少腹者，此欲自利也。（358）

下利，脉沉弦者，下重也；脉大者，爲未止；脉微弱數者，爲欲自止，雖發熱，不死。（365）

【词解】

[1]下趣：趣，同趋。下趣，向下运行的意思。

【提要】

论述下利的先兆和转归。

【解析】

358 条"伤寒四五日"为邪气传里之期。"腹中痛，若转气下趋少腹"，欲作自利，是由于脾阳不足，运化不利，水谷不消，寒湿凝滞，则出现腹痛。若病人自觉腹中有气往下行，伴有肠鸣声，是脾虚失运，寒湿之气下泄的表现，继之往往出现下利。下利是临床常见症状，病性有寒热之别，非阴寒下利所独有，故应综合分析而确定。热利多有发热、口渴、舌红、脉数等症；寒利则多有神倦乏力、不发热、口不渴、舌淡苔白、脉微等症。

365 条下利伴见有下重是指厥阴热利。邪热下注，迫于大肠，气机不畅，故肛门有里急下重感。脉沉弦，沉主里，弦主肝气郁滞、主痛。肝热气郁，壅滞于大肠，故里急后重。脉大应是沉弦而大，"大则病进"，下利而脉大，属邪气盛，表明病势仍在发展，故为未止。脉微弱数是相对脉弦大而言，是热势衰减之征兆，故推断其为欲自止。"虽发热，不死"，是指虽有发热，其热必不甚，病邪已渐退，其发热亦可随之渐消，此非邪气盛实，故云不死。本条辨证虽以脉为主，实际上仍应脉症合参。

（二）实热下利证

【原文】

下利譫語者，有燥屎也，宜小承氣湯。（374）

【提要】

论述燥屎内结下利的证治。

【解析】

下利一症，有寒热虚实之异。厥阴下利多属虚寒性质，应见下利清谷，脉微肢厥，舌淡苔白等症，而本证下利、谵语并见，应属阳明实热燥结，故下利当属热结旁流，因肠中有燥屎阻结，邪热逼迫津液从结粪旁下流，其大便特点应是下利清水，色纯青，即泻下稀粪臭水，量不多，颜色青黑，不见粪渣，臭秽难闻。本证除下利、谵语外，还应见腹胀满拒按、潮热、脉沉实等阳明里热实证的表现。治用小承气汤通便泄热，使里热实邪去则下利、谵语皆自止。

【明经指要】

本条下利属阳明燥热结实，热结旁流，与厥阴热利不同。本证之下利，必伴见谵语、腹满胀痛、舌苔黄燥等阳明热盛里实之象，所下者，为污浊臭秽之粪水。而白头翁汤证属肝经湿热下迫大肠，多便下脓血，且伴见里急后重。论其治法，病在阳明属热结者，以小承气汤通因通用，攻下燥结；病在厥阴属湿热者，以白头翁汤凉肝解毒，清热燥湿。

【原文】

下利後更[1]煩，按之心下濡者，爲虚煩也，宜梔子豉湯。（375）

【词解】

[1]更：更加，越发。

【提要】

论述下利愈后，热扰胸膈的证治。

【解析】

联系本条以栀子豉汤论治心烦，按之心下濡等症，可以推断其之前的下利当属热性下利，经治疗后下利虽止，但余热未尽，上扰胸膈，故心烦更甚。按之心下濡，表明此非为有形之实邪所致，而是下利止后余热未尽，无形邪热留扰胸膈之故。虚烦，即强调是因无形邪热而致的心烦。临床上，本证还可见心中懊憹、口渴、舌红、脉数，甚或伴有失眠、胸中窒闷等症，宜栀子豉汤清宣胸膈郁热。

（三）虚寒下利证

1.阳虚阴盛下利证

【原文】

下利清穀，裏寒外熱，汗出而厥者，通脈四逆湯主之。（370）

【提要】

论述阴盛格阳下利的证治。

【解析】

下利清谷为脾肾阳虚，阴寒内盛下利的特征。里寒外热是对本证性质属于内真寒外假热的高度概括。结合下利清谷、四肢厥冷等症及通脉四逆汤方破阴回阳、通达内外的功效作用判断，本证汗出为阳气虚衰，失于固摄所致，说明已有亡阳欲脱之势。联系通脉四逆汤所主的317条各症，此证也可见阳衰之脉微欲绝及身反不恶寒、其人面色赤等阴寒内盛、格拒虚阳于外的假热征象。因其虚阳外越，证势危急，故用通脉四逆汤挽救欲脱之残阳。

2.虚寒下利兼表证

【原文】

下利清穀，不可攻表，汗出必脹滿。（364）

下利腹脹滿，身體疼痛者，先温其裏，乃攻其表，温裏宜四逆湯，攻表宜桂枝湯。（372）

【提要】

论述虚寒下利兼表证的治法及治禁。

【解析】

364条下利清谷是脾肾阳虚，火不生土，土衰不能运化水谷的征象，应予四逆汤温阳祛寒。阳虚里寒兼有表证，应遵循里证急，先里而后表的治疗原则。反之，若以解表发汗论治，则阳气随汗外泄，使阳气更伤，阴寒凝滞，运化无力，浊气壅滞，则不仅下利不止，更增腹部胀满。即《黄帝内经》"脏寒生满病"之意。

372条下利、腹胀满，是脾肾阳衰，寒凝气滞，浊阴不化所致，此时虽有身体疼痛的表证，但以里虚寒证为重、为急，治疗宜先温里，用四逆汤。待真阳得复，下利止而腹满消，表邪或可自解。倘若里虽和而表未解者，再治其表，用桂枝汤。本条与91条"伤寒，医下之，续得下利清谷不止，身疼痛者，急当救里；后身疼痛，清便自调者，急当救表。救里宜四逆汤，救表宜桂枝汤"内容相似，只是疾病形成来路不同，91条是伤寒误下所致，本证是未经误治而成。

【明经指要】

364条下利清谷为脾肾阳虚，此时即使兼有表证不解，亦不可先行发汗，否则，势必产生不良后果。"汗出必胀满"，即汗后阳气随汗外泄，使里阳更虚，寒凝气滞，则腹必胀满。372条表里同病，一般而言，治当先表后里。但若里证属于虚寒，且病势急者，治当先里后表。本证下利清谷，腹部胀满，是脾肾阳衰，寒凝气滞，浊阴不化所致，此时虽有身体疼痛的表证，但以里虚为急，宜先温里，用四逆汤。待真阳得复，下利止而腹满消，里已和而表未解者，可再治其表，用桂枝汤。此处两证皆属于表里同病而以阳虚里寒证为急为重者，治疗应以温阳散寒为先，后以发汗解表，才不至于耗散阳气，贻害性命。

3.虚寒下利转归

【原文】

下利，有微热而渴，脉弱者，今自愈。（360）

下利，脉數，有微热汗出，今自愈，設復緊爲未解。（361）

下利，寸脉反浮數，尺中自濇者，必清膿血。（363）

下利，脉沉而遲，其人面少赤，身有微热，下利清穀者，必鬱冒[1]汗出而解，病人必微厥。所以然者，其面戴陽[2]，下虚[3]故也。（366）

下利，脉數而渴者，今自愈。設不差，必清膿血[4]，以有热故也。（367）

下利後脉絕[5]，手足厥冷，晬時脉還，手足温者生，脉不還者死。（368）

傷寒下利，日十餘行，脉反實者死。（369）

【词解】

[1]郁冒：头目昏眩，如有物蒙蔽之状。

[2]戴阳：因下焦阳虚，阴寒内盛，虚阳浮越于上，表现为面色浮红，脉浮大空虚无力，是真寒假热之象。

[3]下虚：下焦阳虚。

[4]清脓血：清，同圊。圊者，厕也。清脓血，即便脓血。

[5]脉绝：即脉伏不现，与"脉不出"意同。

【提要】

论述虚寒下利的预后及转归。

【解析】

360 条为虚寒下利，见微热而口渴不甚，是阳复之征，脉弱是邪退之象，故今曰自愈。本条为虚寒下利的向愈转归，故除"有微热而渴，脉弱"外，还应见下利渐止，四肢转温，精神渐复等阳复邪衰、病退向愈的表现。

361 条为虚寒下利见脉数，脉数一般主热，本条则为阳复之象。微热汗出表示阳气通达，驱邪外出；而微热表明阳复适度，故可自愈。假如脉复紧，紧主寒盛，说明阳复不及，阴寒之邪复聚，故病为未解。

363 条为虚寒下利，脉当见沉迟无力，今寸脉反浮数，是阳复热盛。尺中自涩为阳复太过而化热，热郁使血行不畅之象，热伤肠道血络，蒸腐为脓，故见大便脓血。

366 条脉沉迟，下利清谷，病人微厥说明阳气已虚，内不能腐熟水谷，外不能温煦四末，属于阳虚阴盛之证。身热，面赤乃虚阳外浮、上越之假热现象，此即戴阳证。从"面少赤，身有微热""必微厥"来看，此证比少阴病篇通脉四逆汤证阴盛格阳、白通汤证阴盛戴阳的证情轻浅，属于戴阳轻症。此时，如果人体阳气能够与阴邪相争，正胜驱邪从肌表而出，则有郁冒汗出而解之转机。"所以然者，其面戴阳，下虚故也"是自注句，说明本证戴阳的病机在于下焦肾阳虚衰。

367 条为厥阴虚寒下利，若阳气来复，则有病愈，或化热致病不愈的两种转归。今下利伴见脉数、口渴，正是阳气来复，阴寒消退之佳兆，如果阳复适度，其病当自愈。若阳复太过则化热，热邪损伤肠道血络，蒸腐为脓，而致便脓血。"以有热故也"说明阳复太过而化热，热伤肠道血络，故"必清脓血"。

368 条辨下利后脉绝、肢冷的预后。下利后，病人突见脉伏不现，手足厥冷，多因卒中寒邪，泻下剧烈，使津液骤伤，阳气暴脱所致。其特点是突然发病，病势急，病情重。下利后是本病发生的关键，此类病证一般属于暂时性暴脱，经过周时之后，阳气尚有来复的可能。经过了一昼夜的时间之后，若其脉能还，手足渐温者，为阳气来复，即有生机；若周时之后，脉仍不还，肢仍不温者，则为阳气已绝，生机无望，即为死证，预后不良。当然，对"脉不还者"，不可消极对待，当用急救回阳复阴之法，可选用四逆加人参汤等方，或用灸法积极救治。

369 条为虚寒性下利日十余行，表明脏气极虚，脉当沉微，方为脉证相符。现"脉反实"为里虚证反见脉实之象，提示正气衰败而邪气盛实。证虚而脉实，脉症不符，故曰："反。"乃正衰邪实，真脏脉已现，是胃气败绝，阴阳离决的征兆，此时治疗攻补两难，攻邪则伤已衰之正，补虚则助盛实之邪，故推测其预后不良而曰："死。"

【明经指要】

本小节七则条文集中论述了虚寒下利证因受证情轻重缓急的不同、患者体质禀赋的差异、治疗是否正确合理及调护得当与否等相关因素的影响，可有将愈、未解、阳复太过等病情变化，以及下利后见脉绝和脉实的多种预后及转归。要求医者对各种情况均应加以重视，准确掌握各种证情，以便采取相应的措施和手段，以促进病愈，或控制和纠正疾病的发展和变化。如阳复向愈者，做好将息的指导，使其能够顺利康复；对于阳复不及，阴寒复聚的下利者，应继续以四逆辈温阳散寒，健脾燥湿救治；对于阳复热盛而致大便脓血者，则应以清热凉血，消痈排脓治疗；对于虚寒下利之戴阳轻症，可以四逆汤加减益火消阴，镇摄浮阳；针对泻下剧烈，津液骤伤，阳气暴脱的危重症，不仅重视其预后吉凶的判断，更应当以急救回阳为治；对于脉症不相符合的正衰邪实之证，也应在准确把握证情的前提下积极应对，不可坐以待毙。

　　总而言之，仲景通过虚寒下利的预后及转归具有多样性的特征与表现，以警示医者对每一位患者的证情均应作精细而全面地把握，决不可粗心大意，更不可偏执一端，否则则有性命之虞。再次从细微之处体现出仲景医术之精湛，可谓叹为观止！

第七节　厥阴病预后

一、正复可愈证

【原文】

厥陰中風，脉微浮爲欲愈，不浮爲未愈。（327）

厥陰病，渴欲飲水者，少少與之愈。（329）

【提要】

厥阴病正气来复的可愈证。

【解析】

　　327条从脉象论厥阴中风证预后。邪入阴经乃属里证，其脉当见沉迟细弱之象。今厥阴中风，脉见微浮，乃是正胜邪却，阳气来复之佳兆，故断为欲愈。如果不见微浮脉象，则是阳气未复，阴邪尚盛，故非愈候。当然，临床还须结合其他见症综合分析，始能做出正确诊断，切不可仅凭脉象定其愈与不愈。同时，还须注意的是，如果脉象不是微浮而是浮，按之无根，或脉象暴浮者，则多为虚阳越脱之象，万不可认为是欲愈之候而放松警惕。

　　329条论厥阴病阳复口渴的调护之法。厥阴病在邪退阳复，诸症消减时，见到"渴欲饮水"者，多为阳气初复，津液一时不能上承所致。本证的辨证关键在于，他症消失，唯存口渴。这种口渴不需药疗，只需少少饮水，以滋润其津液，阴津得充，阳自不亢，阴阳平衡，则不药可愈。

【明经指要】

　　厥阴病中的上热下寒证，本就有消渴的证候，而本条却又谓"渴欲饮水者，少少与饮之"，表面看似乎有一些矛盾，实则两者的病理机制截然不同，因此在渴的程度上亦必有所区别。厥阴病，阳气来复，是厥阴病向愈的首要条件，但阳复太过，热反亢盛，则会发生大渴。这种口渴，"少少与之"是解决不了的。厥阴上热证的消渴，其渴的程度不像白虎汤证之大渴引饮，但从饮水多，渴仍不止来看，亦非"少少与之"所能解除。厥阴病阴邪退阳气复的渴欲饮水，因阳气乍复，津液一时不及上承，因而口渴，此时口渴绝不会是消渴或大渴引饮。文中"欲"字正可说明本证口渴的程度不会太甚。也是判断本证预后的主要依据。所以不用药饵，但采取少少与饮之的措施，以滋助其津液，阴阳平衡则病可自愈。

　　少少与饮之又包含不可恣意多饮的深意。因证非热盛伤阴，饮水多则不得消散，反易内停生变。如75条"发汗后，饮水多则喘"，127条"太阳病，小便利者，以饮水多，必心下悸，小便少者，必苦里急也"，皆是水饮过多的变证。所以，渴欲饮水，少少与饮之，是饮水调护必须遵循的原则，不可忽视。

二、正衰危重症

【原文】

傷寒六七日，脉微，手足厥冷，煩躁，灸厥陰[1]，厥不還者，死。（343）

傷寒發熱，下利厥逆，躁不得臥者，死。（344）

傷寒發熱，下利至甚，厥不止者，死。（345）

傷寒六七日不利，便發熱而利，其人汗出不止者，死。有陰無陽[2]故也。（346）

發熱而厥，七日下利者，爲難治。（348）

下利，手足厥冷，無脉者，灸之不溫，若脉不還，反微喘者，死。少陰負趺陽[3]者，爲順也。（362）

【词解】

[1]灸厥阴：指灸厥阴经穴位。有注家主张灸厥阴经的行间、章门穴。

[2]有阴无阳：下利为阴邪甚，汗出不止为阳外亡，故称有阴无阳。

[3]少阴负趺阳：少阴即太溪脉，趺阳即冲阳脉。少阴负趺阳，即太溪脉小于趺阳脉。

【提要】

论厥阴病正气衰弱的危重症。

【解析】

343条论阳衰阴盛灸治无效的危候。伤寒六七日，症见脉微，手足厥冷，是阳气虚衰，阴寒内盛，血脉失于阳气鼓动，四肢失于温煦所致。虚阳上扰则烦躁。当此病情危急之时，若用汤药扶阳抑阴，唯恐缓不济急，故直用灸法灸其厥阴，以散寒复阳。灸后，若肢冷转温者，为阳气得复，其病可治，预后较好。若肢冷如故，即所谓"厥不还"者，为阳气衰绝，复阳无望，故断为死候，预后不好。此条只提出灸法，未及汤剂，若论药物治疗，当不外温经回阳，如四逆汤之类。在施以灸法的同时加复汤药，更有助于阳气的回复。

344条论阴盛阳亡神越的危候。厥阴寒证见发热，有阳复和阳亡两种可能，如属阳复，发热之时，往往会利止厥回。今虽见到发热，但下利仍然不止，肢冷仍然存在，可知是阴寒内盛，格阳于外的假象，其病机与少阴病通脉四逆汤证基本相同，然本证更有躁不得卧，为阴寒至盛，阳气将亡，心神行将越脱的征象，其病势较通脉四逆汤证尤为严重，故断为死候。

345条论阴竭阳绝的危候。本条发热下利厥冷的病机与344条相同，唯无躁不得卧之象，但下利厥逆却较之为甚。从下利至甚，厥逆不止来看，可知此时的发热也非阳气来复，而是阴盛格阳的假象。今虽发热，而厥逆非但不止，却相反更加严重，说明病势尚在进展，已趋阴竭阳亡的危境，故亦断为死候。

346条论病情突变阳气外亡的危候。"伤寒六七日不利"，即在六七日期间，患者可能出现四肢厥冷等寒象，却没有下利，而且从"便发热而利"来看，亦无发热。六七日后，忽见发热而利，则知病情有变。如是阳气来复，当不该利，今热利并见，则示本证为阴盛格阳。阳虚不固则汗出，汗出不止则阳亡，正所谓"有阴无阳故也"，故亦断为死候。

348条论虚阳外浮阴寒内盛证的预后。本条"发热而厥"者，为阴盛阳越，"七日下利"者，是阴寒日渐转甚使然。其与前344、345条同为虚阳外浮，阴寒内盛而见的内有真寒、外有假热的发热厥利证。但344条因"躁不得卧"，为阴寒至盛，阳气将亡，心神行将越脱的征象，故主死。345条因"下利至甚，厥不止"，为阴液即将下竭、阳气行将外亡的阴竭阳绝，故亦主死。本条虽然也是真寒假热证，但尚未达到上述严重程度，故不言主死，仅曰："难治。"但难治并不等于不治，医者决不可坐视待毙，仍当积极选用四逆汤类方剂以图救治。

362条判断厥阴危证之预后。下利、肢厥、无脉，是阳气虚衰，阴寒内盛的厥阴病危证，此时使用汤药唯恐缓不济急，故直用灸法进行急救。有注家谓"当灸关元、气海二穴"，可资参考。灸后手足转温，脉搏微续者，其阳渐复，病尚可治。如果灸后手足仍然不温，脉搏仍然不起，反而见微喘者，是真阳竭绝于下，肺气越脱于上，故断为死候。此与299条"少阴病六七日，息高者，死"的机理基本相同。

此外，当寸口无脉时，也可诊察足部脉搏判断疾病的吉凶预后。足部脉有太溪与趺阳二处：太溪脉属足少阴肾经，趺阳脉属足阳明胃经。"少阴负趺阳"者，意在说明其病虽危，但胃气尚存，生化有源，病尚能治，所以为顺；反之，如果趺阳负少阴者，不仅真阳已衰，胃气亦已败绝，生化无源，病必不治，自当属逆。

【明经指要】

344条断为死候的主要依据是躁不得卧，因为躁扰与烦躁不同，烦躁为阴与阳争，躁扰为纯阴无阳，孤阳外亡。本条与298条少阴病"不烦而躁"、338条"其人躁无暂安时"同属阳亡之死候。与61条"昼日烦躁不得眠，夜而安静"的干姜附子汤证，69条以烦躁为主的茯苓四逆汤证等必须鉴别，前者为纯阴无阳，孤阳外亡，故但躁不烦。后者为弱阳与盛阴相争，争而不胜，故烦躁同见。362条下利，手足厥冷无脉，与315条"利不止，厥逆无脉"相似，是由盛阴与阳药格拒所致，尚伴有"干呕烦"等，本条无格拒之因，可见证情更为严重，若此时用汤药来挽救其阳，恐缓不济急，故以灸法急救。如果灸后，厥回脉还，可转危为安，若灸后手足依然不温，反见"微喘"，是阳竭于下，气脱于上，多属死候。若不见微喘，寸口脉虽未还，只要足部脉未绝，尚有转机，尤其是趺阳脉胜于太溪脉，虽证势严重，仍有治疗的余地。对于危重病人，诊察足部脉，尤其是趺阳脉，对决诊生死有重要参考价值。

第八节   厥阴病欲解时

【原文】

厥陰病欲解時，從丑至卯上[1]。（328）

【词解】

[1]从丑至卯上：指丑、寅、卯三个时辰，即从1时至7时这段时间。

【解析】

本条论厥阴病的欲解时间。厥阴病欲解时是丑、寅、卯这三个时辰，是凌晨1～7时。此时，自然界正处在阳气升发的阶段。作为阴尽阳生之脏的厥阴为病，往往会在此时得到自然界阳升之助而有利于其病向愈，反映了中医学天人相应的学术思想。对此，读者领会其精神即可，切不可生搬硬套，更不能坐以待愈。

扫一扫，查阅本章数字资源，含PPT、音视频、图片等

第一节　概　说

霍乱是以突发呕吐下利为主要临床表现的病证。霍，有急骤、猝然之意；乱，即缭乱、变乱之意。因其发病突然，顷刻之间升降失序，吐泻交作，故名曰霍乱。

霍乱病多发于夏秋季节，其病因多由外感（寒、暑、湿、疫疠之邪），或内伤饮食，生冷不洁，伤及脾胃，使中焦升降失职，清浊相干，气机逆乱所引起。此正如《灵枢·五乱》所说："清气在阴，浊气在阳……清浊相干……乱于肠胃，则为霍乱。"

本篇所讨论的霍乱病实际上包括了多种急性胃肠病证。后世根据临床表现不同，将霍乱分为湿霍乱和干霍乱两类。即上吐下泻，挥霍无度者，为湿霍乱；欲吐不吐，欲泻不泻，腹中绞痛，烦闷不安，短气汗出者，为干霍乱。本篇所论当属湿霍乱。因为湿霍乱又有因寒因暑之异，故有寒霍乱与热霍乱之分；寒霍乱者，因于寒湿；热霍乱者，因于邪热。本篇所论当属湿霍乱中的寒霍乱。

因霍乱病的发生多与外邪有关，且常见头痛、发热、恶寒、身疼等症，与伤寒有相似之处，故仲景将本证列于伤寒六经病证之后，以兹鉴别。

本篇所论的霍乱与现代医学所说的由霍乱弧菌引起的霍乱概念不同，但对其也有一定的参考价值。

第二节　霍乱病脉证

【原文】

問曰：病有霍亂者何？答曰：嘔吐而利，此名霍亂。（382）

【提要】

论霍乱病的主要临床表现。

【解析】

本条自设问答，以揭示霍乱的证候特征。霍乱病的证候特点是起病急骤，吐利交作。本病多因饮食不节（洁），寒温失调，以致胃肠功能紊乱，清浊相干，脾胃升降失常所致。浊阴之邪上逆则呕吐，清阳之气下陷故下利。此正如成无己《注解伤寒论》所说："三焦者，水谷之道路。邪在上焦，则吐而不利；邪在下焦，则利而不吐；邪在中焦，则既吐且利。以饮食不节，寒热不调，清浊相干，阴阳乖隔，遂成霍乱。轻者，止曰吐利；重者，挥霍缭乱，名曰霍乱。"本证与太阴脾虚之吐利有相似之处，但太阴病证势轻缓，以腹满而吐、食不下、自利益甚、时腹自痛等

为主；此则发病突然，顷刻之间，吐泻交作，挥霍缭乱。二者不难区分。

【原文】

问曰：病發熱頭痛，身疼惡寒，吐利者，此屬何病？答曰：此名霍亂。霍亂自吐下，又利止，復更發熱也。（383）

【提要】

论霍乱兼表证及其与伤寒的鉴别。

【解析】

霍乱病在脾胃，但亦不乏因感受外邪而发者，故除见吐利交作外，每每兼见表证。邪客于表，经脉不利，故头痛身疼；正邪相争于表，则恶寒发热并见。霍乱吐利兼表证与伤寒见吐利证不同：伤寒病只有当邪气内传，影响里气不和，脾胃升降失常时才见呕吐下利；而霍乱初病即见吐利，且病势急暴，兼见表证，故与伤寒有别。霍乱虽兼表证，但其症状以吐利为主，正如原文"霍乱自吐下"之言，可见本病自内而发，非表邪内传或内扰所致。因霍乱病从内而外，表里兼病，故吐利与寒热并见，甚或有起病即只见吐利而无发热，吐利已作而稍后方见发热者，是以文中云："又利止，复更发热也。"

第三节　霍乱病证治

一、辨霍乱与伤寒下利异同

【原文】

傷寒，其脉微濇者，本是霍亂，今是傷寒，却四五日，至陰經上，轉入陰必利，本嘔下利者，不可治也。欲似大便，而反失氣，仍不利者，此屬陽明也，便必鞕，十三日愈，所以然者，經盡故也。下利後當便鞕，鞕則能食者愈，今反不能食，到後經中，頗[1]能食，復過一經能食，過之一日當愈，不愈者，不屬陽明也。（384）

【词解】

[1] 颇：古为双向词，此处不作"甚"字解，意为"稍微""略微"。

【提要】

论霍乱与伤寒脉症的异同及转归。

【解析】

本条可分三段理解：自"伤寒，其脉微涩者"至"不可治也"为第一段，承继上条论述了霍乱兼表证与伤寒传里证的异同及两种病证的不同转归。霍乱兼表证，多出现发热头痛，身疼恶寒，吐利并作。伤寒表不解传入阴经亦可见身热恶寒和吐利，与霍乱吐利兼表证十分相似，因此应注意鉴别。二者的鉴别点：其一，伤寒表不解者，其脉必浮，而霍乱兼表则因吐利交作，气血津液大伤，故脉来微涩而无力；其二，伤寒病多在四五日后，邪传阴经之时才见吐利，与霍乱先病吐利迥然有别。"本呕下利者，不可治也"，是说霍乱为病，起病即见呕吐下利，与伤寒邪传阴经见下利证病机有别，因此治法各异，故不能用治伤寒之法以治之。

从"欲似大便"至"经尽故也"为第二段，论述霍乱病吐利后津伤化燥的转归及预后。若霍乱吐利之后，患者欲似大便而不能，反出现矢气现象，这是因为吐下后津伤化燥，胃肠失润所致，故曰："属阳明也。"因非邪热内传所致，故虽属阳明而无潮热、谵语之症，仅见大便硬，不可贸然攻下，须仔细观察。若病邪已去，正气渐复，经过一段时间，经气来复，津液恢复则大便自通，故曰："十三日愈，所以然者，经尽故也。"

"下利后当便硬"至"不属阳明也"为第三段，是承前段论述下利后便硬的预后。下利后，津伤失润，大便当硬。因不属阳明胃家实证，虽大便硬，但腑气尚通，胃气尚和，故能食者，此示人正气充、胃气复，故有自愈之机。"今反不能食"，是霍乱吐下后胃气受损而尚未完全恢复，须仔细观察，若经经过数日，即"到后经中"，经气来复，而"颇能食"，即食欲稍有恢复者，反映胃气已逐渐恢复。若又经过一段时间，即"复过一经"而转为能食，提示病情又有好转而痊愈可待，故可判断"过之一日当愈"。因按古代"传经"之说，六日为一经，已过两经，再加一日，共为十三日，与前文所述"十三日愈"正合。若到后经中能食而病不愈者，则不属津伤便硬之阳明病，而应观其脉证，知犯何逆，随证治之。

二、霍乱治法

（一）五苓散证、理中丸证

【原文】

霍亂，頭痛發熱，身疼痛，熱多欲飲水者，五苓散主之；寒多不用水者，理中丸主之。（386）

五苓散方（見辨太陽病脈證并治）

理中丸方

人參　乾薑　甘草（炙）　白朮各三兩

上四味，擣篩，蜜和爲丸，如雞子黃許大。以沸湯數合，和一丸，研碎，溫服之，日三四，夜二服。腹中未熱，益至三四丸，然不及湯。湯法：以四物依兩數切，用水八升，煮取三升，去滓，溫服一升，日三服。若臍上築[1]者，腎氣動也，去朮，加桂四兩；吐多者，去朮，加生薑三兩；下多者，還用朮；悸者，加茯苓二兩；渴欲得水者，加朮，足前成四兩半；腹中痛者，加人參，足前成四兩半；寒者，加乾薑，足前成四兩半；腹滿者，去朮，加附子一枚。服湯後如食頃[2]，飲熱粥一升許，微自溫，勿發揭衣被。

【词解】

[1]脐上筑：筑者捣也，形容脐上跳动不安如有物捶捣。

[2]食顷：约吃一顿饭的时间。

【提要】

论霍乱病表里寒热不同的证治。

【解析】

开篇首论霍乱病症状特点，即猝然吐利，根据兼症不同，则治法各异。若伴见头痛、发热、身疼痛、脉浮、小便不利、渴欲饮水等，属霍乱偏表偏热；若伴见腹中冷痛、喜温喜按、舌淡苔白、脉缓弱等，属偏里偏寒。前者因其吐利，清浊不分，三焦水道不利，津液运行失常，既不能上承于口，又不能下输膀胱，但浸渍胃肠，故常兼见口渴、小便不利，宜用五苓散外疏内利，表里两解。后世称此法为急开支河。后者因其里虚寒证为重，吐利同时兼寒多不渴，说明此乃中焦阳虚，寒湿内阻，清阳不升，浊阴不降，当伴见腹中冷痛、喜温喜按、舌淡苔白、脉缓弱等，故以理中汤（丸）温中散寒，健脾燥湿。

【方义】

五苓散方：见"辨太阳病脉证并治"篇。

理中丸用人参、炙甘草健脾益气，干姜温中散寒，白术健脾燥湿。脾阳得运，寒湿可去，则中州升降调和而吐利自止。本方为太阴病虚寒下利的主方，因具有温运中阳、调理中焦之功，故取名"理中"。此方又名人参汤。

煎服法：理中丸为一方二法，既可制成丸剂，亦可煎汤服用。一般规律是病情缓而需久服者用丸剂，病势急重者用汤剂。

服丸法：①将4味药捣碎，过筛，以蜜和丸如鸡蛋黄大小。②服时以热水与研碎之药丸1丸和匀，温服。③白天服3~4次，晚间服2次，每昼夜共服5~6次。④服药后腹中由冷而转热感者，说明有效，可续服；若腹中未热，说明药效不明显或无效，多为病重药轻之故，当增加丸药的服用量，由每次一丸加至三四丸。

服汤法：①浓煎1次，分3次温服。②服药后约一顿饭的时间，可喝些热粥，并温覆取暖，以助药力。

理中丸方后记载随证加减法有八种：①脐上悸动者，是肾虚水气上冲之象，方中去白术之壅补，加桂枝以温肾降冲，通阳化气。②吐多者，是胃寒饮停而气逆，故去白术之补土壅塞，加生姜以温胃化饮，降逆止呕。③下利严重者，是脾气下陷，脾阳失运，故还需用白术健脾燥湿以止利。④心下悸者，是水邪凌心，可加茯苓淡渗利水，宁心安神。⑤渴欲饮水者，乃脾不散精，水津不布，宜重用白术健脾益气，以运水化津。⑥腹中痛者，是中气虚弱，故重用人参至四两半。⑦里寒甚，表现为腹中冷痛者，重用干姜温中祛寒。⑧腹满者，因寒凝气滞，故去白术之壅塞，加附子以辛温通阳，散寒除满。

【临证要点】

①五苓散证

主症：吐利，发热，头痛，身疼痛，渴欲饮水，小便不利，脉浮。

病机：表邪不解，里气不和，清浊相干，升降失序。

治法：外疏内利，表里两解。方用五苓散。

②理中丸证

主症：吐利频繁，腹中冷痛，喜温喜按，不欲饮水，舌淡苔白，脉缓弱。

病机：中焦阳虚，寒湿内阻，清气不升，浊气上逆。

治法：温中散寒，健脾燥湿。方用理中丸。

理中丸（汤）临床主要用于治疗消化系统疾病，如胃炎、消化性溃疡、慢性肠炎、溃疡性结肠炎、慢性腹泻、小儿腹泻等，辨证属中焦阳虚，寒湿内阻，清气不升，浊气上逆者。均可使用本方加减化裁，且有较好疗效。

【明经指要】

五苓散与理中丸两方均有温阳利湿的作用，故适用于寒湿霍乱证治。其中用五苓散者，以霍乱偏表证为主，因其发热明显，故言其"热多"。用理中丸者，治霍乱里虚寒证突出，故言其"寒多"。若里虚寒兼表者，则可用治"协热而利"的桂枝人参汤，该方即理中汤加桂枝而成。

（二）四逆汤证

【原文】

吐利汗出，發熱惡寒，四肢拘急，手足厥冷者，四逆湯主之。（388）

既吐且利，小便復利，而大汗出，下利清穀，內寒外熱，脈微欲絕者，四逆湯主之。（389）

【提要】

论霍乱致阴盛亡阳的证治。

【解析】

388 条主要论霍乱吐利交作，亡阳脱液的证治。阳虚不固则汗出；盛阴迫虚阳于外则见身热；阳虚不温四末，则手足厥冷；吐利致阴液耗损则阴阳两虚，筋脉失其温养而四肢拘急。本证虽为亡阳脱液之证，但以亡阳为主，治当急温回阳，宜四逆汤，虚阳回而吐利、汗出止，则阴液自复。

389 条论霍乱亡阳里寒外热的证治。"既吐且利"，即霍乱吐利交作。上吐下利，津液耗伤，小便当少而不利，此则不仅小便复利，而且大汗出，下利清谷，此乃真阳虚极，失于固摄阴液所致。阳虚不能制水，失于摄敛津液，故小便清长；阳虚不能固表，腠理开泄，故大汗出；脾肾阳衰，水谷失于腐熟温化，故见下利清谷；心肾阳衰，无力鼓动血脉，则脉微欲绝；阴寒格拒虚阳于外则"内寒外热"，此乃真寒假热之阴盛格阳证。病重且急，先与四逆汤回阳救逆，不效可再投通脉四逆汤破阴回阳。

【临证要点】

主症：吐利汗出，发热恶寒，四肢拘急，手足厥冷；或既吐且利，小便复利，而大汗出，下利清谷，内寒外热，脉微欲绝。

病机：吐利亡阳，火不温土。

治法：回阳救逆。方用四逆汤。

（三）通脉四逆加猪胆汤证

【原文】

吐已下斷[1]，汗出而厥，四肢拘急不解，脉微欲絕者，通脉四逆加豬膽湯主之。（390）

通脉四逆加豬膽湯方

甘草二兩（炙）　乾薑三兩（强人可四兩）　附子大者一枚（生，去皮，破八片）　豬膽汁半合

上四味，以水三升，煮取一升二合，去滓，内豬膽汁，分温再服，其脉即來。無豬膽，以羊膽代之。

【词解】

[1]吐已下断：已，停止；断，断绝。吐已下断，指吐利液竭而停止。

【提要】

论霍乱阳亡阴竭的证治。

【解析】

"吐已下断"，即吐利停止，若兼见四肢转温，脉象缓和，为将愈；若兼见厥逆、脉微欲绝，并非阳复，而是吐利过甚致水谷津液涸竭，无物可吐，无物可利而自断。更见汗出而厥，是阳亡欲脱，既不能固表以止汗，又不能通达四末以温养，可见病势危笃。阴阳气血虚竭，筋脉失于濡养，故四肢拘急不解。阴虚血脉不充，阳虚推动无力，故脉微欲绝。此证不仅阳亡，更有液竭，故以通脉四逆回阳救逆，加猪胆汁益阴和阳。

【方义】

本方由通脉四逆汤加猪胆汁组成。通脉四逆汤破阴回阳救逆，猪胆汁苦寒性润，一则借其寒性，引姜附之热药入阴，以免盛阴对辛热药物之格拒不受，取"甚者从之"之意；二则借其润燥滋阴之功，以补充吐下后伤阴之虚竭；三则制约姜附辛热伤阴燥血之弊。此即所谓益阴和阳之法。

煎服法：①将甘草、干姜、附子浓煎 1 次取汁，加猪胆汁，分 2 次温服。②如无猪胆汁，可以羊胆代替。

【临证要点】

主症：频繁吐利后，无物可吐且无物可下，并伴见汗出而厥，四肢拘急，脉微欲绝。

病机：吐利过重，阳亡阴竭。

治法：回阳救逆，益阴和阳。方用通脉四逆加猪胆汤。

（四）四逆加人参汤证

【原文】

恶寒脉微而復利，利止亡血[1]也，四逆加人参湯主之。（385）

四逆加人參湯方

甘草二兩（炙）　附子一枚（生，去皮，破八片）　乾薑一兩半　人參一兩

上四味，以水三升，煮取一升二合，去滓，分温再服。

【词解】

[1] 亡血：此处作亡失津液解。

【提要】

论霍乱亡阳脱液的证治。

【解析】

霍乱病吐利交作，气随液泄，阳随气脱，不能温暖周身而蒸化水谷，故恶寒脉微而利不止。复因泄利无度，阴血耗伤，以致无物可下而利自止，此利止绝非阳气来复之候，故曰："利止亡血也。"《金匮玉函经》曰："水竭则无血。"其意与此相似，故急用四逆加人参汤，回阳救逆，益气生津。

【方义】

四逆加人参汤由四逆汤加人参一两而成。方用四逆汤回阳救逆，加人参益气固脱，生津滋液。张路玉云："亡血本不宜用姜附以损阴……此以利后恶寒不止，阳气下脱已甚，故用四逆以复阳为急也。其所以加人参者，不特护持津液，兼阳药得之，愈加得力耳。"

【临证要点】

主症：频繁吐利后利止，恶寒而脉微。

病机：吐利过重，阳亡液脱。

治法：回阳救逆，益气生津。方用四逆加人参汤。

现代临床，四逆加人参汤及其加减方主要治疗循环系统疾病，如心肌缺血、冠心病及心衰、心源性休克等病证辨证属阳亡液脱者，均可使用本方加减化裁。

【明经指要】

本条与 390 条通脉四逆加猪胆汤证皆属阳亡液竭之证，但二者病情轻重有别。本条虽属亡阳脱液，且亦有无物可下而下利自止，但并无汗出、四肢厥冷及拘急不解，另虽见脉微而未欲绝，说明亡阳不至太重，且阴阳格拒之势未成，故宜用四逆加人参汤；390 条之证已见汗出、四肢厥冷且拘急不解，显然重于本证，故以通脉四逆加猪胆汤治之，以大量姜、附回阳，且加猪胆汁之咸寒苦降，引阳入阴，使热药不被寒邪所格拒，以利于发挥回阳救逆作用。

（五）桂枝汤证

【原文】

吐利止，而身痛不休者，当消息[1]和解其外，宜桂枝湯小和之。（387）

【词解】

[1]消息：斟酌的意思。

【提要】

论霍乱里和而表未解的证治。

【解析】

吐利是霍乱的主症，条文言吐利止，说明里气已和，脾胃升降功能恢复，病自向愈。吐利止而身痛不休，是表邪未罢。此证吐下之后，阳气大伤，津液未复，故不可乱投发汗峻剂，以免大汗亡阳，变证再起。然既有表证之未罢，亦须解表，宜少与桂枝汤微发汗解肌表之邪，且在内调和脾胃振奋气血生化之源。所谓消息，即斟酌病情之轻重，灵活变通而用药。小和之意即不宜用药过量使汗出过多，此正如方有执《伤寒论条辨》所言："小和，言少少与之，不令过度之意也。"临床中可根据实际病情变通用药，不必拘泥于桂枝汤。

三、愈后调养

【原文】

吐利發汗，脉平[1]，小煩者[2]，以新虚不勝穀氣故也。（391）

【词解】

[1]脉平：脉见平和之象。

[2]小烦：微觉烦闷。

【提要】

霍乱病治疗后的调理。

【解析】

霍乱病经过治疗之后，脉见平和，说明大邪已去，病情向愈。若尚有微烦不适，多为吐泻之后、大病新差之余，脾胃之气尚弱，不能消化食物所致，故曰："以新虚不胜谷气故也。"此时只要节制饮食，注意调养即可，切不可因小烦而误认为邪气未解，甚至滥用攻邪之药。当然，若小烦数日不愈，亦可加用健脾和胃消食之药，以促使早日康复。

第一节　概　说

伤寒大病初愈，气血未复，正气尚虚，余邪未尽，应注意调养，预防疾病复发。若病后因房事导致发病的，称为阴阳易；由于饮食起居失常，作劳伤正，导致疾病复发者，称为差后劳复。其中因劳而发者，称为劳复；因饮食调理不当而发者，称为食复。

阴阳易差后劳复的治疗，发病为阴阳易者，论中记载烧裈散治之，其疗效及机理尚待研究；差后劳复者，治以枳实栀子汤；差后更发热，治以小柴胡汤；差后腰下有水气者，治以牡蛎泽泻散；差后胸上有寒者，治以理中丸；差后余热未尽，津气两伤气逆欲吐者，治以竹叶石膏汤；差后饮食不节，食积生热而微烦者，无须用药，损谷则愈。

阴阳易与差后劳复之病，皆发生在大邪已去，正气未复的阶段，同为病后失于调理所致，仲景在六经病篇之后，专列一篇加以讨论，强调病后应重视调养护理，以巩固疗效，防止复发。

第二节　阴阳易证

【原文】

傷寒陰易[1]之爲病，其人身體重，少氣，少腹裏急，或引陰中拘攣，熱上衝胸，頭重不欲舉，眼中生花，膝脛拘急者，燒褌散主之。（392）

燒褌散方

婦人中褌，近隱處，取燒作灰。

上一味，水服方寸匕，日三服，小便即利，陰頭微腫，此爲愈矣。婦人病取男子褌燒服。

【词解】

[1]阴易：《金匮玉函经》卷四、《注解伤寒论》卷七作"阴阳易"。因病后房事而发的病症。

【提要】

论阴阳易的证治。

【解析】

阴阳易中的"阴"与"阳"分别取易学中阳男、阴女之意；"易"，交易，变易。古代房中家认为男女交合则互易阴阳，使男女阴阳平调而增年延寿；但交合过度则耗损精气则会发生变易而生疾病。古人认为，伤寒热病初愈，余邪未尽，更犯房事之禁，可将邪毒传于对方而致病。此种因房事染易邪毒而致的病证，称为阴阳易。其中有病之男传无病之女者，称为阳易；有病之女传无病之男者，称为阴易。另有注家认为，此"易"乃"变易"之意，即患者大病初愈，因行房事而病情发生变化，亦即"房劳复"。行房之时，最易伤动精气，因精气受损，故发病即出现"其人身体重，少气"等精气不足之证。阴津被耗，筋脉失养，则见"少腹里急，或引阴中拘挛""膝胫拘急"。伤寒邪毒由阴传入，毒热由下向上攻冲，则见"热上冲胸，头重不欲举，眼中生花"等症。此证由阴阳交媾，染易邪毒而成，治当导邪外出。方用烧裈散。

男女裈裆，附浊败之物，烧灰取其火净而通散以导邪外出。服后小便利则愈，并有阴头微肿，乃毒邪从阴窍排出之故。本病究属何种病证，此药究竟是否有效，尚待研讨，可存疑待考。

第三节　差后劳复证

一、差后劳复证治

（一）枳实栀子汤证

【原文】

大病[1]差後，勞復[2]者，枳實栀子湯主之。（393）

枳實栀子湯方

枳實三枚（炙）　栀子十四箇（擘）　豉一升（綿裹）

上三味，以清漿水[3]七升，空煮取四升，内枳實、栀子，煮取二升，下豉，更煮五六沸，去滓，溫分再服，覆令微似汗。若有宿食者，内大黃如博碁子[4]五六枚，服之愈。

【词解】

[1]大病：伤寒病之统称。

[2]劳复：大病初愈，正气尚虚，邪犹未尽因过劳而复发，谓之劳复。

[3]清浆水：淘米泔水久贮味酸者。

[4]博碁子："博"又称"六博"，为汉代流传的、游戏双方各执棋子六枚的一种游戏。博棋子形状为长方体，孙思邈《备急千金要方》言其大小为"长二寸，方一寸"。

【提要】

论大病新差劳复的证治。

【解析】

大病初愈，正气虚损，余邪未尽，当慎起居，节饮食，防止疾病复发。若妄动作劳，如多言多虑，多怨多哀劳其神，早坐早行劳其力等皆可导致其病复发。此条未叙症状，以方测证，当有心中懊侬、胸脘痞满等症，乃余热复聚，热郁胸膈，气机痞塞所致，治宜清热除烦，宽中行气，方用枳实栀子汤。

【方义】

枳实栀子汤由三味药组成，方中枳实宽中行气，栀子清热除烦，豆豉宣透邪气。用清浆水煎药，取其性凉善走，调中开胃以助消化。若兼有宿食停滞，脘腹疼痛，大便不通者，可加大黄以荡涤肠胃，下其滞结。本方以清浆水烧开煮至减少近半，入栀子、枳实，再煎至水去一半，入豆豉，煮五六沸后，取汁。分两次温服，温覆取微汗，使怫郁之热外散，以收清热除烦、宽中行气之效。

【临证要点】

主症：发热，口渴，心中懊憹，心下痞塞，或胸脘胀满，食少纳呆，舌苔薄黄。

病机：余热复聚，气机痞塞。

治法：清热除烦，宽中行气。方用枳实栀子汤。

（二）小柴胡汤证

【原文】

傷寒差以後，更發熱，小柴胡湯主之。脉浮者，以汗解之；脉沉實者，以下解之。（394）

【提要】

论伤寒差后更发热的辨治。

【解析】

伤寒差以后更见发热，当辨析其原因，有因病后体虚调护不当而复感外邪者，有因饮食不节而积滞内生者，有因大邪虽去而余邪未尽者，其治当以脉症为凭。若属调护不当，复感外邪者，伴见恶寒、脉浮等，治宜发汗解表。若是饮食不节，致里有积滞者，伴见腹满便秘、脉沉等，治宜泻下积滞。若无表里证，只是病后体虚余热不尽，伴见口苦、胸满、脉弦者，治以小柴胡汤疏畅气机，扶正祛邪。

【明经指要】

此条是继小柴胡汤治疗往来寒热、潮热、身热恶风、呕而发热、黄疸并发热等病证之后，仲景又一次运用小柴胡汤治疗发热的条文。其病因是伤寒差后，体虚又伴余邪未尽。临床表现可以为病后低热、服药后仍热、发热待查及寒热疑似证等。因余邪留滞少阳，经气不利，胆火内郁，津液匮乏，故可见口苦、胸满、脉弦。考虑病后正气不足，邪气亦不盛，故以和解少阳、扶正祛邪的小柴胡汤治疗。

（三）牡蛎泽泻散证

【原文】

大病差後，從腰以下有水氣者，牡蠣澤瀉散主之。（395）

牡蠣澤瀉散方

牡蠣（熬）　澤瀉　蜀漆（煖水洗，去腥）　葶藶子（熬）　商陸根（熬）　海藻（洗，去鹹）　栝樓根各等分

上七味，異擣，下篩爲散，更於臼中治之。白飲和服方寸匕，日三服。小便利，止後服。

【提要】

论大病差后腰以下有水气的证治。

【解析】

水气为病，多以小便不利、肿满为特征。本条以方测证，当属病后余邪未尽，湿热壅滞，膀胱气化失常。其证可见小便不利，下肢水肿，或伴大腹肿满，脉沉有力等。《金匮要略·水气病脉证并治》云："诸有水者，腰以下肿，当利小便。"故用牡蛎泽泻散攻逐水气而兼清余热，使小便利而愈。

【方义】

牡蛎泽泻散中牡蛎、海藻软坚，散结，行水；泽泻泻膀胱之火而渗湿利水；蜀漆去痰逐水；葶苈子泻肺行水；商陆苦寒，专于行水，治肿满，利二便；栝楼根生津止渴，与牡蛎相配，共奏

软坚散结之功。方用散剂而不用汤者，乃急药缓用，攻逐水气而不留余邪。以白饮和服，意在保胃气而存津液。本方逐水之力较猛，恐过服伤正，故方后云："小便利，止后服。"

【临证要点】

主症：下肢水肿，或伴大腹肿满，小便不利，脉沉实。

病机：湿热壅滞，膀胱气化不利。

治法：逐水清热，软坚散结。方用牡蛎泽泻散。

现代临床主要将牡蛎泽泻散应用于心脏病下肢水肿、肝硬化腹水、多囊肾下肢水肿等疾病，其利水退肿的作用较十枣汤为弱，但仍以攻邪为主，故对脾肾气虚、气化不利而水湿内留者，仍应慎用。

（四）理中丸证

【原文】

大病差後，喜唾[1]，久不了了[2]，胸上有寒，當以丸藥温之，宜理中丸。（396）

【词解】

[1]喜唾：时时泛吐涎沫。

[2]久不了了：日久绵延不已。

【提要】

论病后虚寒喜唾的证治。

【解析】

大病差后，病虽已除，但时时泛吐涎沫，久不能愈。涎乃脾之液，《素问·宣明五气》篇："脾为涎"。喜唾乃脾阳虚致涎液不收所致。足太阴脾与手太阴肺经脉相连，脾寒易致肺寒，肺寒则水气不降，聚而为饮。脾肺虚寒，津液不化而泛溢，故见多唾，且久不得愈，即所谓"久不了了"。故用理中丸温中化饮。因病已久，故以丸剂缓图。

（五）竹叶石膏汤证

【原文】

傷寒解後，虚羸[1]少氣，氣逆欲吐，竹葉石膏湯主之。（397）

竹葉石膏湯方

竹葉二把　石膏一斤　半夏半升（洗）　麥門冬一升（去心）　人參二兩　甘草二兩（炙）　粳米半升

上七味，以水一斗，煮取六升，去滓，内粳米，煮米熟，湯成去米，温服一升，日三服。

【词解】

[1]虚羸：虚弱消瘦。

【提要】

论病后余热未清，津气两伤的证治。

【解析】

伤寒解后当指病起伤寒，经汗、下之后，大热已去。虚羸，言病人虚弱消瘦，是形伤精伤的表现；少气，言病人气少不足以息，是气伤的表现。形气两伤，津气亏少，加之余热未清，上干胃腑，胃失和降，故见气逆欲吐。临证还可见到发热、纳呆，口渴，心烦，少寐，舌红少苔，脉虚数等症。治用竹叶石膏汤以清热和胃，益气生津。

【方义】

本方为白虎加人参汤去知母，减粳米用量，加竹叶、麦冬、半夏而成。方中竹叶、石膏清热除烦；人参、麦冬益气生津；甘草、粳米补中益气养胃；半夏和胃降逆止呕。其中麦冬、半夏相伍滋而不腻，燥而不伤其阴，其配合尤具妙义。诸药相合，既清其余热，又益其气阴，更有和胃降逆之功，故为清补之缓剂，清热滋阴和胃之佳方。

【临证要点】

主症：身体虚弱消瘦，发热，短气，干呕，口渴，心烦失眠，舌红少苔，脉虚数。

病机：余热未尽，津气两伤。

治法：清热和胃，益气生津。方用竹叶石膏汤。

现代临床将竹叶石膏汤广泛应用于急性感染性热病恢复期、无名低热、胆道术后呕吐、小儿夏季热、暑热、糖尿病等属于气阴不足，余热不尽或虚热上扰者。

【明经指要】

竹叶石膏汤全方用药精炼，配伍严谨，具有益气养阴、清热和胃的功效。剖析此方，可以看作是白虎汤与麦门冬汤二方的合方，正如《医宗金鉴》所说："以大寒之剂，易为清补之方。"即是说白虎汤与麦门冬汤相合的效力，全方清热与益气养阴并用，祛邪扶正兼顾，清而不寒，补而不滞，临证时，不必拘于伤寒解后之病因，只要符合余热未尽、气阴两伤、胃失和降的病机，不论何病，皆可运用。

本方系在白虎加人参汤的基础上化裁而成，二者组方有四味相同，即都含有石膏、人参、粳米、炙甘草，但竹叶石膏汤有竹叶、半夏、麦冬，而无知母，白虎加人参汤则有知母，无竹叶、半夏、麦冬。两方相较，白虎加人参汤清热之力宏，而竹叶石膏汤则有育阴、降逆之功。故所治方证，从病机上看，竹叶石膏汤证属热病后期余热未尽，津气耗伤，胃气上逆；而白虎加人参汤证是无形邪热充斥阳明，津气耗伤。二者相较，竹叶石膏汤证之热轻于白虎加人参汤证，但胃阴不足较重，且有胃气上逆之机。从症状上看，二者均可见发热、汗出、口渴、小便赤、舌红脉数。但竹叶石膏汤证还可见虚羸少气、气逆欲吐、纳呆、心烦喜呕、脉细；而白虎加人参汤证则可见汗出多、口渴甚，以及背微恶寒，时时恶风等。

二、差后饮食调理

【原文】

病人脉已解[1]，而日暮微烦，以病新差，人强与谷，脾胃气尚弱，不能消谷，故令微烦，损谷[2]则愈。（398）

【词解】

[1]脉已解：病脉已解，即脉象平和之意。

[2]损谷：减少饮食。

【提要】

论差后微烦的机理及调治法。

【解析】

大病新差，出现日暮时心烦之象，是由于病后脾胃气弱，不慎饮食，或勉强进食导致饮食难化，积滞胃肠的缘故。盖人与天地之气相应，日中阳气旺盛，日暮阳气渐衰，此时体内本已衰弱的脾胃阳气，得不到天阳之气的资助，消谷能力因之减弱，食积而生热，上扰神明，故表现心中微烦。本证非宿食停滞，故不需药物治疗，只要节制饮食，即可自愈。本条与391条"新虚不胜谷气"所致"脉平，小烦者"病机基本相似，可互参。在《差后劳复》病篇的最后，仲景强调了病后应节制饮食的重要性，可见"保胃气"的精神是贯穿《伤寒论》始终的。

【明经指要】

本条强调病后脾胃气弱，应慎饮食，否则会出现食积而热，心神被扰，心中烦热之感。脾胃为后天之本，脾胃之气在疾病发生、发展、转归和预后中发挥极其重要的作用。此条与《素问·热论》"病热少愈，食肉则复，多食则遗"异曲同工。

附录二
方剂索引

附录三

古今度量衡换算

表1　汉代剂量单位换算

重量	1 斤 =16 两
	1 两 =24 铢
容量	1 斛 =10 斗
	1 斗 =10 升
	1 升 =10 合

表2　汉代与现代剂量折算

	汉代		现代
重量	1 斤		250 克
	1 两		15.625 克
	1 铢		0.651 克
容量	1 斛		20000 毫升
	1 斗		2000 毫升
	1 升		200 毫升
	1 合		20 毫升
	一方寸匕	金石药末	约 2 克
		草木药末	约 1 克

表3　《伤寒论》常用药物剂量核算

	《伤寒论》药物剂量	约合（克）
容量	半夏半升	42 克
	五味子半升	38 克
	芒硝半升	62 克
	麦冬半升	45 克
	麻仁半升	50 克
	葶苈子半升	62 克

续表

《伤寒论》药物剂量			约合（克）
容　量	杏仁半升		56 克
	赤小豆一升		150 克
	吴茱萸一升		70 克
个　数	大枣十二枚		30 克
	杏仁七十枚		22 克
	附子一枚	小者	≤ 10 克
		中等者	10 ～ 20 克
		大者	20 ～ 30 克
	栀子十四枚		7 克
	栝蒌实一枚		70 克
	乌梅三百枚		680 克

注：以上表格主要参考：①柯雪帆，赵章忠，张萍，等.《伤寒论》和《金匮要略》中的药物剂量问题.上海中医药杂志，1983，12：36~38；②柯雪帆.现代中医药应用——研究大系伤寒与金匮.上海：上海中医药大学出版社，1995。

长沙方歌括·伤寒方歌括

二画

十枣汤

大戟芫花甘遂平，妙将十枣煮汤行，
中风表证全除尽，里气未和此法程。

三画

三物白散

巴豆熬来研似脂，只须一分守成规，
更加桔贝均三分，寒实结胸细辨医。

土瓜根（方歌缺）

大承气汤

大黄四两朴半斤，枳五硝三急下云，
朴枳先熬黄后入，去滓硝入火微熏。

大柴胡汤

八柴四枳五生姜，芩芍三两二大黄，
半夏半升十二枣，少阳实证下之良。

大陷胸丸

大陷胸丸法最超，半升黄荛杏硝调，
项强如痉君须记，八两大黄取急消。

大陷胸汤

一钱甘遂一升硝，六两大黄力颇饶，
日晡热潮腹痛满，胸前结聚此方消。

大黄黄连泻心汤

痞证分歧辨向趋，关浮心痞按之濡，
大黄二两黄连一，麻沸汤调病缓驱。

大青龙汤

二两桂甘三两姜，膏如鸡子六麻黄，
枣枚十二五十杏，无汗烦而且躁方。

干姜附子汤

生附一枚一两姜，昼间烦躁夜安常，
脉微无表身无热，幸藉残阳未尽亡。

干姜黄芩黄连人参汤

芩连苦降籍姜开，济以人参绝妙哉，
四物平行各三两，诸凡拒格此方该。

小青龙汤

桂麻姜芍草辛三，夏味半升记要谙，
表不解兮心下水，咳而发热句中探。
若渴去夏取蒌根，三两加来功亦壮；
微利去麻加荛花，熬赤取如鸡子样；
若噎去麻炮附加，只用一枚功莫上；
麻去再加四两苓，能除尿短小腹胀；
若喘除麻加杏仁，须去皮尖半升量。

小建中汤

建中即是桂枝汤，倍芍加饴绝妙方，
饴取一升六两芍，悸烦腹痛有奇长。

小承气汤
朴二枳三四两黄，小承微结好商量，
长沙下法分轻重，妙在同煎切勿忘。

小柴胡汤
柴胡八两少阳凭，枣十二枚夏半升，
三两姜参芩与草，去渣重煎有奇能。
胸烦不呕除夏参，蒌实一枚应加煮；
若渴除夏加人参，合前四两五钱与，
蒌根清热且生津，再加四两功更巨；
腹中痛者除黄芩，芍加三两对君语；
胁下痞硬大枣除，牡蛎四两应生杵；
心下若悸尿不长，除芩加茯四两侣；
外有微热除人参，加桂三两汗休阻；
咳除参枣并生姜，加入干姜二两许，
五味半升法宜加，温肺散寒力莫御。

小陷胸汤
按而始痛病犹轻，脉络凝邪心下成，
夏取半升连一两，瓜蒌整个要先烹。

　　四画

五苓散
猪术茯苓十八铢，泽宜一两六铢符，
桂枝半两磨调服，暖水频吞汗出苏。

乌梅丸
六两柏参桂附辛，黄连十六厥阴遵，
归椒四两梅三百，十两干姜记要真。

文蛤散
水噀原逾汗法门，肉中粟起更增烦。
意中思水还无渴，文蛤磨调药不繁。

　　五画

甘草干姜汤
心烦脚急理须明，攻表误行厥便成，
二两炮姜甘草四，热因寒用奏功宏。

甘草汤
甘草名汤咽痛求，方教二两不多收，
后人只认中焦药，谁识少阴主治优。

甘草泻心汤
下余痞作腹雷鸣，甘四姜芩三两平，
一两黄连半升夏，枣枚十二效同神。

甘草附子汤
术附甘兮二两平，桂枝四两亦须明，
方中主药推甘草，风湿同驱要缓行。

四逆加人参汤
四逆原方主救阳，加参一两救阴方，
利虽已止知亡血，须取中焦变化乡。

四逆汤
生附一枚两半姜，草须二两少阴方，
建功姜附如良将，将将从容藉草匡。

四逆散
枳甘柴芍数相均，热厥能回察所因，
白饮和匀方寸匕，阴阳顺接用斯神。
咳加五味与干姜，五分平行为正路，
下利之病照此加，辛温酸收两相顾；
悸者桂枝五分加，补养心虚为独步；
小便不利加茯苓，五分此方为法度；
腹中痛者里气寒，炮附一枚加勿误；
泄利下重阳郁求，薤白三升水煮具；
水用五升取三升，去薤纳散寸匕数；
再煮一升有半成，分温两服法可悟。

生姜泻心汤
汗余痞证四生姜，芩草人参三两行，
一两干姜枣十二，一连半夏半升量。

白头翁汤
三两黄连柏与芩，白头二两妙通神，
病缘热利时思水，下重难通此药珍。

白虎加人参汤
服桂渴烦大汗倾，液亡肌腠涸阳明，
膏斤知六参三两，二草六粳米熟成。

白虎汤
阳明白虎辨非难，难在阳邪背恶寒，
知六膏斤甘二两，米加六合服之安。

白通汤和白通加猪胆汁汤
葱白四茎一两姜，全枚生附白通汤，
脉微下利肢兼厥，干呕心烦尿胆襄。

瓜蒂散
病在胸中气分乖，咽喉息碍痰难排，
平行瓜豆还调豉，寸脉微浮涌吐佳。

半夏泻心汤
三两姜参炙草芩，一连痞证呕多寻，
半升半夏枣十二，去滓重煎守古箴。

半夏散及汤
半夏桂甘等分施，散须寸匕饮调宜，
若煎少与当微冷，咽痛求枢法亦奇。

六画

芍药甘草汤
芍甘四两各相均，两脚拘挛病在筋，
阳旦误投热气烁，苦甘相济即时伸。

芍药甘草附子汤
一枚附子胜灵丹，甘芍平行三两看，
汗后恶寒虚故也，经方秘旨孰能攒。

当归四逆汤和当归四逆加吴茱萸生姜汤
三两辛归桂芍行，枣须廿五脉重生，
甘通二两能回厥，寒入吴萸姜酒烹。

竹叶石膏汤
三参二草一斤膏，病后虚赢呕逆叨，
粳夏半升叶二把，麦门还配一升熬。

七画

赤石脂禹余粮丸
赤石余粮各一斤，下焦下利此汤欣，
理中不应宜斯法，炉底填来得所闻。

吴茱萸汤
升许吴萸三两参，生姜六两救寒侵，
枣投十二中宫主，吐利头疼烦躁寻。

牡蛎泽泻散
病瘥腰下水偏停，泽泻萎根蜀漆葶，
牡蛎商陆同海藻，捣称等分饮调灵。

附子汤
生附二枚附子汤，术宜四两主斯方，
芍苓三两人参二，背冷脉沉身痛详。

附子泻心汤
一枚附子泻心汤，一两连芩二大黄，
汗出恶寒心下痞，专煎轻渍要参详。

八画

抵当丸
二十五桃仁三两黄，虻虫水蛭廿枚详，
捣丸四个煎宜一，有热尿长腹满尝。

抵当汤
大黄三两抵当汤，里指冲任不指胱，
虻蛭桃仁各三十，攻其血下定其狂。

苦酒汤
生夏一枚十四开，鸡清苦酒搅几回，
刀环捧壳煎三沸，咽痛频吞绝妙哉。

炙甘草汤
结代脉须四两甘，枣枚三十桂姜三，
半升麻麦一斤地，二两参胶酒水涵。

九画

茵陈蒿汤
二两大黄十四栀，茵陈六两早煎宜，
身黄尿短腹微满，解自前阴法最奇。

茯苓甘草汤
汗多不渴此方求，又治伤寒厥悸优，
二桂一甘三姜茯，须知水汗共源流。

茯苓四逆汤
生附一枚两半姜，二甘六茯一参当，
汗伤心液下伤肾，肾躁心烦得媾昌。

茯苓桂枝甘草大枣汤
八两茯苓四桂枝，炙甘四两悸堪治，
枣推十五扶中土，煮取甘澜两度施。

茯苓桂枝白术甘草汤
病因吐下气冲胸，起则头眩身振从，
茯四桂三术草二，温中降逆效从容。

栀子干姜汤
十四山栀二两姜，以丸误下救偏方，
微烦身热君须记，辛苦相需尽所长。

栀子甘草豉汤和栀子生姜汤
栀豉原方效可夸，气羸二两炙甘加，
若加五两生姜入，专取生姜治呕家。

栀子厚朴汤
朴须四两枳四枚，十四山栀亦妙哉，
下后心烦还腹满，止烦泄满效兼该。

栀子柏皮汤
里郁业经向外驱，身黄发热四言规，
草须一两二黄柏，十五枚栀不去皮。

枳实栀子汤
一升香豉枳三枚，十四山栀复病该，
浆水法煎微取汗，食停还籍大黄开。

栀子豉汤
山栀香豉治何为，烦恼难眠胸窒宜，
十四枚栀四合豉，先栀后豉法煎奇。

厚朴生姜甘草半夏人参汤
厚朴半斤姜半斤，一参二草亦须分，
半升夏最除虚满，汗后调和法出群。

禹余粮丸（方阙）

十画

真武汤
生姜芍茯数皆三，二两白术一附探，
便短咳频兼腹痛，驱寒镇水与君谈。
咳加五味要半升，干姜细辛一两具；
小便若利恐耗津，须去茯苓肾始固；
下利去芍加干姜，二两温中能守住；
若呕去附加生姜，足前须到半斤数。

桂枝二麻黄一汤
一两六铢芍与姜，麻铢十六杏同行，
桂枝一两铢十七，草两二铢五枣匡。

桂枝二越婢一汤
桂芍麻甘十八铢，生姜一两二铢俱，
膏铢廿四四枚枣，要识无阳旨各殊。

桂枝人参汤
人参汤即理中汤，加桂后煎痞利尝，
桂草方中皆四两，同行三两术参姜。

桂枝去芍药汤和桂枝去芍药加附子汤
桂枝去芍义何居，胸满阴弥要急除，
若见恶寒阳不振，更加附子一枚俱。

桂枝去芍药加蜀漆龙骨牡蛎救逆汤
桂枝去芍已名汤，蜀漆还加龙牡藏，
五牡四龙三两漆，能疗火劫病惊狂。

桂枝甘草龙骨牡蛎汤
二甘一桂不雷同，龙牡均行二两通，
火逆下之烦躁起，交通上下取诸中。

桂枝甘草汤
桂枝炙草取甘温，四桂二甘药不烦，
叉手冒心虚已极，汗多亡液究根源。

桂枝去桂加茯苓白术汤
术芍苓姜三两均，枣须十二效堪珍，
炙甘二两中输化，水利邪除立法新。

桂枝加桂汤
气从脐逆号奔豚，汗为烧针启病源，
只取桂枝汤本味，再加二两桂枝论。

枝枝加葛根汤
葛根四两走经输，项背几几反汗濡，
只取桂枝汤一料，加来此味妙相须。

桂枝加附子汤
汗因过发漏漫漫，肢急常愁伸屈难，
尚有尿难风又恶，桂枝加附一枚安。

桂枝加芍药汤和桂枝加大黄汤
桂枝倍芍转输脾，泄满升邪止痛宜，
大实痛因反下误，黄加二两下无疑。

桂枝加厚朴杏子汤
下后喘生及喘家，桂枝汤外更须加，
朴加二两五十杏，此法微茫未有涯。

桂枝加芍药生姜各一两人参三两新加汤
汗后身疼脉反沉，新加方法轶医林，
方中姜芍还增一，三两人参义蕴深。

桂枝汤
项强头痛汗憎风，桂芍生姜三两同，
枣十二枚甘二两，解肌还藉粥之功。

桂枝附子汤
三姜二草附枚三，四桂同投是指南，
大枣方中十二粒，痛难转侧此方探。

桂枝附子去桂加白术汤
大便如硬小便通，脉涩虚浮湿胜风，
即用前方须去桂，术加四两有神功。

桂枝麻黄各半汤
桂枝一两十六铢，甘芍姜麻一两符，
杏甘四枚枣四粒，面呈热色痒均驱。

桔梗汤
甘草汤投痛未瘥，桔加一两莫轻过，
奇而不效须知偶，好把经文仔细哦。

桃花汤
一升粳米一斤脂，脂半磨研法亦奇，
一两干姜同煮服，少阴脓血是良规。

桃核承气汤
五十桃仁四两黄，桂硝二两草同行，
膀胱热结如狂证，外解方攻用此汤。

柴胡加龙骨牡蛎汤
参芩龙牡桂丹铅，苓夏柴黄姜枣全，
枣六余皆一两半，大黄二两后同煎。

柴胡加芒硝汤
小柴分两照原方，二两芒硝后入良，
误下热来日晡所，补兼荡涤有奇长。

柴胡桂枝干姜汤
八柴二草蛎干姜，芩桂宜三栝四尝，
不呕渴烦头汗出，少阳枢病要精详。

柴胡桂枝汤
小柴原方取半煎，桂枝汤入复方全，
阳中太少相因病，偏重柴胡作仔肩。

烧裈散
近阴裆裤剪来烧，研末还须用水调，
同气相求疗二易，长沙无法不翘翘。

调胃承气汤
调和胃气炙甘功，硝用半升地道通，
草二大黄四两足，法中之法妙无穷。

通脉四逆加猪胆汤
生附一枚三两姜，炙甘二两玉函方，
脉微内竭资真汁，猪胆还加四合襄。

通脉四逆汤
一枚生附草姜三，招纳亡阳此指南，
外热里寒面赤厥，脉微通脉法中探。
面赤加葱茎用九，腹痛去葱真好手，
葱去换芍二两加，呕者生姜二两偶；
咽痛去芍桔须加，桔梗一两循经走；
脉若不出二两参，桔梗丢开莫掣肘。

十一画

理中丸
吐利腹痛用理中，丸汤分两各三同，
术姜参草刚柔济，服后还余啜粥功。
脐上筑者白术忌，去术加桂四两治；
吐多白术亦须除，再加生姜三两试；
若还下多术仍留，转输之功君须记；
悸者心下水气凌，茯苓二两堪为使；
渴欲饮水术多加，共投四两五钱饵；
腹中痛者加人参，四两半兮足前备；
寒者方内加干姜，其数亦与加参类；
腹满应将白术删，加附一枚无剩义，
服如食顷热粥尝，戒勿贪凉衣被实。

黄芩汤和黄芩加半夏生姜汤
枣枚十二守成箴，二两芍甘三两芩，
利用本方呕加味，姜三夏取半升斟。

黄连汤
腹痛呕吐藉枢能，二两参甘夏半升，

连桂干姜各三两，枣枚十二妙层层。

黄连阿胶汤
四两黄连三两胶，二枚鸡子取黄敲，
一芩二芍心烦治，更治难眠睫不交。

猪苓汤
泽胶猪茯滑相连，咳呕心烦渴不眠，
煮好去滓胶后入，育阴利水法兼全。

猪肤汤
斤许猪肤斗水煎，水煎减半滓须捐，
再投粉蜜熬香服，烦利咽痛胸满痊。

猪胆汁方（方歌见蜜煎导中）

麻子仁丸
一升杏子二升麻，枳芍半斤效可夸，
黄朴一斤丸饮下，缓通脾约是专家。

麻黄升麻汤
两半麻升一两归，六铢苓术芍冬依，
膏姜桂草同分两，十八铢兮芩母萎。

麻黄汤
七十杏仁三两麻，一甘二桂效堪夸，
喘而无汗头身痛，温覆休教粥到牙。

麻黄杏仁甘草石膏汤
四两麻黄八两膏，二甘五十杏同熬，
须知禁桂为阳盛，喘汗全凭热势操。

麻黄连轺赤小豆汤
黄病姜轺二两麻，一升赤豆梓皮夸，
枣须十二能通窍，四十杏仁二草嘉。

麻黄附子细辛汤
麻黄二两细辛同，附子一枚力最雄，
始得少阴反发热，脉沉的证奏奇功。

麻黄附子甘草汤
甘草麻黄二两佳，一枚附子固根荄，
少阴得病二三日，里证全无汗岂乖。

旋覆代赭汤
五两生姜夏半升，草旋三两噫堪凭，
人参二两赭石一，枣十二枚力始胜。

十二画

葛根汤
四两葛根三两麻，枣枚十二效堪嘉，
桂甘芍二姜三两，无汗憎风下利夸。

葛根加半夏汤
二阳下利葛根夸，下利旋看呕逆嗟，
须取原方照分两，半升半夏洗来加。

葛根黄芩黄连汤
二两连芩二两甘，葛根八两论中谈，
喘而汗出脉兼促，误下风邪利不堪。

十四画

蜜煎导方与猪胆汁方
蜜煎熟后样如饴，温纳肛门法本奇，
更有醋调胆汁灌，外通二法审谁宜。

全国中医药行业高等教育"十四五"规划教材

全国高等中医药院校规划教材（第十一版）

教材目录（第一批）

注：凡标☆号者为"核心示范教材"。

（一）中医学类专业

序号	书　名	主　编		主编所在单位	
1	中国医学史	郭宏伟	徐江雁	黑龙江中医药大学	河南中医药大学
2	医古文	王育林	李亚军	北京中医药大学	陕西中医药大学
3	大学语文	黄作阵		北京中医药大学	
4	中医基础理论☆	郑洪新	杨　柱	辽宁中医药大学	贵州中医药大学
5	中医诊断学☆	李灿东	方朝义	福建中医药大学	河北中医学院
6	中药学☆	钟赣生	杨柏灿	北京中医药大学	上海中医药大学
7	方剂学☆	李　冀	左铮云	黑龙江中医药大学	江西中医药大学
8	内经选读☆	翟双庆	黎敬波	北京中医药大学	广州中医药大学
9	伤寒论选读☆	王庆国	周春祥	北京中医药大学	南京中医药大学
10	金匮要略☆	范永升	姜德友	浙江中医药大学	黑龙江中医药大学
11	温病学☆	谷晓红	马　健	北京中医药大学	南京中医药大学
12	中医内科学☆	吴勉华	石　岩	南京中医药大学	辽宁中医药大学
13	中医外科学☆	陈红风		上海中医药大学	
14	中医妇科学☆	冯晓玲	张婷婷	黑龙江中医药大学	上海中医药大学
15	中医儿科学☆	赵　霞	李新民	南京中医药大学	天津中医药大学
16	中医骨伤科学☆	黄桂成	王拥军	南京中医药大学	上海中医药大学
17	中医眼科学	彭清华		湖南中医药大学	
18	中医耳鼻咽喉科学	刘　蓬		广州中医药大学	
19	中医急诊学☆	刘清泉	方邦江	首都医科大学	上海中医药大学
20	中医各家学说☆	尚　力	戴　铭	上海中医药大学	广西中医药大学
21	针灸学☆	梁繁荣	王　华	成都中医药大学	湖北中医药大学
22	推拿学☆	房　敏	王金贵	上海中医药大学	天津中医药大学
23	中医养生学	马烈光	章德林	成都中医药大学	江西中医药大学
24	中医药膳学	谢梦洲	朱天民	湖南中医药大学	成都中医药大学
25	中医食疗学	施洪飞	方　泓	南京中医药大学	上海中医药大学
26	中医气功学	章文春	魏玉龙	江西中医药大学	北京中医药大学
27	细胞生物学	赵宗江	高碧珍	北京中医药大学	福建中医药大学

序号	书 名	主 编		主编所在单位	
28	人体解剖学	邵水金		上海中医药大学	
29	组织学与胚胎学	周忠光	汪 涛	黑龙江中医药大学	天津中医药大学
30	生物化学	唐炳华		北京中医药大学	
31	生理学	赵铁建	朱大诚	广西中医药大学	江西中医药大学
32	病理学	刘春英	高维娟	辽宁中医药大学	河北中医学院
33	免疫学基础与病原生物学	袁嘉丽	刘永琦	云南中医药大学	甘肃中医药大学
34	预防医学	史周华		山东中医药大学	
35	药理学	张硕峰	方晓艳	北京中医药大学	河南中医药大学
36	诊断学	詹华奎		成都中医药大学	
37	医学影像学	侯 键	许茂盛	成都中医药大学	浙江中医药大学
38	内科学	潘 涛	戴爱国	南京中医药大学	湖南中医药大学
39	外科学	谢建兴		广州中医药大学	
40	中西医文献检索	林丹红	孙 玲	福建中医药大学	湖北中医药大学
41	中医疫病学	张伯礼	吕文亮	天津中医药大学	湖北中医药大学
42	中医文化学	张其成	臧守虎	北京中医药大学	山东中医药大学

（二）针灸推拿学专业

序号	书 名	主 编		主编所在单位	
43	局部解剖学	姜国华	李义凯	黑龙江中医药大学	南方医科大学
44	经络腧穴学☆	沈雪勇	刘存志	上海中医药大学	北京中医药大学
45	刺法灸法学☆	王富春	岳增辉	长春中医药大学	湖南中医药大学
46	针灸治疗学☆	高树中	冀来喜	山东中医药大学	山西中医药大学
47	各家针灸学说	高希言	王 威	河南中医药大学	辽宁中医药大学
48	针灸医籍选读	常小荣	张建斌	湖南中医药大学	南京中医药大学
49	实验针灸学	郭 义		天津中医药大学	
50	推拿手法学☆	周运峰		河南中医药大学	
51	推拿功法学☆	吕立江		浙江中医药大学	
52	推拿治疗学☆	井夫杰	杨永刚	山东中医药大学	长春中医药大学
53	小儿推拿学	刘明军	邰先桃	长春中医药大学	云南中医药大学

（三）中西医临床医学专业

序号	书 名	主 编		主编所在单位	
54	中外医学史	王振国	徐建云	山东中医药大学	南京中医药大学
55	中西医结合内科学	陈志强	杨文明	河北中医学院	安徽中医药大学
56	中西医结合外科学	何清湖		湖南中医药大学	
57	中西医结合妇产科学	杜惠兰		河北中医学院	
58	中西医结合儿科学	王雪峰	郑 健	辽宁中医药大学	福建中医药大学
59	中西医结合骨伤科学	詹红生	刘 军	上海中医药大学	广州中医药大学
60	中西医结合眼科学	段俊国	毕宏生	成都中医药大学	山东中医药大学
61	中西医结合耳鼻咽喉科学	张勤修	陈文勇	成都中医药大学	广州中医药大学
62	中西医结合口腔科学	谭 劲		湖南中医药大学	

（四）中药学类专业

序号	书 名	主 编		主编所在单位	
63	中医学基础	陈 晶	程海波	黑龙江中医药大学	南京中医药大学
64	高等数学	李秀昌	邵建华	长春中医药大学	上海中医药大学
65	中医药统计学	何 雁		江西中医药大学	
66	物理学	章新友	侯俊玲	江西中医药大学	北京中医药大学
67	无机化学	杨怀霞	吴培云	河南中医药大学	安徽中医药大学
68	有机化学	林 辉		广州中医药大学	
69	分析化学（上）（化学分析）	张 凌		江西中医药大学	
70	分析化学（下）（仪器分析）	王淑美		广东药科大学	
71	物理化学	刘 雄	王颖莉	甘肃中医药大学	山西中医药大学
72	临床中药学☆	周祯祥	唐德才	湖北中医药大学	南京中医药大学
73	方剂学	贾 波	许二平	成都中医药大学	河南中医药大学
74	中药药剂学☆	杨 明		江西中医药大学	
75	中药鉴定学☆	康廷国	闫永红	辽宁中医药大学	北京中医药大学
76	中药药理学☆	彭 成		成都中医药大学	
77	中药拉丁语	李 峰	马 琳	山东中医药大学	天津中医药大学
78	药用植物学☆	刘春生	谷 巍	北京中医药大学	南京中医药大学
79	中药炮制学☆	钟凌云		江西中医药大学	
80	中药分析学☆	梁生旺	张 彤	广东药科大学	上海中医药大学
81	中药化学☆	匡海学	冯卫生	黑龙江中医药大学	河南中医药大学
82	中药制药工程原理与设备	周长征		山东中医药大学	
83	药事管理学☆	刘红宁		江西中医药大学	
84	本草典籍选读	彭代银	陈仁寿	安徽中医药大学	南京中医药大学
85	中药制药分离工程	朱卫丰		江西中医药大学	
86	中药制药设备与车间设计	李 正		天津中医药大学	
87	药用植物栽培学	张永清		山东中医药大学	
88	中药资源学	马云桐		成都中医药大学	
89	中药产品与开发	孟宪生		辽宁中医药大学	
90	中药加工与炮制学	王秋红		广东药科大学	
91	人体形态学	武煜明	游言文	云南中医药大学	河南中医药大学
92	生理学基础	于远望		陕西中医药大学	
93	病理学基础	王 谦		北京中医药大学	

（五）护理学专业

序号	书 名	主 编		主编所在单位	
94	中医护理学基础	徐桂华	胡 慧	南京中医药大学	湖北中医药大学
95	护理学导论	穆 欣	马小琴	黑龙江中医药大学	浙江中医药大学
96	护理学基础	杨巧菊		河南中医药大学	
97	护理专业英语	刘红霞	刘 娅	北京中医药大学	湖北中医药大学
98	护理美学	余雨枫		成都中医药大学	
99	健康评估	阚丽君	张玉芳	黑龙江中医药大学	山东中医药大学

序号	书 名	主 编		主编所在单位	
100	护理心理学	郝玉芳		北京中医药大学	
101	护理伦理学	崔瑞兰		山东中医药大学	
102	内科护理学	陈 燕	孙志岭	湖南中医药大学	南京中医药大学
103	外科护理学	陆静波	蔡恩丽	上海中医药大学	云南中医药大学
104	妇产科护理学	冯 进	王丽芹	湖南中医药大学	黑龙江中医药大学
105	儿科护理学	肖洪玲	陈偶英	安徽中医药大学	湖南中医药大学
106	五官科护理学	喻京生		湖南中医药大学	
107	老年护理学	王 燕	高 静	天津中医药大学	成都中医药大学
108	急救护理学	吕 静	卢根娣	长春中医药大学	上海中医药大学
109	康复护理学	陈锦秀	汤继芹	福建中医药大学	山东中医药大学
110	社区护理学	沈翠珍	王诗源	浙江中医药大学	山东中医药大学
111	中医临床护理学	裘秀月	刘建军	浙江中医药大学	江西中医药大学
112	护理管理学	全小明	柏亚妹	广州中医药大学	南京中医药大学
113	医学营养学	聂 宏	李艳玲	黑龙江中医药大学	天津中医药大学

（六）公共课

序号	书 名	主 编		主编所在单位	
114	中医学概论	储全根	胡志希	安徽中医药大学	湖南中医药大学
115	传统体育	吴志坤	邵玉萍	上海中医药大学	湖北中医药大学
116	科研思路与方法	刘 涛	商洪才	南京中医药大学	北京中医药大学

（七）中医骨伤科学专业

序号	书 名	主 编		主编所在单位	
117	中医骨伤科学基础	李 楠	李 刚	福建中医药大学	山东中医药大学
118	骨伤解剖学	侯德才	姜国华	辽宁中医药大学	黑龙江中医药大学
119	骨伤影像学	栾金红	郭会利	黑龙江中医药大学	河南中医药大学洛阳平乐正骨学院
120	中医正骨学	冷向阳	马 勇	长春中医药大学	南京中医药大学
121	中医筋伤学	周红海	于 栋	广西中医药大学	北京中医药大学
122	中医骨病学	徐展望	郑福增	山东中医药大学	河南中医药大学
123	创伤急救学	毕荣修	李无阴	山东中医药大学	河南中医药大学洛阳平乐正骨学院
124	骨伤手术学	童培建	曾意荣	浙江中医药大学	广州中医药大学

（八）中医养生学专业

序号	书 名	主 编		主编所在单位	
125	中医养生文献学	蒋力生	王 平	江西中医药大学	湖北中医药大学
126	中医治未病学概论	陈涤平		南京中医药大学